SEX PUR

ISBN 978-3-517-08409-1

Dieses Buch wurde erstmals in Spanien unter dem Titel »sexo irrestibile« veröffentlicht.

Fotos: Johann Wolf, Corbis, Getty, Stock Photos, Age, Archivo Océano Ambar
Modelle: Chantelle Beata, Nacho Corallini, Nathalie Le Gosles, Leonardo Valle
Illustrationen: Xavier Bou
Umschlaggestaltung: R. M. E. Eschlbeck / Kreutzer / Botzenhardt
Übersetzung: Claudia Schäfer
Redaktion: Susanne Gruß für berliner buchmacher
Satz: Grafik-Studio Scheffler für berliner buchmacher

Wir danken für die Zusammenarbeit: ORION (Sexspielzeug und -zubehör) – www.orion.es

Druck: Alcione, Lavis

Printed in Italy

817 2635 4453 6271

SEX PUR

Anna Costa

südwest

Lebe deine Fantasien!

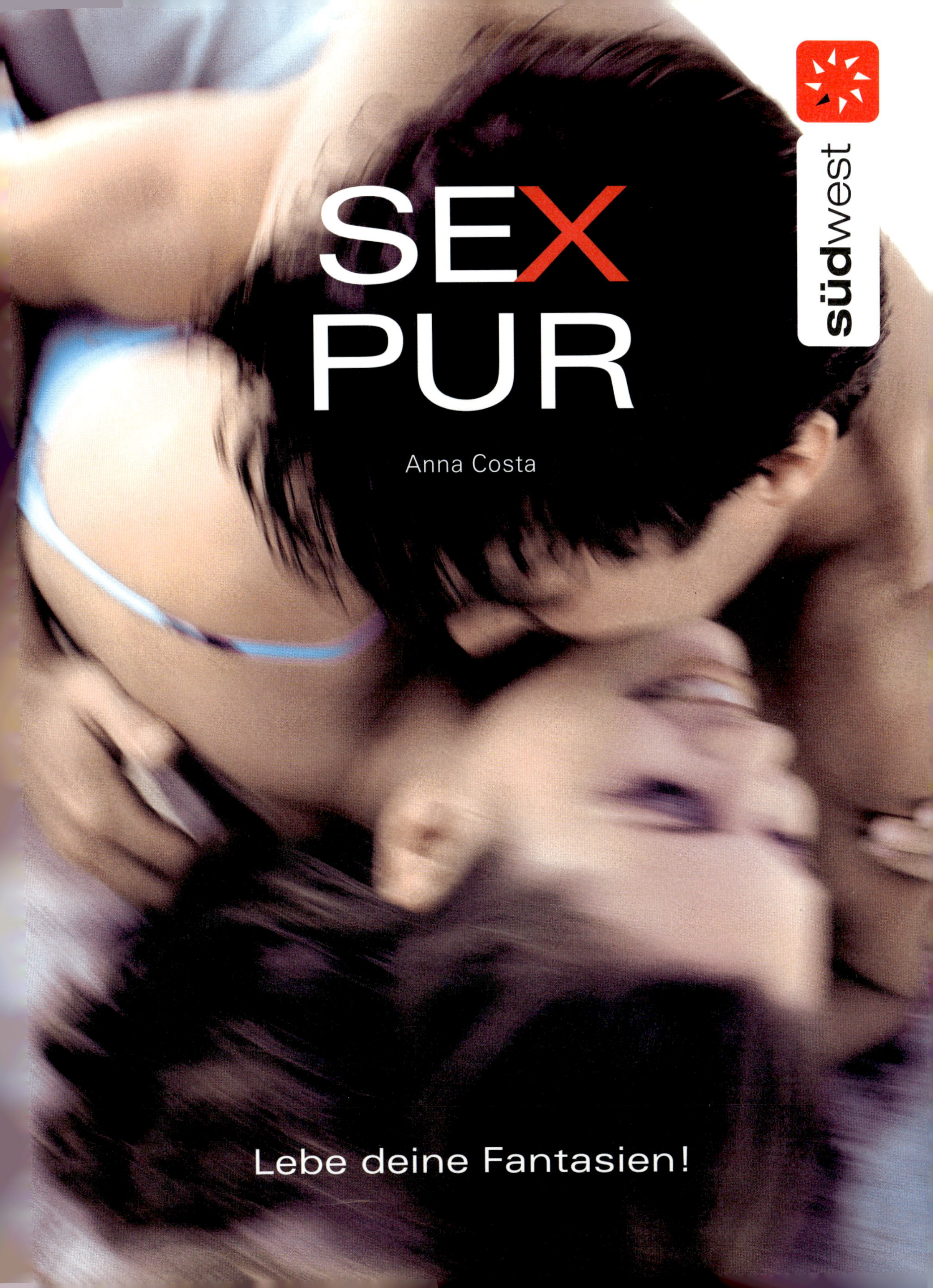

Inhalt

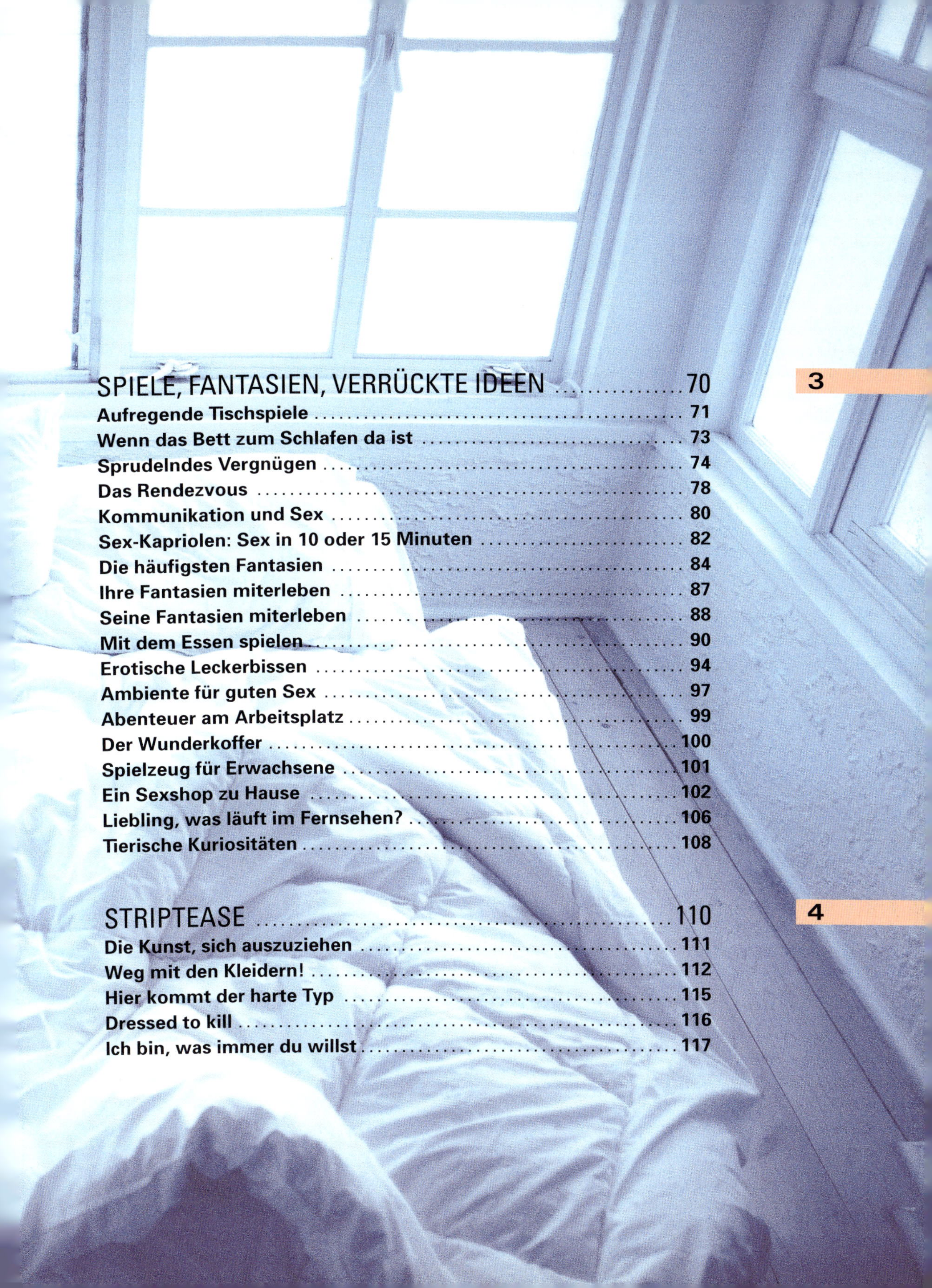

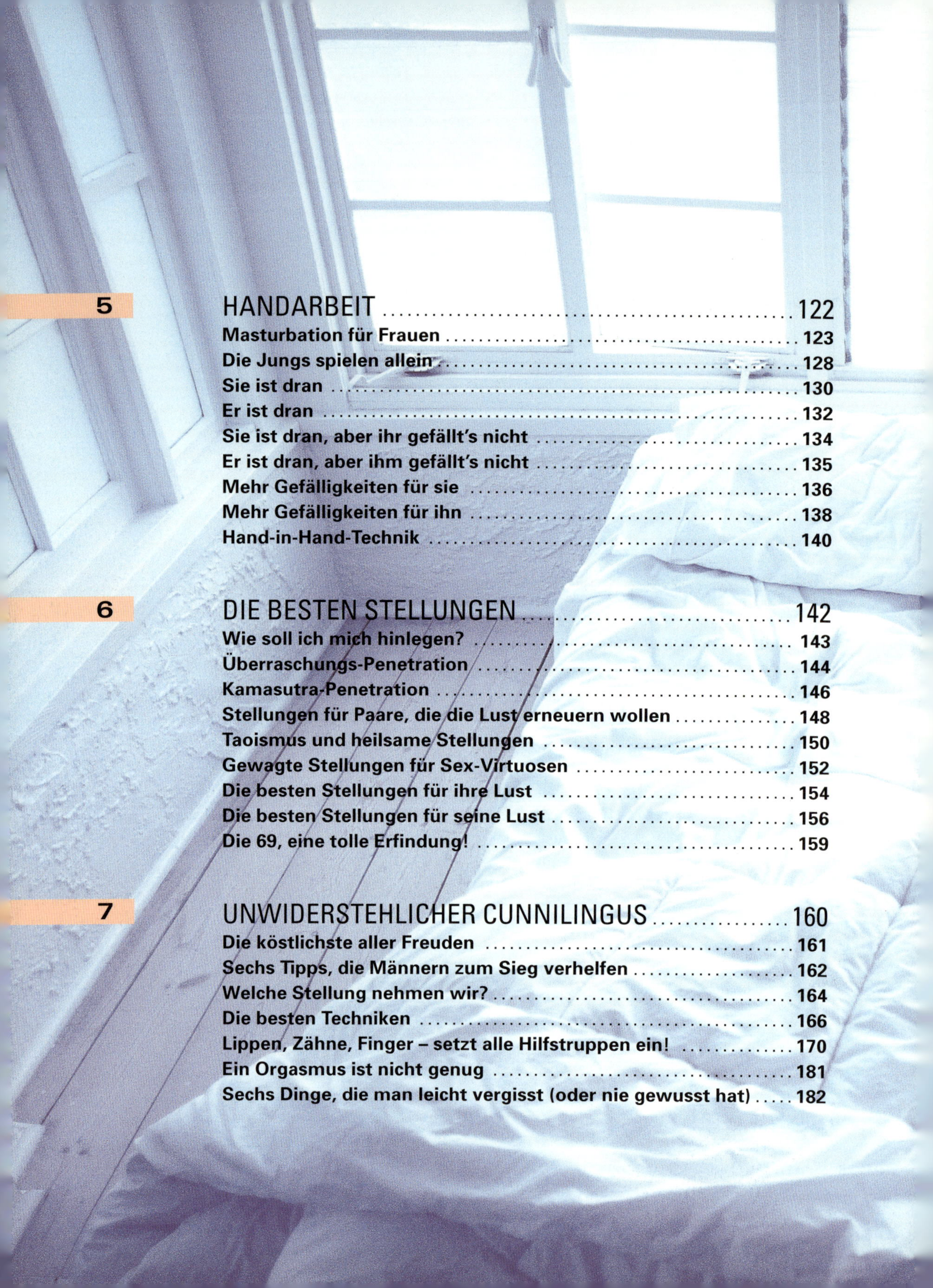

Einführung

Als ich anfing, *Sex pur* zu schreiben, war ich in Hochstimmung. Diese berufliche und persönliche Herausforderung und die Aussicht, mich für Monate meines Lebens in das Thema Sexualität zu versenken, beflügelten mich. Und wirklich, meine Erwartungen erfüllten sich: Es war wundervoll. Natürlich gibt es nur wenige Themen, über die zu schreiben mich so direkt betreffen könnten. Ich bin überzeugt, dass Sex einer der wichtigsten Bereiche unseres Lebens ist, und ich frage mich, ob jemand glücklich sein kann, der kein erfülltes Sexualleben hat. Ich meine: nein. Für mich ist Sex mehr als eine Zutat, mehr als eine Aktivität irgendwo zwischen Gymnastik und Abendessen. Sexualität ist kein Luxus. Sexualität ist ebenso wichtig wie das Atmen, wie Essen und das Gefühl, geliebt zu werden.

Ich habe nicht versucht, mit kalter Objektivität einen faden Text zu liefern, der eher an Turnübungen erinnert. Vielmehr geht es mir um unwiderstehlichen Sex, spielerisch, leidenschaftlich, gesund und abenteuerlich.

Die große Frage, die ich mir zu Beginn dieser Arbeit stellte, war: »Gibt es guten Sex in einer Beziehung, die stabil ist und schon lange besteht?« Mir geht es nicht um Quickies, um Profi-Sex oder den Sex, der nur die schnelle Befriedigung sucht. Mir geht es um die wahre Sexualität, das große Erlebnis, die Sexualität, die den ganzen Menschen erzittern lässt. An sie glaube ich. Trotzdem richtet sich dieses Buch nicht ausschließlich an Partner, die schon mehrere Jahre zusammenleben. Jeder Mensch kann in *Sex pur* Tipps und Praktiken finden, die er umsetzen kann, der Gelegenheitsliebhaber ebenso wie der langjährige Partner. Allerdings habe ich vor allem fest gebundene Paare im Auge, denn sie werden am stärksten von der Routine bedroht, diesem verflixten Übel.

Ich bin sicher, dass auch in einer langjährigen Partnerschaft großartiger Sex möglich ist. Wenn die Beziehung der Partner gut ist, ist ihr Sex wahrscheinlich mehr als gut. Sie haben ja schon die Vertrauensbasis, die Zärtlichkeit und die vielen gemeinsamen Übungsstunden. Gegen die Routine helfen die Neugier und ein paar Tipps. Ich will nicht predigen: »Ein erfülltes Sexualleben erfordert dieses oder jenes«, vielmehr vorschlagen: »Hast du schon mal dran gedacht, dieses oder jenes zu probieren …?«

Mit einem riesigen Post-it habe ich am Bildschirm meines PCs mein Ziel markiert: »Ich muss eine Anleitung für Sex-Abenteurer schreiben.« Kleine und große Spiele und Verrücktheiten und viel Einfallsreichtum sollen euch zum vertrauensvollen Genuss der Lust und zu neuen Variationen eures Liebeslebens führen. Ihr also, abenteuerlustiger Leser und ebensolche Leserin, werdet in *Sex pur* Vorschläge finden, die eurem Liebesleben neuen Schwung geben. Ihr könnt das Buch als faszinierenden Bericht über eine Expedition in die Welt des Sex lesen – eine Expedition, bei der ihr erfahrt, dass Motoren auf tausend und eine Art warmlaufen, wie eure Fantasien sich im Bett realisieren lassen und wie ihr einen unglaublichen Striptease hinlegt.

Als kleines Extra habe ich ein Kapitel für ein sehr spezielles Thema reserviert: den Cunnilingus. Ich finde, die meisten Sexbücher gehen zu schnell über dieses Thema hinweg. Mein Kapitel ist eine Anleitung für ihn, denn letztlich wird die praktische Ausführung seine Sache sein. Das heißt aber keineswegs, dass sie das nicht lesen sollte, um ihrem Liebsten zu sagen, was sie wünscht. Ich höre immer wieder, dass Frauen ihren Partnern nicht sagen mögen, was ihnen Lust bereitet. Eigentlich verstehe ich das nicht. Haben wir denn Hemmungen, einen Kellner darum zu bitten, dass er uns einen koffeinfreien Kaffee bringt, ohne Zucker und mit ein wenig lauwarmer statt heißer Milch? Ich kann nichts Schlechtes darin sehen, wenn ich den Menschen, mit dem ich die Sexualität erlebe, dahin führe, wo ich höchste Lust erlebe. Also: Machen wir den Mund auf und werfen unnütze Vorurteile über Bord.

Vorweg ein wichtiger Tipp: Tut nie etwas, wozu ihr keine Lust habt. Es geht nicht darum, mit Volldampf tausend Neuerungen in eurem Liebesleben einzuführen. Mir kommt es darauf an, dass ihr lernt, eure Wünsche und Fantasien ernst zu nehmen, um sie dann in der Praxis zu leben. Ich bin sicher, dass ihr von diesem Buch profitieren werdet, vor allem von der lustvollen, praktischen Umsetzung der Ratschläge, die ich euch gebe.

Anna Costa

Zehn Gebote für einfallsreiche Paare

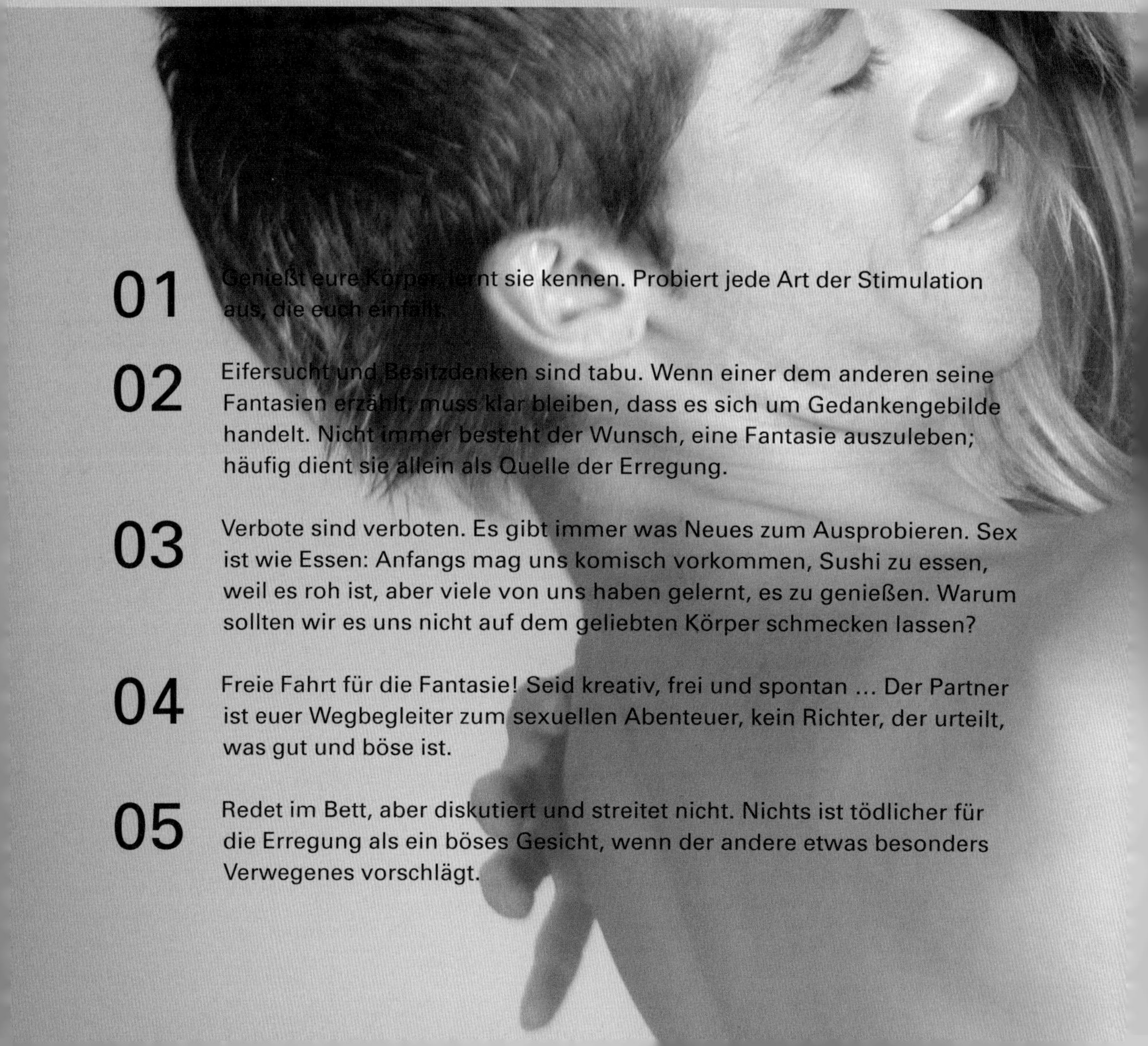

01 Genießt eure Körper, lernt sie kennen. Probiert jede Art der Stimulation aus, die euch einfällt.

02 Eifersucht und Besitzdenken sind tabu. Wenn einer dem anderen seine Fantasien erzählt, muss klar bleiben, dass es sich um Gedankengebilde handelt. Nicht immer besteht der Wunsch, eine Fantasie auszuleben; häufig dient sie allein als Quelle der Erregung.

03 Verbote sind verboten. Es gibt immer was Neues zum Ausprobieren. Sex ist wie Essen: Anfangs mag uns komisch vorkommen, Sushi zu essen, weil es roh ist, aber viele von uns haben gelernt, es zu genießen. Warum sollten wir es uns nicht auf dem geliebten Körper schmecken lassen?

04 Freie Fahrt für die Fantasie! Seid kreativ, frei und spontan … Der Partner ist euer Wegbegleiter zum sexuellen Abenteuer, kein Richter, der urteilt, was gut und böse ist.

05 Redet im Bett, aber diskutiert und streitet nicht. Nichts ist tödlicher für die Erregung als ein böses Gesicht, wenn der andere etwas besonders Verwegenes vorschlägt.

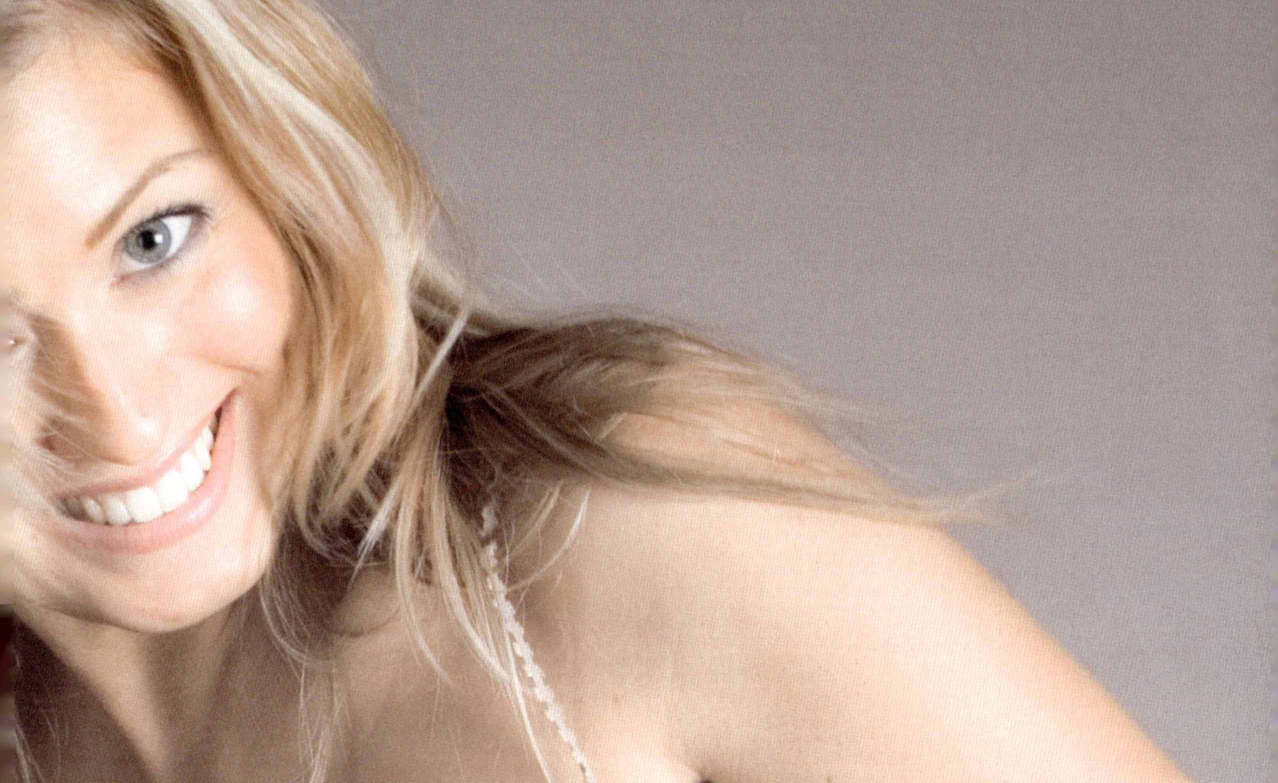

06 Seid vertrauensvoll miteinander. Nichts ist verboten, alles kann man aussprechen, alles vorschlagen …

07 Akzeptiert ein »Nein«. Eure Geschmäcker werden nicht immer übereinstimmen. Daraus darf man kein Drama machen …

08 Macht aus jeder sexuellen Begegnung eine Verführung. Das Verlangen soll sich immer wieder neu bilden, sonst vergeht es. Die Überraschung ist dabei euer stärkster Verbündeter.

09 Achtet auf die Details, denn in ihnen liegt der Unterschied. Ein bisschen Schmuck für die Brustwarzen, ein supersexy Tanga, eine verführerische Kombination, überraschender Oralsex, ein improvisiertes Rendezvous … Die Liste ist ebenso endlos wie lustfördernd.

10 Bleibt ehrlich. Täuschung bringt nichts: weder für das eigene Wohlbefinden noch für die Lust des anderen. Wer beim Sex schauspielert, langweilt sich und verliert das Verlangen. Ihr müsst wissen, was ihr euch wünscht und das eurem Partner in Worten, Taten und Handlungen mitteilen …

Warm werden

Ein Anfang mit glühender Leidenschaft, ein romantischer Kuss, ausgedehnte Zärtlichkeiten ... Sex kann in vielen (und sehr aufregenden) Formen beginnen.

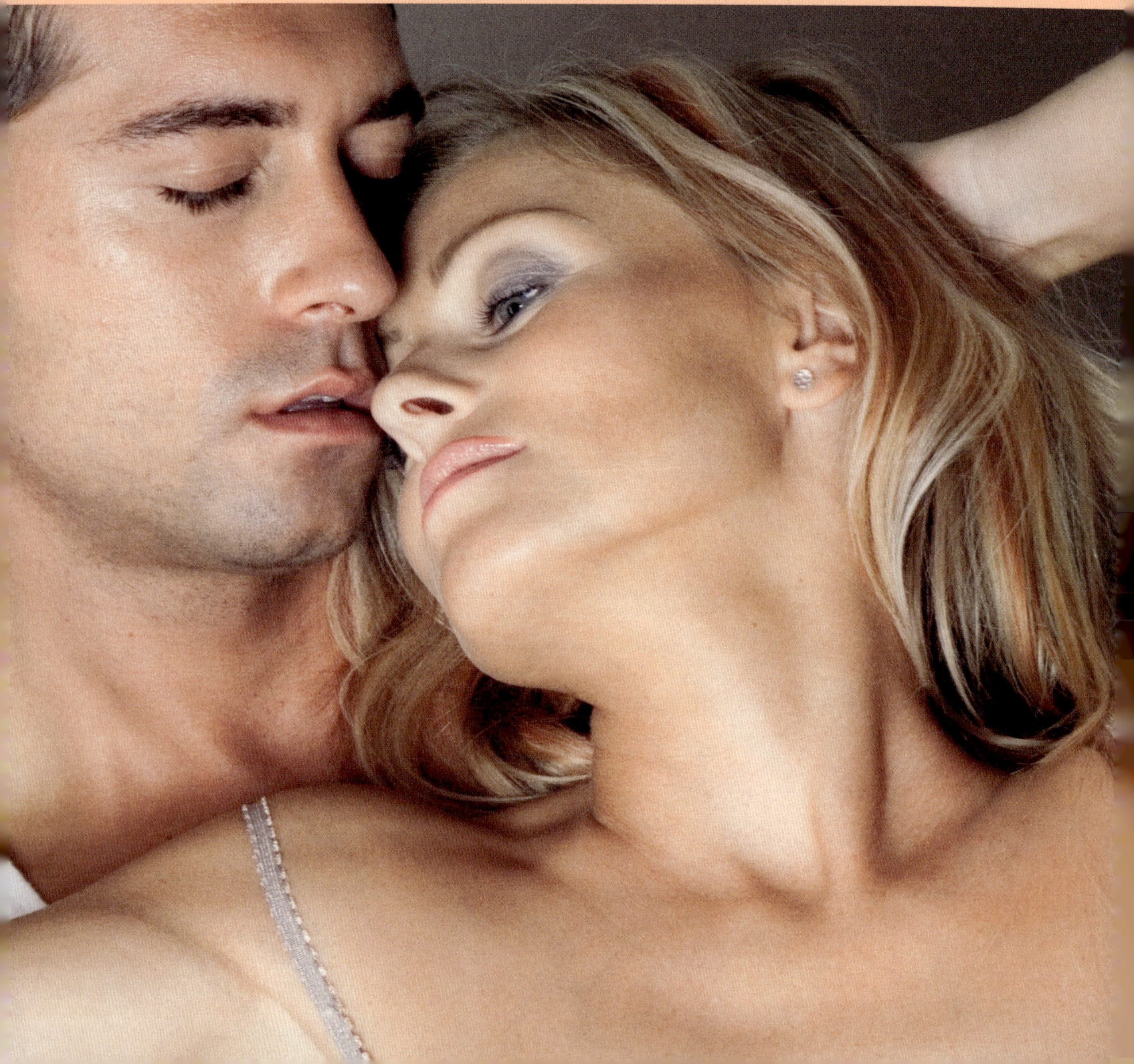

Was Appetit macht

SEX-TALK

Wisst ihr schon, wie erregend es ist, dem Partner zuzuhören? In 10 Minuten kann sich das brisanteste Gespräch ergeben. Lasst eine Münze entscheiden, wer anfängt. Das Thema ist: Was erregt mich sexuell? Jeder Partner hat fünf Minuten, um seine Vorlieben zu erläutern. Seid mutig: Geizt nicht mit Flüstern und lasziven Blicken.

SEX-BLICKE

Legt euer Verlangen in euren Blick. Gibt es etwas Erregenderes, als wenn dich jemand auf der Straße mit einer Mischung aus Verlangen und Wagemut anblinzelt? So solltest du deine Partnerin ansehen, wenn sie z. B. beim Abendessen (ohne Aufmerksamkeit) fernsieht. Drehe ihr Gesicht zu dir und entwaffne sie mit einem verlangenden Blick. Ich garantiere dir: Dies ist eine der aufregendsten Formen, ihr klar zu machen, dass du ganz wild auf sie bist.

SEX-FANTASIEN

Es ist prima, wenn die Partnerin unverhofft heimkommt und dir ein »Hier bin ich!« vorschlägt. Aber es ist auch aufregend, die Fantasie laufen zu lassen und sich Sexszenen mit den unterschiedlichsten Akteuren vorzustellen. Dann kommst du unter besten Voraussetzungen zum Rendezvous mit deiner Liebsten.

DIE FANTASIE-GELIEBTE

Denke tagsüber an deine Geliebte und wie du die sexuelle Beziehung in dieser Nacht am liebsten hättest. Ziehe sie aus; ziehe sie an; ziehe sie halb aus; denke an die Körper-

DIE TUGENDEN DER LIEBHABER

- **Hingabe**
- **Aufmerksamkeit für die Wünsche des anderen**
- **Freude an der Lust des anderen**
- **Freude an sich selbst, damit die eigene Lust nicht zu kurz kommt**
- **Vorstellungskraft**
- **Fähigkeit, vorauszudenken**
- **Bereitschaft, den anderen zu bewundern**
- **Mut zu Neuem**
- **Keine falsche Scham**
- **Selbstvertrauen**
- **Vertrauen in den anderen**
- **Überraschungen bieten**
- **Ein Geschenk genießen können**
- **Kompromissfähigkeit**
- **Etwas zulassen können**
- **Kameradschaftlichkeit**
- **Teamgeist**
- **Aufrichtigkeit (was nicht heißt, dass man alles erzählt)**
- **Freude an gemeinsamen Projekten**
- **Fähigkeit zur Nähe**
- **Abenteuerlust**

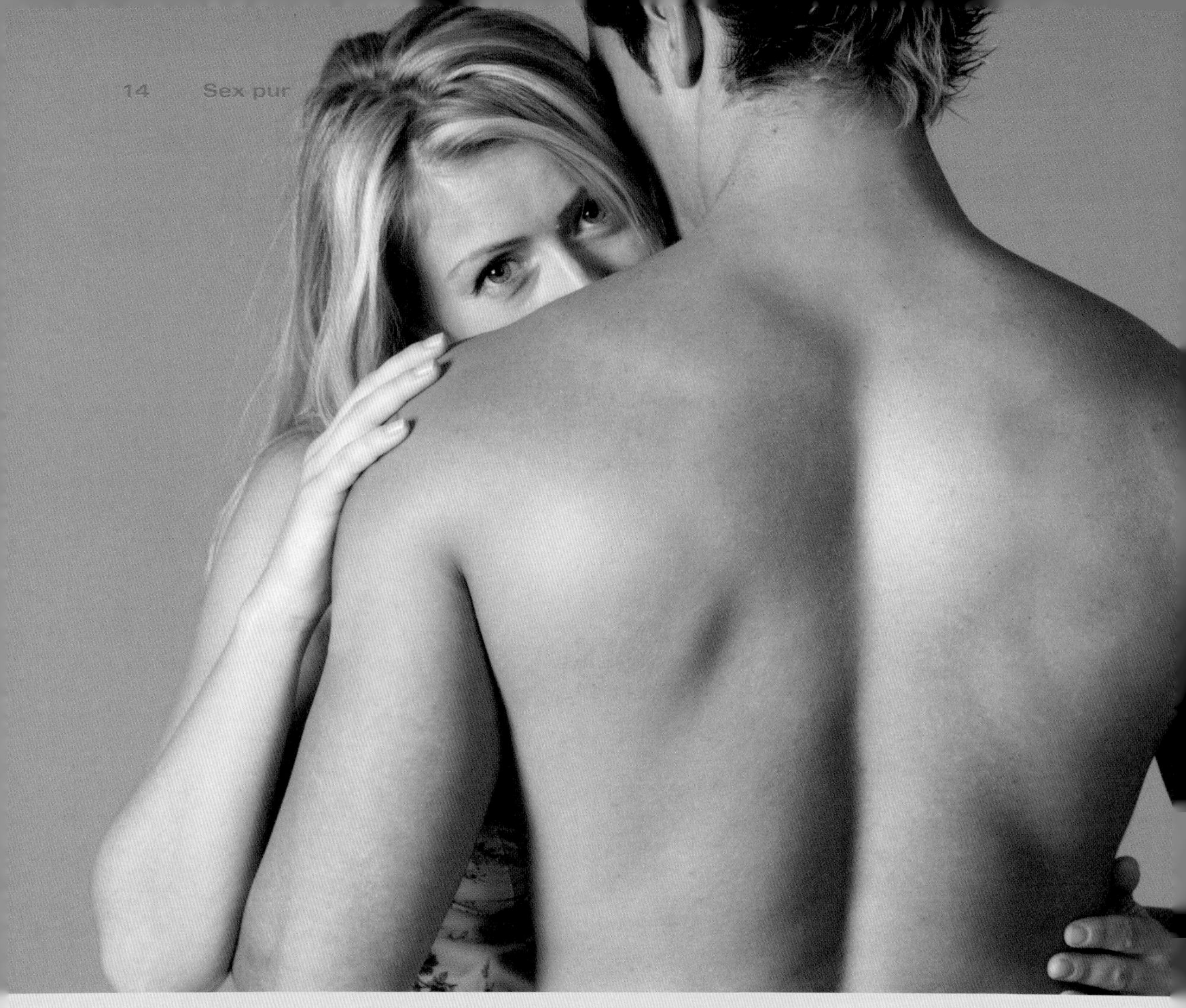

teile, die du an ihr besonders gern hast; setze deinen Tastsinn ein ... Und wenn ihr euch trefft, verwirkliche einige dieser Fantasien.

EGO-MASSAGE

Sein Ego: Sprich die männliche Eroberungslust an. Lass kein Detail fehlen, damit sein Verlangen wächst und wächst. Was immer wirkt: Sage ihm, wie toll du seinen Penis findest. Das bringt ihn auf 180!

Ihr Ego: Sage ihr, dass sie eine Sexbombe ist, aufregend und zärtlich. Achte auf Kleinigkeiten: eine Blume, ein Liebesgedicht ... Sicher denkst du oft an sie, aber zeigst du es? Eine Überraschung ist nie verkehrt. Es muss kein großer Strauß sein, eine einzelne Rose genügt.

WAS EIN ANTIKER LIEBHABER KENNEN MUSSTE:

- Die Kunst der Freundschaft
- Die Kunst, Körpersprache zu verstehen
- Die Kunst, das Gespräch ohne Worte und die Worte des Gesprächs zu verstehen
- Die Kunst, Kranken, Bedrückten und Elenden zu helfen, ohne sie zu belasten
- Die Kunst zu schenken, ohne zu kränken, und frei zu bitten
- Die Kunst, jedes Spiel zu spielen, ohne gewinnen zu müssen
- Die Kunst, Zärtlichkeit auszudrücken und ihren Ausdruck bei anderen zu erkennen, ohne das mit Sex zu verwechseln
- Die Kunst, Gefühle auszudrücken und zu kontrollieren
- Die Kunst, Regeln der Gesellschaft anzuerkennen
- Kenntnis und Respekt vor der Natur der Dinge
- Die Kunst, die Gefühle anderer zu verstehen
- Die Kunst der Diplomatie und der Diskretion
- Liebe zum einfachen Leben in freier Natur

DIE INSZENIERUNG DER LEIDENSCHAFT

Einer von euch verändert das Schlafzimmer oder einen anderen Raum der Wohnung. Ein paar einfache Utensilien genügen: bunte Tücher, Windlichter, Kerzen, Spiegel, exotische Früchte …

> Ihr Ego: Wenn dir danach ist, sage ihr, dass sie eine echte **Sexbombe** ist, so aufregend und dabei so zärtlich.

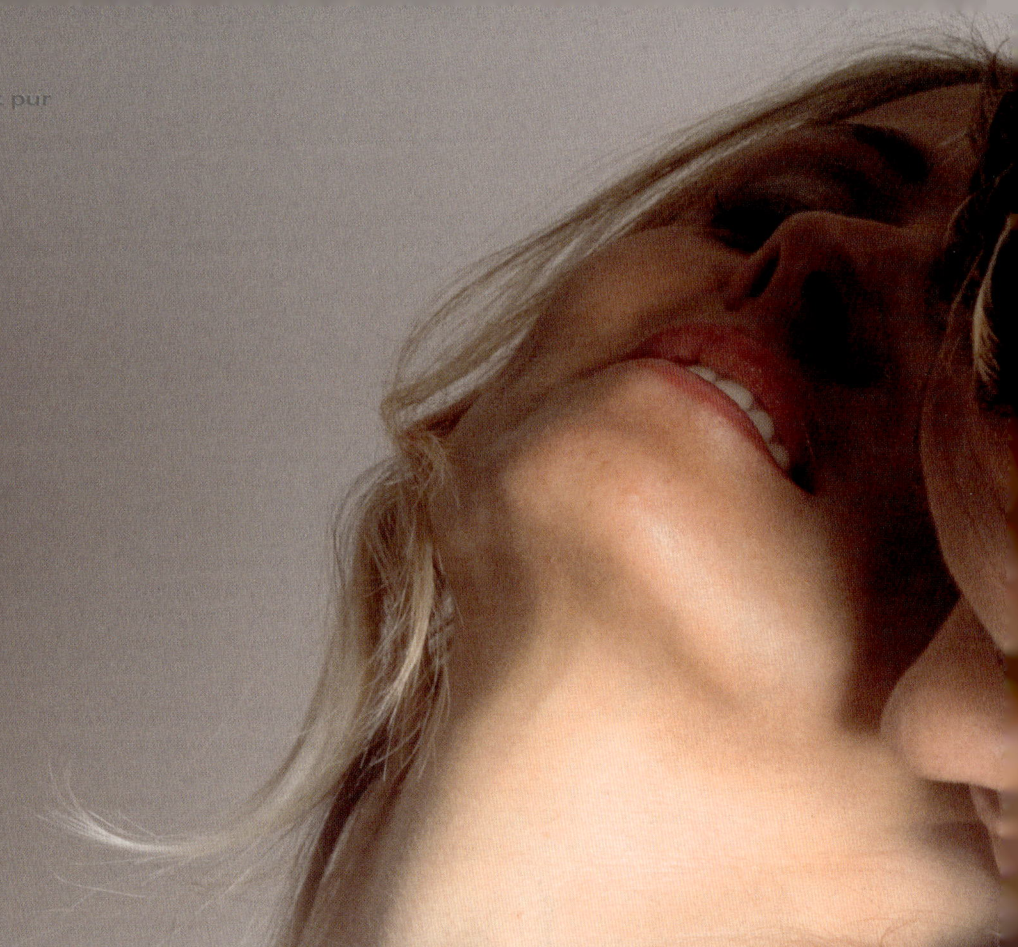

Wenn das Verlangen erwacht ...

Das Verlangen. Ein schönes Wort. Im Verlangen nacheinander fühlt ihr, wie jede Pore eurer Haut darum bittet und danach ruft, zu umarmen, zu küssen, zu lecken ... Das Verlangen kommt über euch, und ihr verliert den Kopf.

Während die Erregung ansteigt, verändern sich eure Körper: der Atem beschleunigt sich zum Keuchen, die Haut wechselt ihre Farbe, die Brustwarzen richten sich auf, ihre Scheide wird feucht, sein Penis erigiert ...

Bei einer Penetration oder wenn die Erregung steigt und die Partner einander masturbieren, schwellen die Genitalien, und ihre Muskulatur spannt sich an. Der gesamte Körper wird sensibel für Berührungen. Die männliche Erektion erreicht ihren Höhepunkt. Eile ist fehl am Platz: Kostet die Erregungsphase aus, um den Orgasmus noch mehr zu genießen.

Die Lust steigert sich. Das ist fantastisch. Die Liebenden fühlen sich als eine einzige Person. Kurz vor dem Orgasmus erlebt der Mann ein wunderbares Gefühl, denn durch die schnellen Bewegungen zieht seine Harnröhre sich rhythmisch zusammen.

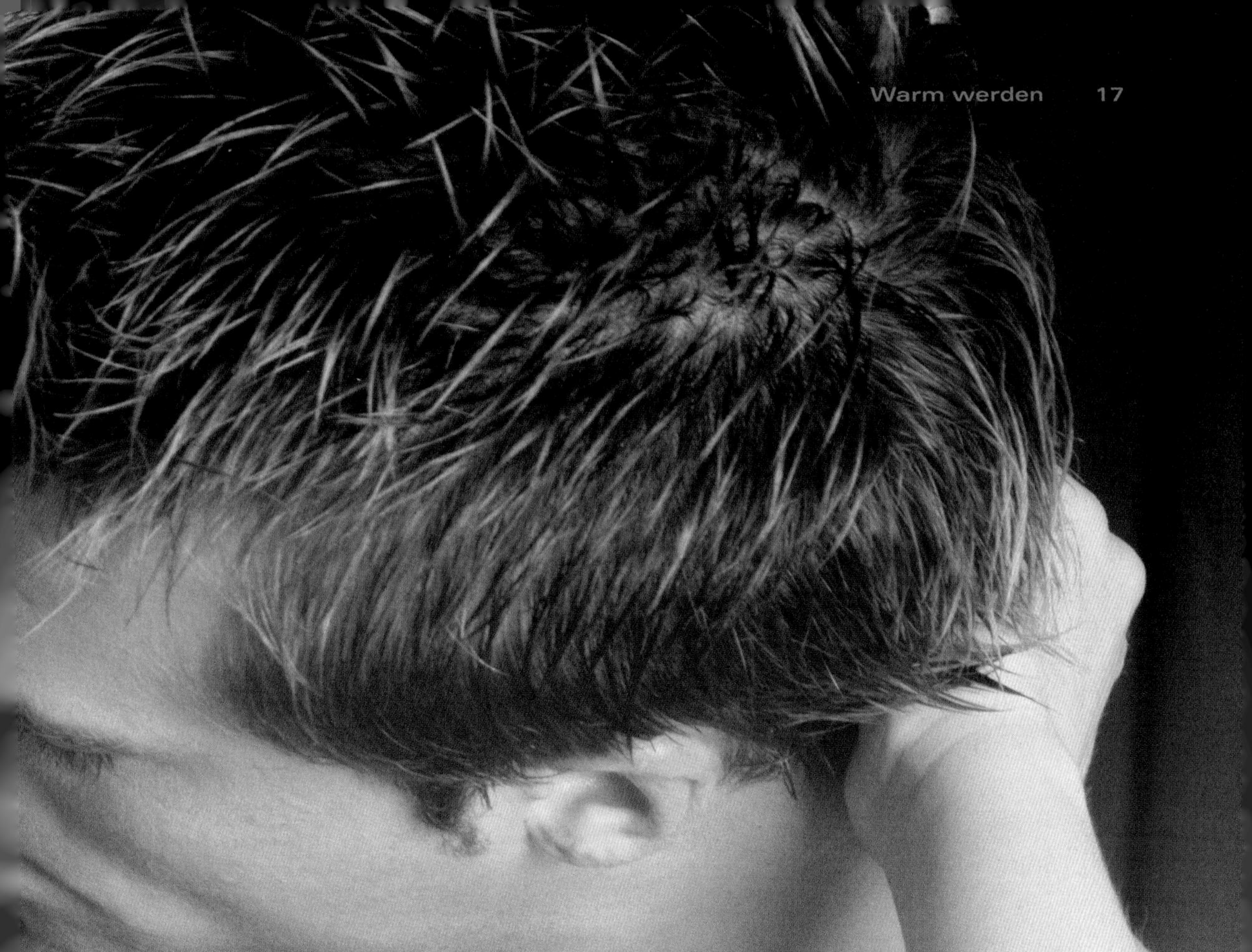

Dem männlichen Orgasmus geht die Empfindung voraus, dass die Ejakulation unvermeidlich ist. Sobald die Ejakulation beginnt, ist der Orgasmus nicht mehr aufzuhalten und endet erst, wenn die Ausstoßung des Samens beendet ist.

Der weibliche Orgasmus hängt von der Stimulation der Klitoris ab. Die Scheidenmuskulatur der Frau umfasst den Mann. Die Umgebung der Scheide wird stärker durchblutet. Der Höhepunkt kündigt sich durch sexuelle Empfindungen in der Scheide an und breitet sich über den gesamten Körper aus.

Das Ende ist ein überwältigendes Finale, in dem man das Gefühl für Raum und Zeit verliert. Es gibt nur noch diese wunderbare Empfindung des unausweichlich kommenden Orgasmus. Danach fühlt der Mann sich entspannt. Die Frau bleibt noch einige Zeit empfindsam oder erregt.

Eile ist fehl am Platz: **Kostet die Erregungsphase aus,** um den Orgasmus noch mehr zu genießen.

Küss mich!

Die Sexualität erwacht fast immer beim ersten Kuss. Du bist 11, 12 oder 13 Jahre alt und versteckst dich in einem Park mit deinem Schatz, deiner Schulkameradin oder deinem Schulkamerad, die oder den du drei Wochen vorher nicht mal angesehen hast. Dieser heimliche Kuss weckt die Sexualität, die Sinnlichkeit und die gemeinsame Lust.

Je erwachsener wir werden, desto größer wird unsere Fähigkeit, neue Lustquellen zu entdecken. Leider verzichten wir gleichzeitig auf andere: spielen, sich verkleiden, Küsse ohne mehr ... Solange ein Mann und eine Frau frisch verliebt sind, küssen sie sich fast mehr, als sie miteinander reden. Fünf Jahre später gibt es mitunter kaum mehr eine flüchtige Berührung der Lippen. Was ist passiert? Wir vergessen leicht, dass die größten Freuden im Leben so einfach sind wie der Kuss der Heranwachsenden. Ich meine, man muss eine Lanze für den Kuss brechen, für jeden Kuss, denn mit ihm betritt das Paar seine eigene Welt. Ein Kuss kann ein köstliches Vorspiel sein. Wir sollten daher in unsere Jugend zurückkehren und das Spiel der häufigen, vielfältigen Küsse neu lernen.

DER KOKETTE KUSS

Lecke leicht über die Mundwinkel: einfache, sehr effektive Erotik.

DER 40ER-JAHRE-FILMKUSS

Sie wirft den Kopf zurück, er nimmt sie in die Arme und küsst sie. Das Mädchen braucht danach ein paar Sekunden, bis es die Augen öffnet, und zeigt damit, wie hingerissen es ist. Die Zungen wurden damals im Film nicht eingesetzt, aber das könnt ihr anders halten.

DER OBERLIPPENKUSS

Einer fasst die Oberlippe des Partners mit seinen Zähnen, und der andere gibt den Kuss zurück: auf die Unterlippe.

DER SCHMETTERLINGSKUSS

Fahre mit den Wimpern über Lippen oder Gesicht des Partners.

DER KULINARISCHE KUSS

Halte einen Schluck Likör im Mund, möglichst einen, den deine Partnerin besonders gern trinkt. Erfrischend und aufreizend wirkt auch ein Kuss, bei dem ein Eiswürfel langsam von einem Mund in den anderen gleitet.

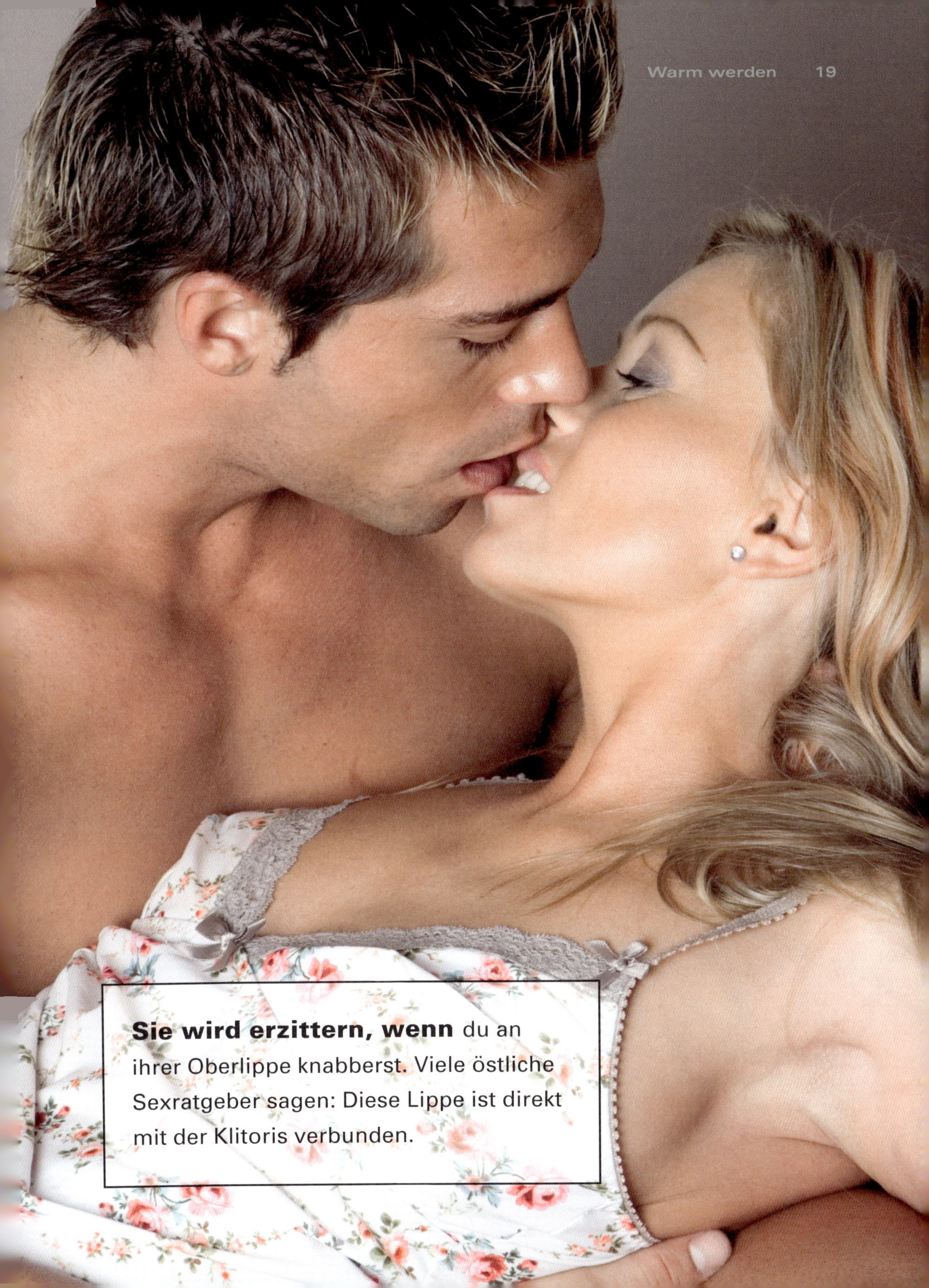

Sie wird erzittern, wenn du an ihrer Oberlippe knabberst. Viele östliche Sexratgeber sagen: Diese Lippe ist direkt mit der Klitoris verbunden.

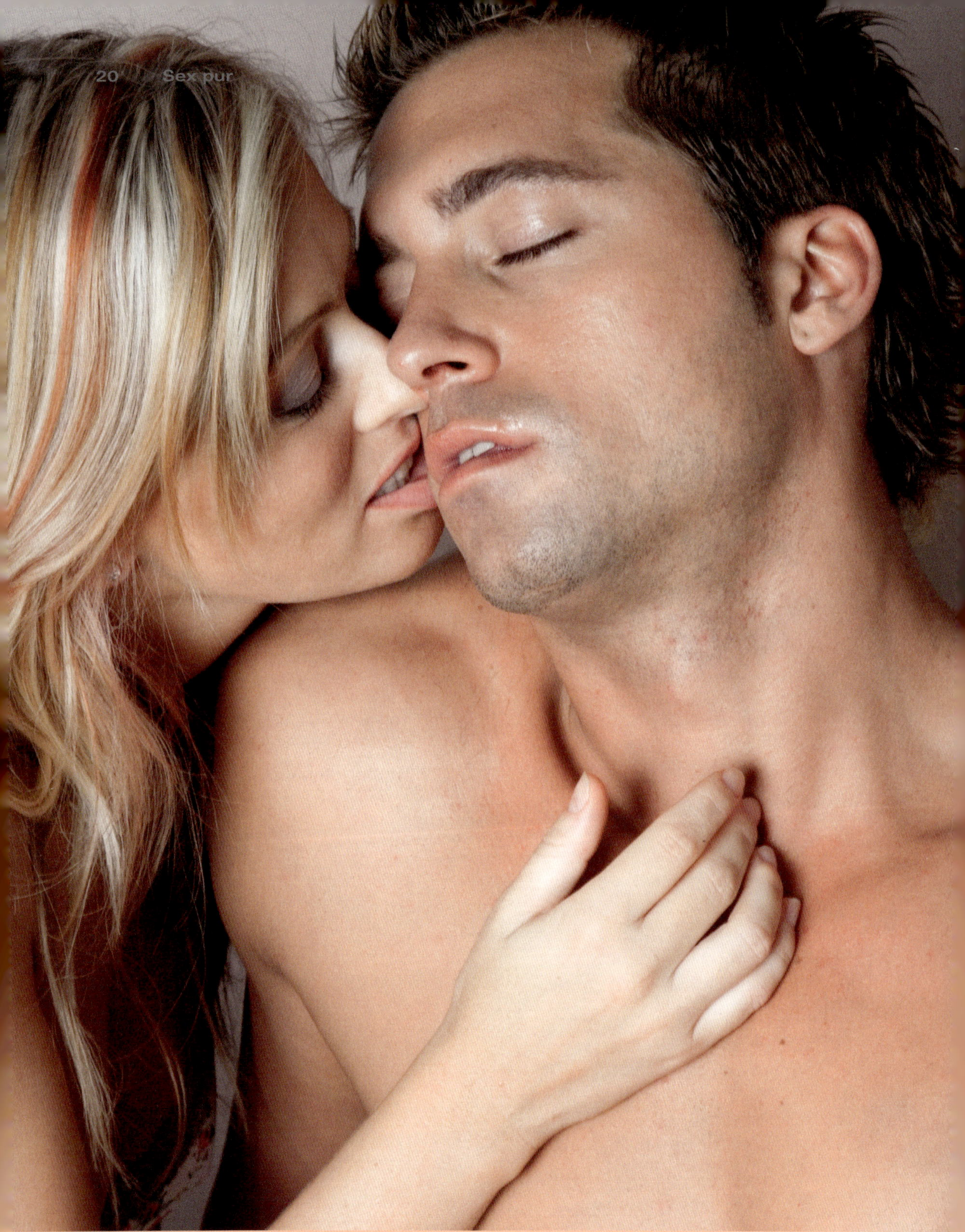

Kamasutra

Wie ihr wisst, sind die Ratschläge des Kamasutra einer der größten Sex-Erfolge aller Zeiten. Sie legen Wert darauf, die unterschiedlichen Kusstypen optimal auszukosten. Im Kapitel Vatsyayana (über den Geschlechtsverkehr) ist z. B. lang und breit von der Bedeutung des Küssens für guten Sex die Rede. Also sprach Kamasutra ...

DER ERWEITERTE KUSS

Ideal als Vorspiel. Ein Partner lässt den anderen gewähren. Der küsst zärtlich und massiert gleichzeitig die Genitalien. Sicher meinen viele, dass dieser Kuss nur deshalb besonders beliebt ist.

DER DIREKTE KUSS

Laut Kamasutra ist dieser Kuss ebenso simpel wie wichtig. Neigt eure Köpfe leicht zueinander, bis eure Lippen sich treffen. Die Zunge feiert hier ihr Fest. Die Gesichtsteile, die aufeinander treffen, spielen mit. Ihr fühlt die zarte Haut des Partners.

DER GENEIGTE KUSS

Bei dieser Variation des direkten Kusses darf die Zunge die Führung übernehmen. Der geneigte Kopf bildet den idealen Winkel für einen langen, tiefen Kuss. Vorsicht, dieser Kuss neigt dazu, außer Kontrolle zu geraten! Versucht lieber, ihn zu verlängern.

DER DRUCK-KUSS

Lege deinen Daumen auf die Unterlippe deiner Geliebten, ziehe ihren Kopf an dich und küsse ihre Unterlippe mit leichtem Druck deiner Lippen. Bevor sich eure Lippen berühren, kannst du leicht ihre Unterlippe zwicken.

DER VERFÜHRUNGSKUSS

Sie küsst ihn auf tausend und eine Art, während er versucht, reglos zu bleiben, solange er das aushält.

Auf der Suche nach dem vollkommenen Kuss

Vielleicht meint ihr, wer seit seinem 13. Lebensjahr küsst, könne nichts mehr dazulernen. Selbstverständlich ist Übung wichtig, aber viele Menschen haben schlechte Angewohnheiten und werden niemals korrigiert. Manchen Männern z. B. gefallen die Küsse ihrer Partnerinnen nicht, aber sie mögen nichts sagen. Ein paar simple Tricks machen den vollkommenen Kuss erreichbar.

Lege deine Lippen auf die deiner Partnerin, streichle ihr Gesicht und ihren Nacken und kitzle sie zwischen den Beinen ...

Küssen erfordert keine artistischen Fähigkeiten. Erst beißen, dann lecken, dann saugen, dann ... Weißt du, was du tust? Im besten Fall wird der Mund deiner Partnerin gefühllos vor so viel Action. Küssen heißt lauschen, was ihr Mund dir sagt. Manchmal musst du den Rhythmus steigern, manchmal verlangsamen. Es geht nicht darum, dass ihr schwindlig wird, sondern darum, in jedem Augenblick zu tun, worum ihr Mund dich bittet. Das kann ganz simpel sein: indem du ihre Lippen berührst oder ihre Zunge in deinen Mund kommen lässt.

Es geht nicht um Zahnpasta-Werbung, aber ... Kaum etwas ist so störend wie Mundgeruch. Das heißt nicht, dass man sich jedes Mal die Zähne putzen muss, bevor man küsst. Wenn du z. B. einen Apfel isst, wird deine Liebste sich über die Frische deines Mundes freuen. Aber nur sehr wenige Menschen küssen gern einen Aschenbecher! Nach einer Kneipennacht mit Alkohol und Nikotin solltest du wenigstens ein Pfefferminz gegen den Mundgeruch lutschen.

Die Hände küssen mit. Was wäre, wenn deine Partnerin sich die Nägel schnitte, während du sie küsst. Lächerlich, oder? Du siehst, die Hände sind fast so wichtig wie die Lippen. Streichle das Gesicht deiner Liebsten, reibe ihren Nacken, setze deine Hand ein ...

Stumme Küsse. Küssen und Reden sind vereinbar: Zum Küssen gehört das Stöhnen, Keuchen und das eine oder andere Wort, romantisch oder obszön ... So zeigst du deiner Liebsten, dass du den Kuss genießt und nicht daran denkst, was du morgen vorhast.

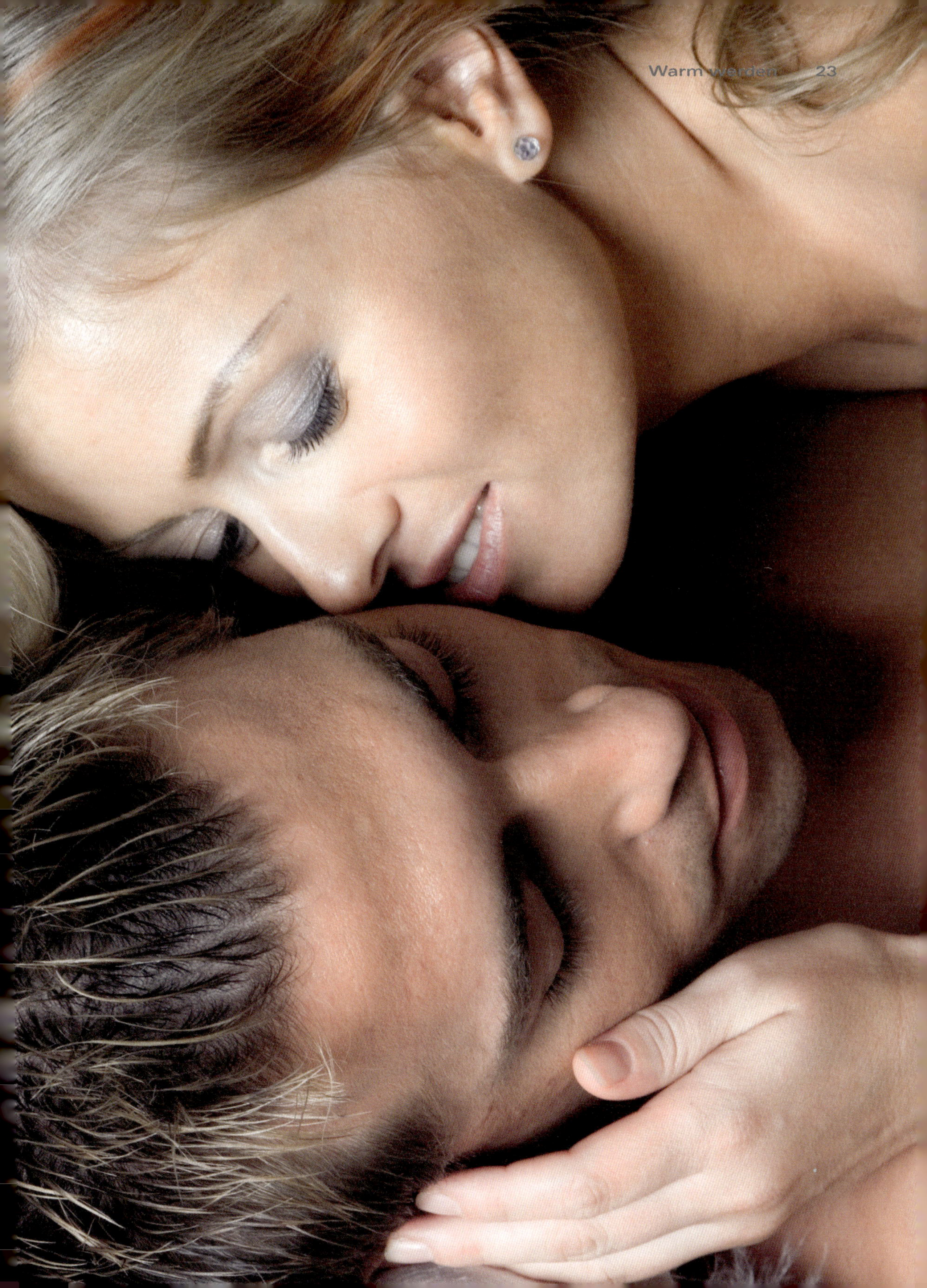

Ganzkörperküsse

Die begehrte Frau zu küssen heißt nicht allein, die Lippen zu vereinigen. Stelle dir vor, du küsst ihre Leistenbeuge ... Wetten, dass das aufregend ist? Strenge deine Fantasie an und gehe mit deinen Lippen über jeden Quadratzentimeter ihrer Haut. Ab und zu verwöhnst du sie mit einem Trommelfeuer von Küsschen. Für alle, die noch nie eine Abenteuer-Kussreise gemacht haben, hier einige Vorschläge.

KÜSSE AUFS OHR

Ein Erregungszentrum. Manche Frauen geraten tatsächlich völlig außer sich, wenn kunstvoll an ihrem Ohrläppchen gesogen wird. Küsse ihr Ohr, als wäre es ein Mund. Küsse ihr Ohrläppchen wie eine Unterlippe, sauge daran, lecke es. Führe die Zunge sachte ins Ohr und taste alle seine Furchen ab. Gehe langsam und genussreich vor, dein Sieg ist sicher.

Stelle dir vor, du küsst ihre Leistenbeuge ...
Wetten, dass das aufregend ist?

KÜSSE AUF DEN HALS

Sie sind sehr sexstimulierend. Du kannst sanft anfangen und zärtlich fortfahren. Der Hals ist für jede Kuss-Art geeignet, besonders für feuchtere und feste, inklusive solche mit Biss.

GANZ INTIME KÜSSE

Ohne die Genitalien zu berühren: Küsse in die Leistenbeuge, auf die Innenseite der Schenkel, auf Po und Nabel ... bringen jede Frau auf 180.

GANZKÖRPERKÜSSE

Seid nicht geizig mit euren Küssen: Sie sollten, mit unterschiedlicher Intensität und Dauer, jeden Winkel eurer Körper erreichen. Zum Küssen gehört auch, dass ihr kleine Hautpartien mit den Lippen aufnehmt, sanft küsst, mit den feuchten Lippen berührt, ableckt ...

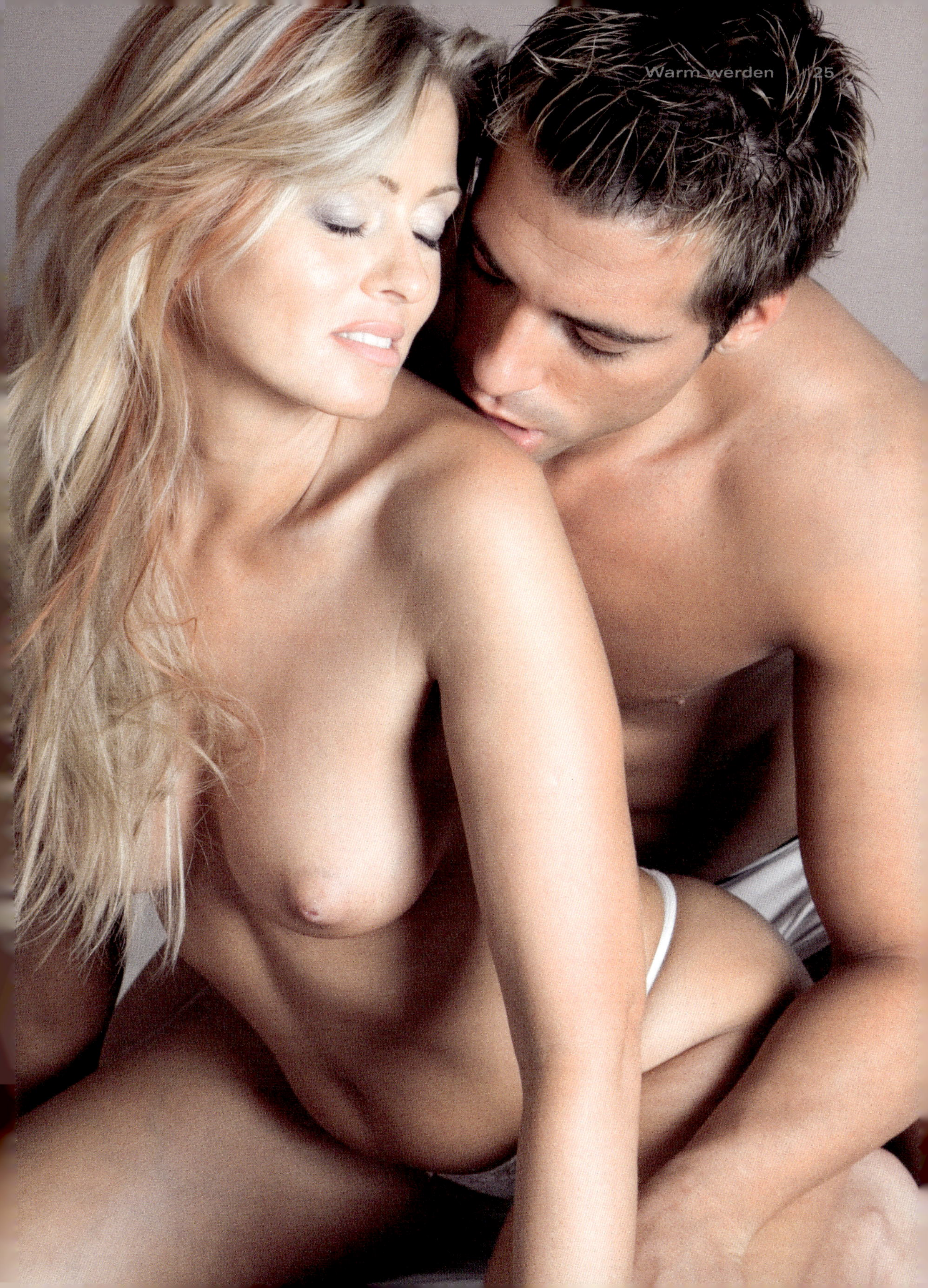

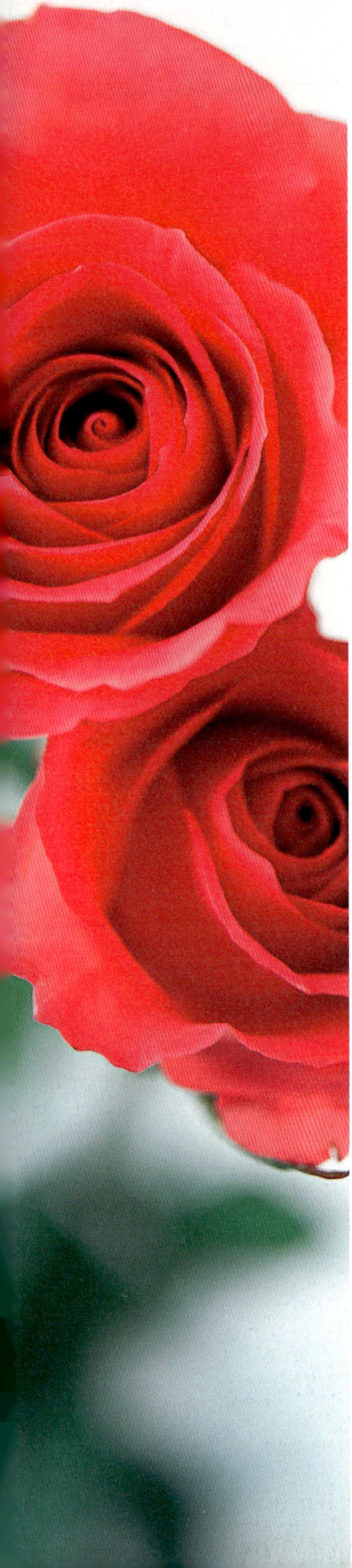

Romantische Ideen »entwaffnen« die Geliebte

»Ich liebe dich« in einer anderen Sprache, z. B. albanisch: Te dua, Cheyenne: Ne mohotatse, holländisch: ik houd van jou, italienisch: ti amo, japanisch: kimi o ai shiteru, libanesisch: bahibak, russisch: ja ljublju tjebja, Sioux: techihhila, spanisch: te quiero.

Der Klassiker: **Lass Blumen sprechen.** Amaryllis, Koketterie; Mohn, Traum; Beifuß, erwiderte Liebe; Azalee, romantische Sehnsucht; Kamelie, Schönheit; rote Nelke, glühende Liebe; Dahlie, deine Augen versengen; Jasmin, Sinnlichkeit; Gänseblümchen, Gedenken; Mimose, Empfindsamkeit; Orangenblüten, Verführung; Narde, Rendezvous.

Einladung zum **Überraschungsessen**: Dabei findet deine Partnerin Liebesbotschaften an ihrem Platz, in ihrer Serviette, unter dem Glas, bei einem Gericht …

Tabu: Auftritt in einem Fernsehprogramm, das deine Liebe zeigen soll. Du kannst deine Liebe nicht besser beweisen als dadurch, dass du keinen derartigen »Gefühlsexhibitionismus« nötig hast.

Leihe **einen klassischen Liebesfilm** aus, z. B. *Die Brücken am Fluss, Pretty Woman, Casablanca, Die fabelhafte Welt der Amélie* oder *Shakespeare in Love*.

Schreibe deine Gefühle auf und schicke deiner Partnerin diesen Brief. Wenn ihr zusammenlebt, umso besser – die Überraschung wirkt sehr originell.

Entwirf ein Kreuzworträtsel, dessen Fragen die wichtigsten Augenblicke in eurer beider Beziehung betreffen.

Inszeniere noch einmal den Tag, an dem ihr euch kennen gelernt habt, oder euer erstes Rendezvous. Wenn der Abend nicht im Bett endete, könnt ihr das bei dieser Gelegenheit korrigieren.

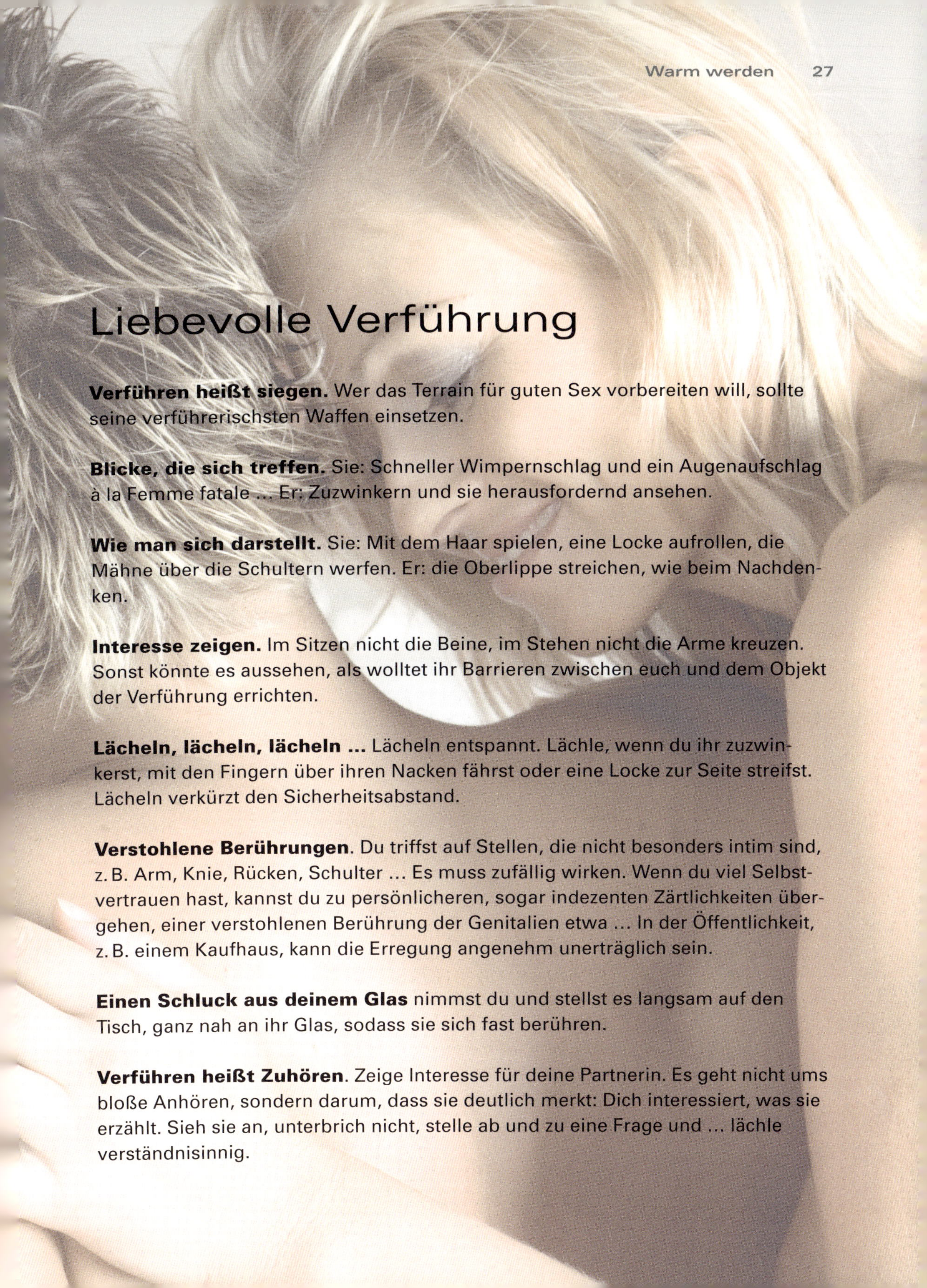

Liebevolle Verführung

Verführen heißt siegen. Wer das Terrain für guten Sex vorbereiten will, sollte seine verführerischsten Waffen einsetzen.

Blicke, die sich treffen. Sie: Schneller Wimpernschlag und ein Augenaufschlag à la Femme fatale ... Er: Zuzwinkern und sie herausfordernd ansehen.

Wie man sich darstellt. Sie: Mit dem Haar spielen, eine Locke aufrollen, die Mähne über die Schultern werfen. Er: die Oberlippe streichen, wie beim Nachdenken.

Interesse zeigen. Im Sitzen nicht die Beine, im Stehen nicht die Arme kreuzen. Sonst könnte es aussehen, als wolltet ihr Barrieren zwischen euch und dem Objekt der Verführung errichten.

Lächeln, lächeln, lächeln ... Lächeln entspannt. Lächle, wenn du ihr zuzwinkerst, mit den Fingern über ihren Nacken fährst oder eine Locke zur Seite streifst. Lächeln verkürzt den Sicherheitsabstand.

Verstohlene Berührungen. Du triffst auf Stellen, die nicht besonders intim sind, z. B. Arm, Knie, Rücken, Schulter ... Es muss zufällig wirken. Wenn du viel Selbstvertrauen hast, kannst du zu persönlicheren, sogar indezenten Zärtlichkeiten übergehen, einer verstohlenen Berührung der Genitalien etwa ... In der Öffentlichkeit, z. B. einem Kaufhaus, kann die Erregung angenehm unerträglich sein.

Einen Schluck aus deinem Glas nimmst du und stellst es langsam auf den Tisch, ganz nah an ihr Glas, sodass sie sich fast berühren.

Verführen heißt Zuhören. Zeige Interesse für deine Partnerin. Es geht nicht ums bloße Anhören, sondern darum, dass sie deutlich merkt: Dich interessiert, was sie erzählt. Sieh sie an, unterbrich nicht, stelle ab und zu eine Frage und ... lächle verständnisinnig.

Hallo, ist da jemand?

Ein ungewöhnliches Vorspiel? Warte, bis sie heimkommt, und ...

Empfange sie im sexy Kellnerdress und halt ein köstliches, romantisches Essen bereit. Nicht vergessen: einschmeichelnde Musik.

Empfange ihn nackt. Wenn du so auf dem Bett liegst, bietest du ihm einen supererotischen Anblick. Du kannst deinen Körper auch in eine Art Geschenkpapier wickeln. Er wird sich nur zu gern auf sein sexy Geschenk stürzen und die Schleife öffnen.

Empfange sie nackt, einen Hut auf dem Kopf und eine Fliege um den Hals. Tanze mit ihr, sei sanft und erobere sie Stück für Stück.

Öffne die Tür in **supersexy** Kleidung und sieh ihn zärtlich und herausfordernd an.

Mache ihm in Reizwäsche auf, dann ziehe dich an und gehe mit ihm essen. Er wird den ganzen Abend daran denken, was du unter dem Kleid trägst.

Empfange sie mit ihrer Lieblingsmusik und tanze, tanze, tanze mit ihr. Nur keine Eile, lege Pausen ein. Schmust miteinander wie Halbwüchsige. Entdeckt von Neuem den Reiz der Zärtlichkeiten.

Verkleide dich als Gorillaweibchen und empfange ihn mit martialischer Musik. Dann mache Striptease für ihn.

Ziehe unmittelbar vor seiner Ankunft Shorts und ein Hemd an. Tränke sie mit Wasser, als ob du an einem »Wet-T-Shirt-Contest« teilnehmen wolltest und mache ihm so die Tür auf.

Öffne ihr in einem weiten Mantel, als wolltest du ausgehen, und setze dich so auf die Couch, dass sie sieht: Du trägst nur seidene Boxershorts oder gar nichts. Ihre Überraschung ist Gold wert!

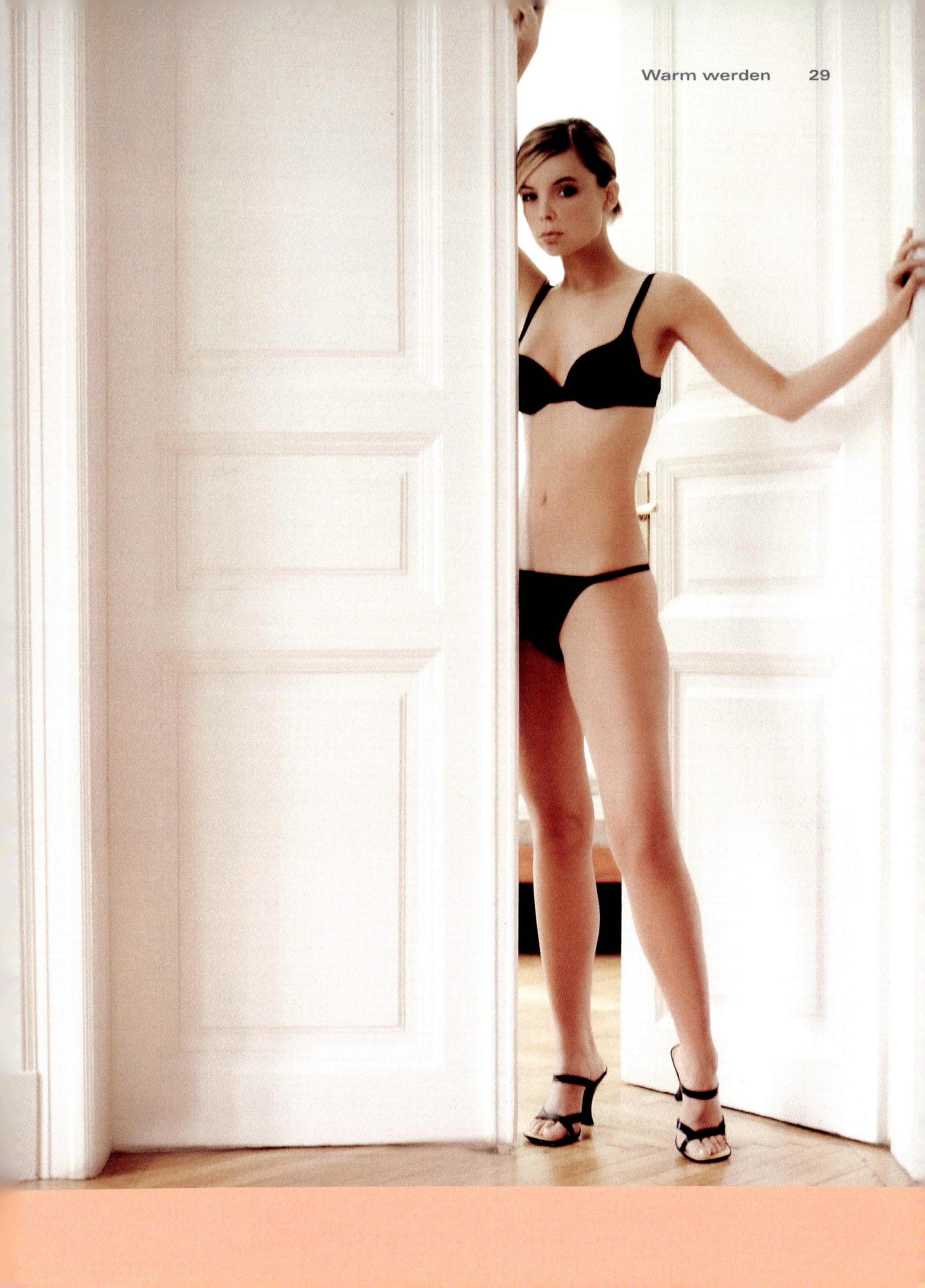

Erotische Literatur

Lesen kann ein erregendes Vorspiel sein. Das hängt natürlich vom Thema des Buches ab. Warum nicht etwas Erotisches anstelle des Romantischen nehmen? Manche Bücher sind sehr deutlich und führen zu handfesten Folgen. Ihr könnt mit leichter Lektüre anfangen und zu deftigerem Lesestoff übergehen, allein oder gemeinsam lesen. Wenn ihr gemeinsam lest, kuschelt euch aneinander und streichelt eure Gesichter, Füße, Muskeln, geheimeren Körperteile ...
Manchmal empfiehlt es sich, abwechselnd zu lesen. Während der eine laut vorliest, wird der andere zum Störenfried und berührt und küsst den einen oder anderen verführerischen Winkel am Körper des Lesenden. Es gibt Klassiker wie die *Venus im Pelz* von Sacher-Masoch; *Justine oder Die Nachteile der Tugend* und *Juliette oder Die Wonnen des Lasters* von Marquis de Sade, das *Dekameron* von Boccaccio und, moderner, *Lulú* von Almudena Grandes. Alljährlich erscheinen neue Bücher, aus denen ihr zusammen auch weniger bekannte Titel wählen könnt. Hier einige klassische Werke:

SALZ AUF UNSERER HAUT von Benoîte Groult

Eine Pariser Intellektuelle und ein bretonischer Fischer sind über Jahrzehnte ein ungleiches Paar, das niemals ein gemeinsames Leben führt und dennoch durch seine Leidenschaft von Jugend an verbunden bleibt.

DIE GROSSTATEN EINES JUNGEN DON JUAN von Guillaume Apollinaire

Ein pubertierender Junge schläft mit Dienerinnen, seinen Schwestern und allem, was ihm zwischen die Beine kommt. Keine nimmt ihm das übel, drei werden schwanger, heiraten und – behalten ihn.

DAS DELTA DER VENUS von Anaïs Nin

Eine Frau erhält von einem exzentrischen Millionär den Auftrag, erotische Berichte zu schreiben. Anaïs zermarterte sich das Hirn – und erforschte ihren Sex –, um diese überaus sinnlichen Berichte zu schaffen, die bei Feministinnen als Grundsatzerklärung der weiblichen Sexualitätsbefreiung gelten.

CLAUDINE von Sidonie Gabrielle Colette

Eine sehr suggestive Lektüre, die aus vier Büchern besteht. Sie enthalten pikante Erfahrungen aus der Internatszeit der Autorin.

APHRODITE von Isabel Allende

Eine Feier der Sinne, eine deftige Mischung von Memoiren und Kochbuch, mit über 100 Rezepten für aphrodisierende Gerichte ... und Delikatessen anderer Art.

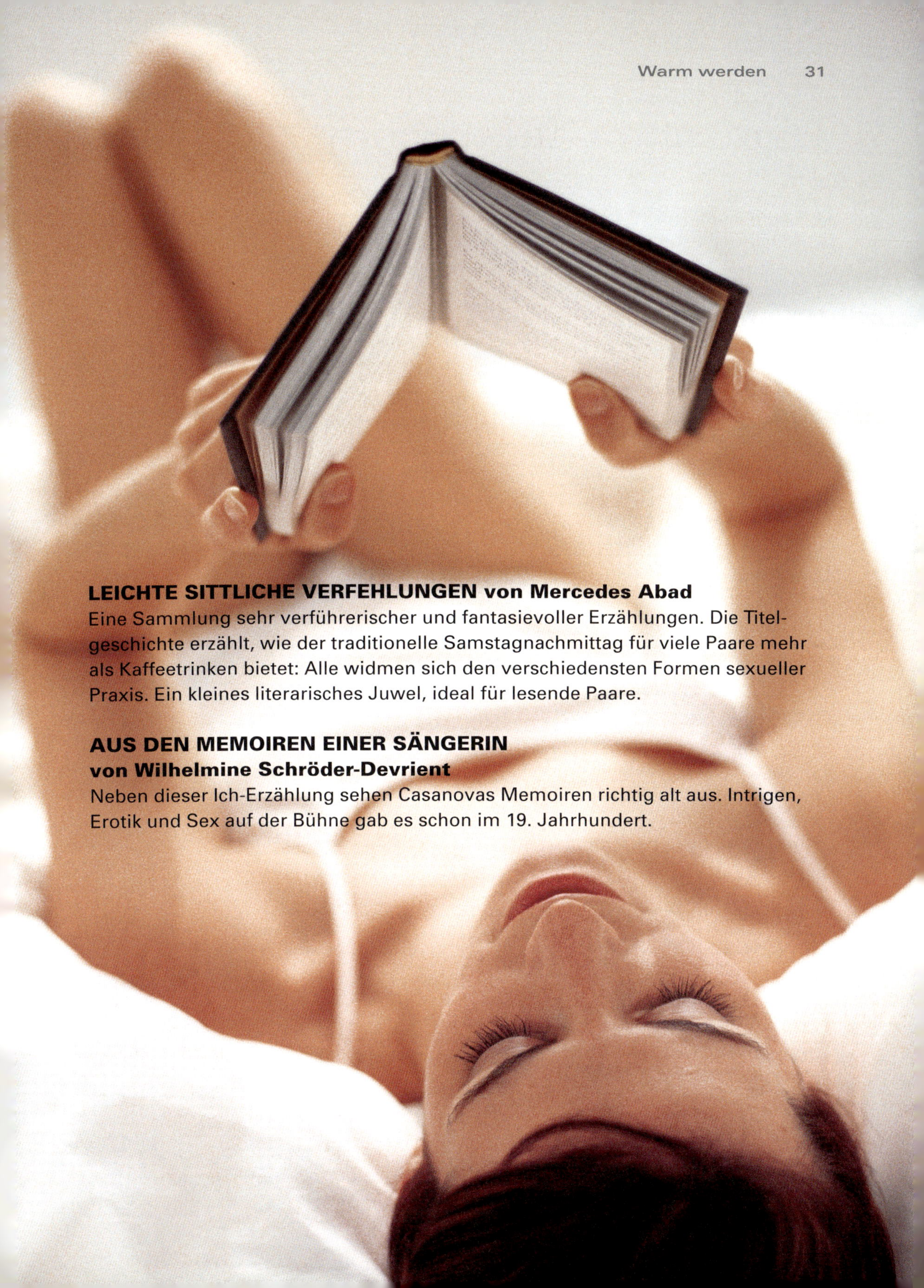

LEICHTE SITTLICHE VERFEHLUNGEN von Mercedes Abad

Eine Sammlung sehr verführerischer und fantasievoller Erzählungen. Die Titelgeschichte erzählt, wie der traditionelle Samstagnachmittag für viele Paare mehr als Kaffeetrinken bietet: Alle widmen sich den verschiedensten Formen sexueller Praxis. Ein kleines literarisches Juwel, ideal für lesende Paare.

AUS DEN MEMOIREN EINER SÄNGERIN
von Wilhelmine Schröder-Devrient

Neben dieser Ich-Erzählung sehen Casanovas Memoiren richtig alt aus. Intrigen, Erotik und Sex auf der Bühne gab es schon im 19. Jahrhundert.

Das Tantra-Universum

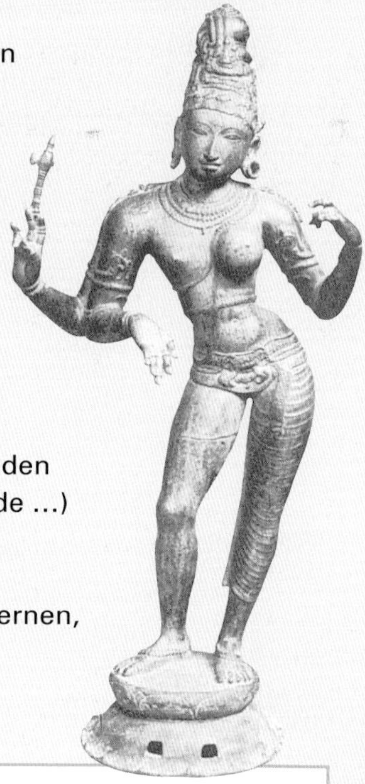

Sei natürlich. Sei du selbst, kümmere dich nicht um Moden oder um Idealmaße. Solange du davon abhängig bist, dass dein Bauch nicht flach genug ist, verlierst du die Harmonie mit dir selbst und sogar mit dem Universum.

Lebe spontan und natürlich. Nimm Rücksicht auf dein Herz und lass dich ab und zu treiben. Wir appellieren oft an den gesunden Menschenverstand, um nicht zu tun, was wir eigentlich tun wollen. Wir müssen wieder lernen, das Kind zu sein, das wir in uns tragen.

Mache ein Fest aus deinem Leben. Danke der Sonne für jeden Tag. Denke an alles, das dich erfüllt (Familie, Liebe, Freunde ...) und würdige es.

Leben heißt spielen. Spontaneität bedeutet auch: wieder lernen, wie man spielt, und das Spiel spielen.
Lebe deine Freiheit. Lass dich nicht von Konventionen,

Routine-Sex und Tantra-Sex: ein Vergleich

ROUTINE-SEX	TANTRA-SEX
Oft ohne Sinn	Magisches Ritual von spiritueller Art
Kurz und schnell	Kann Stunden dauern
Erhält das Gefühl der Trennung	Vereinigt die Liebenden
Baut Spannungen ab	Wechselseitige Energie-Gabe
Erhält das Ich	Aufhebung von Ich und Zweiheit
Führt zu Energieverlust	Aufsteigen von Energie in die Chakras
Erschöpft die Leidenschaft	Intensivere Lust und inneres Feuer
Lässt schneller altern	Elixier der Langlebigkeit und Jugend
Drängt zur Ejakulation	Nicht-Ejakulation bringt globalen Orgasmus

Beim Tantra geht es darum, **die Ejakulation zurückzuhalten** und den Orgasmus ohne Samenerguss zu erleben. Die Ejakulation schwächt den Mann und lässt ihn die Energie verlieren, die er durch seine Partnerin aufgenommen hat.

Vorurteilen, Verboten oder negativen Menschen beeinflussen. Schuldgefühle haben im Tantra-Sex keinen Platz.

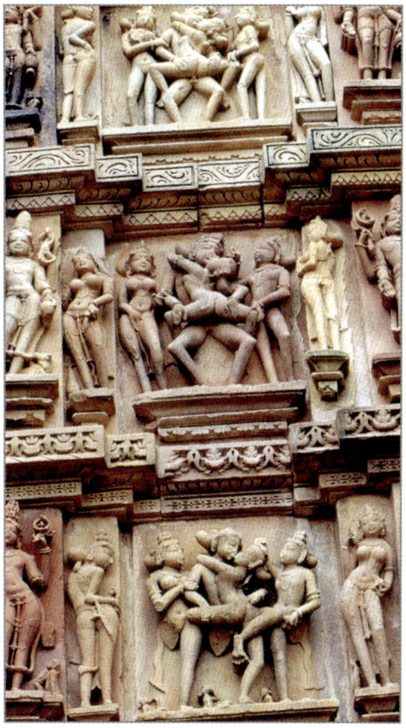

Fühle deine Energie. Liebe machen heißt fühlen, wie die Energie durch Körper und Geist fließt.

Meditiere. Öffne dich in der Meditation für tieferes Verständnis, für Sensibilität, Liebe und Frieden.

Der Orgasmus an sich ist nicht alles. Beim Tantra-Sex wird der Orgasmus des Mannes hinausgezögert, damit seine Energie erhalten bleibt.

Im Tantra ist Sexualität die kreative Energie und Schöpferin des Universums. Bedenke, dass du Teil des Universums bist, und nutze seine Energie.

Setze alle deine fünf Sinne ein, um Sex zu genießen. Tantra strebt den vollen Einsatz aller fünf Sinne bis an ihre Grenzen an.

Erlebe die Sexualität als Suche eines Paars, das sich als Einheit fühlen will. Sex dient dazu, uns freudig vereint zu fühlen. Er ist ein Mittel, durch das Frau und Mann das Bewusstsein der Einheit mit der Schöpfung erleben können.

Mehr über Tantra findet ihr im Literaturverzeichnis am Schluss dieses Buches.

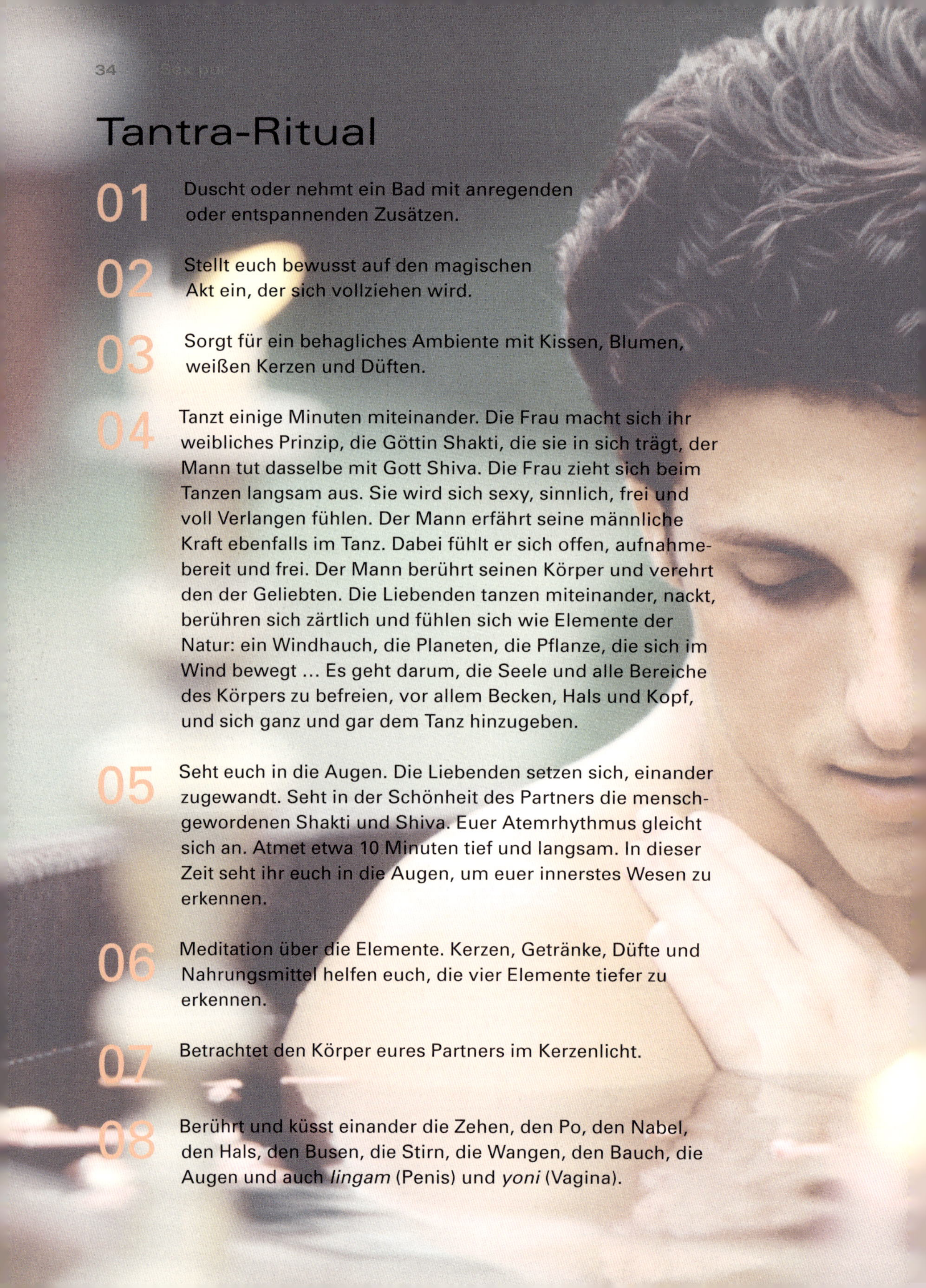

Tantra-Ritual

01 Duscht oder nehmt ein Bad mit anregenden oder entspannenden Zusätzen.

02 Stellt euch bewusst auf den magischen Akt ein, der sich vollziehen wird.

03 Sorgt für ein behagliches Ambiente mit Kissen, Blumen, weißen Kerzen und Düften.

04 Tanzt einige Minuten miteinander. Die Frau macht sich ihr weibliches Prinzip, die Göttin Shakti, die sie in sich trägt, der Mann tut dasselbe mit Gott Shiva. Die Frau zieht sich beim Tanzen langsam aus. Sie wird sich sexy, sinnlich, frei und voll Verlangen fühlen. Der Mann erfährt seine männliche Kraft ebenfalls im Tanz. Dabei fühlt er sich offen, aufnahmebereit und frei. Der Mann berührt seinen Körper und verehrt den der Geliebten. Die Liebenden tanzen miteinander, nackt, berühren sich zärtlich und fühlen sich wie Elemente der Natur: ein Windhauch, die Planeten, die Pflanze, die sich im Wind bewegt … Es geht darum, die Seele und alle Bereiche des Körpers zu befreien, vor allem Becken, Hals und Kopf, und sich ganz und gar dem Tanz hinzugeben.

05 Seht euch in die Augen. Die Liebenden setzen sich, einander zugewandt. Seht in der Schönheit des Partners die menschgewordenen Shakti und Shiva. Euer Atemrhythmus gleicht sich an. Atmet etwa 10 Minuten tief und langsam. In dieser Zeit seht ihr euch in die Augen, um euer innerstes Wesen zu erkennen.

06 Meditation über die Elemente. Kerzen, Getränke, Düfte und Nahrungsmittel helfen euch, die vier Elemente tiefer zu erkennen.

07 Betrachtet den Körper eures Partners im Kerzenlicht.

08 Berührt und küsst einander die Zehen, den Po, den Nabel, den Hals, den Busen, die Stirn, die Wangen, den Bauch, die Augen und auch *lingam* (Penis) und *yoni* (Vagina).

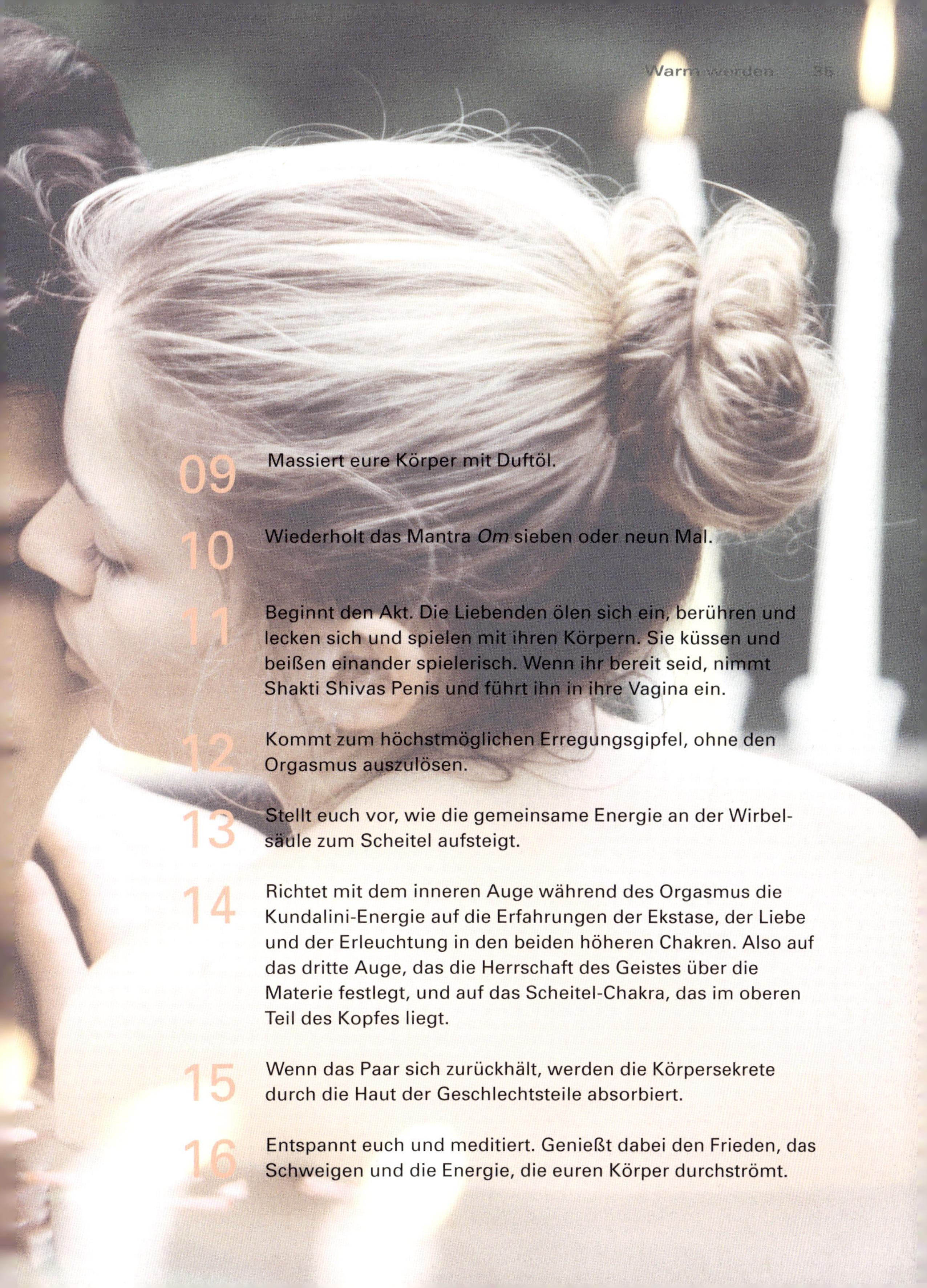

09 Massiert eure Körper mit Duftöl.

10 Wiederholt das Mantra *Om* sieben oder neun Mal.

11 Beginnt den Akt. Die Liebenden ölen sich ein, berühren und lecken sich und spielen mit ihren Körpern. Sie küssen und beißen einander spielerisch. Wenn ihr bereit seid, nimmt Shakti Shivas Penis und führt ihn in ihre Vagina ein.

12 Kommt zum höchstmöglichen Erregungsgipfel, ohne den Orgasmus auszulösen.

13 Stellt euch vor, wie die gemeinsame Energie an der Wirbelsäule zum Scheitel aufsteigt.

14 Richtet mit dem inneren Auge während des Orgasmus die Kundalini-Energie auf die Erfahrungen der Ekstase, der Liebe und der Erleuchtung in den beiden höheren Chakren. Also auf das dritte Auge, das die Herrschaft des Geistes über die Materie festlegt, und auf das Scheitel-Chakra, das im oberen Teil des Kopfes liegt.

15 Wenn das Paar sich zurückhält, werden die Körpersekrete durch die Haut der Geschlechtsteile absorbiert.

16 Entspannt euch und meditiert. Genießt dabei den Frieden, das Schweigen und die Energie, die euren Körper durchströmt.

Die Kunst der Liebkosung

Wer die Kunst der Liebkosung beherrscht, vermittelt seiner Liebsten mehr Erregung und Lust, als sie sich träumen ließ. Traust du dich, deine Hände und deine Fantasie einzusetzen?

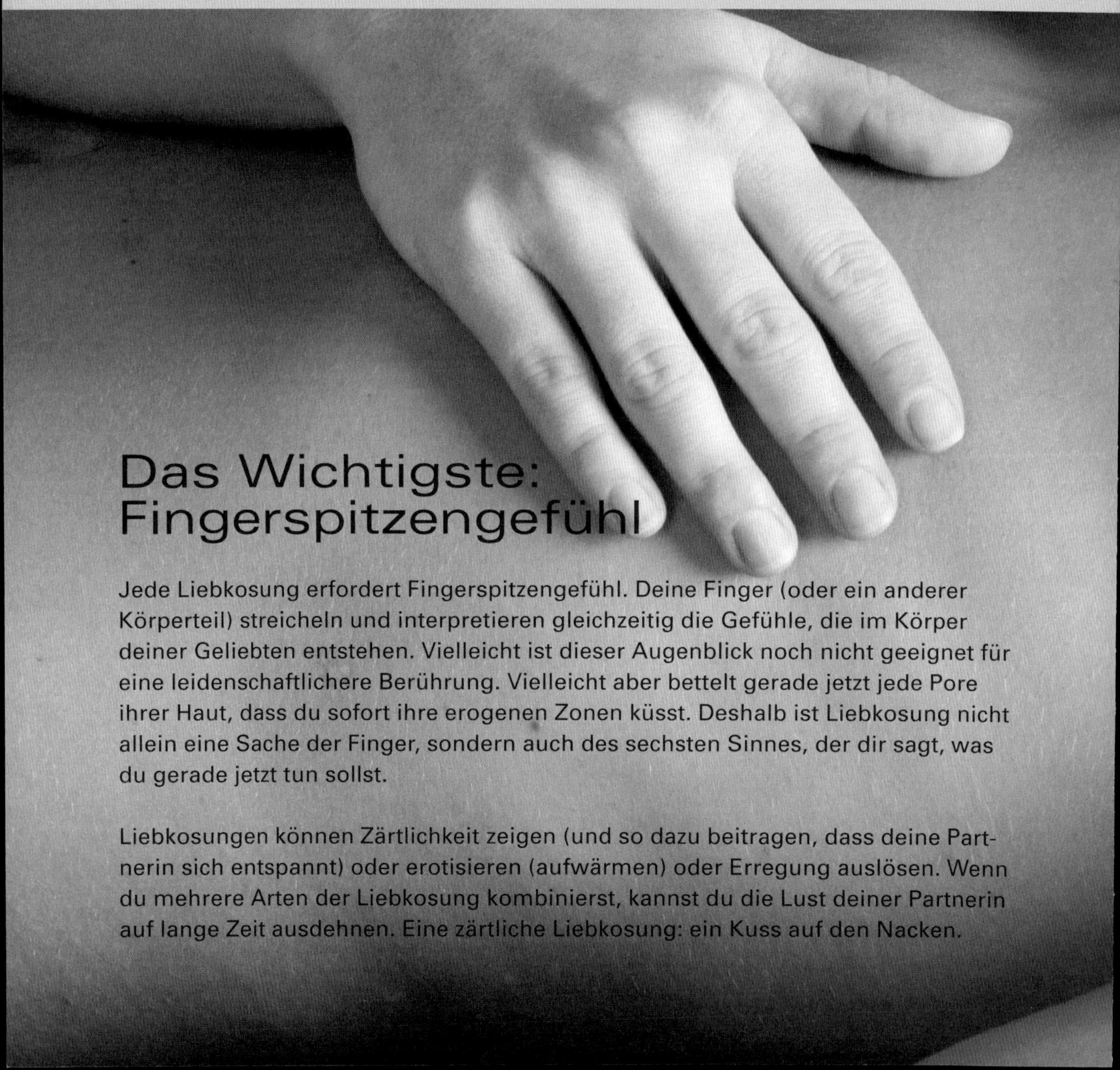

Das Wichtigste: Fingerspitzengefühl

Jede Liebkosung erfordert Fingerspitzengefühl. Deine Finger (oder ein anderer Körperteil) streicheln und interpretieren gleichzeitig die Gefühle, die im Körper deiner Geliebten entstehen. Vielleicht ist dieser Augenblick noch nicht geeignet für eine leidenschaftlichere Berührung. Vielleicht aber bettelt gerade jetzt jede Pore ihrer Haut, dass du sofort ihre erogenen Zonen küsst. Deshalb ist Liebkosung nicht allein eine Sache der Finger, sondern auch des sechsten Sinnes, der dir sagt, was du gerade jetzt tun sollst.

Liebkosungen können Zärtlichkeit zeigen (und so dazu beitragen, dass deine Partnerin sich entspannt) oder erotisieren (aufwärmen) oder Erregung auslösen. Wenn du mehrere Arten der Liebkosung kombinierst, kannst du die Lust deiner Partnerin auf lange Zeit ausdehnen. Eine zärtliche Liebkosung: ein Kuss auf den Nacken.

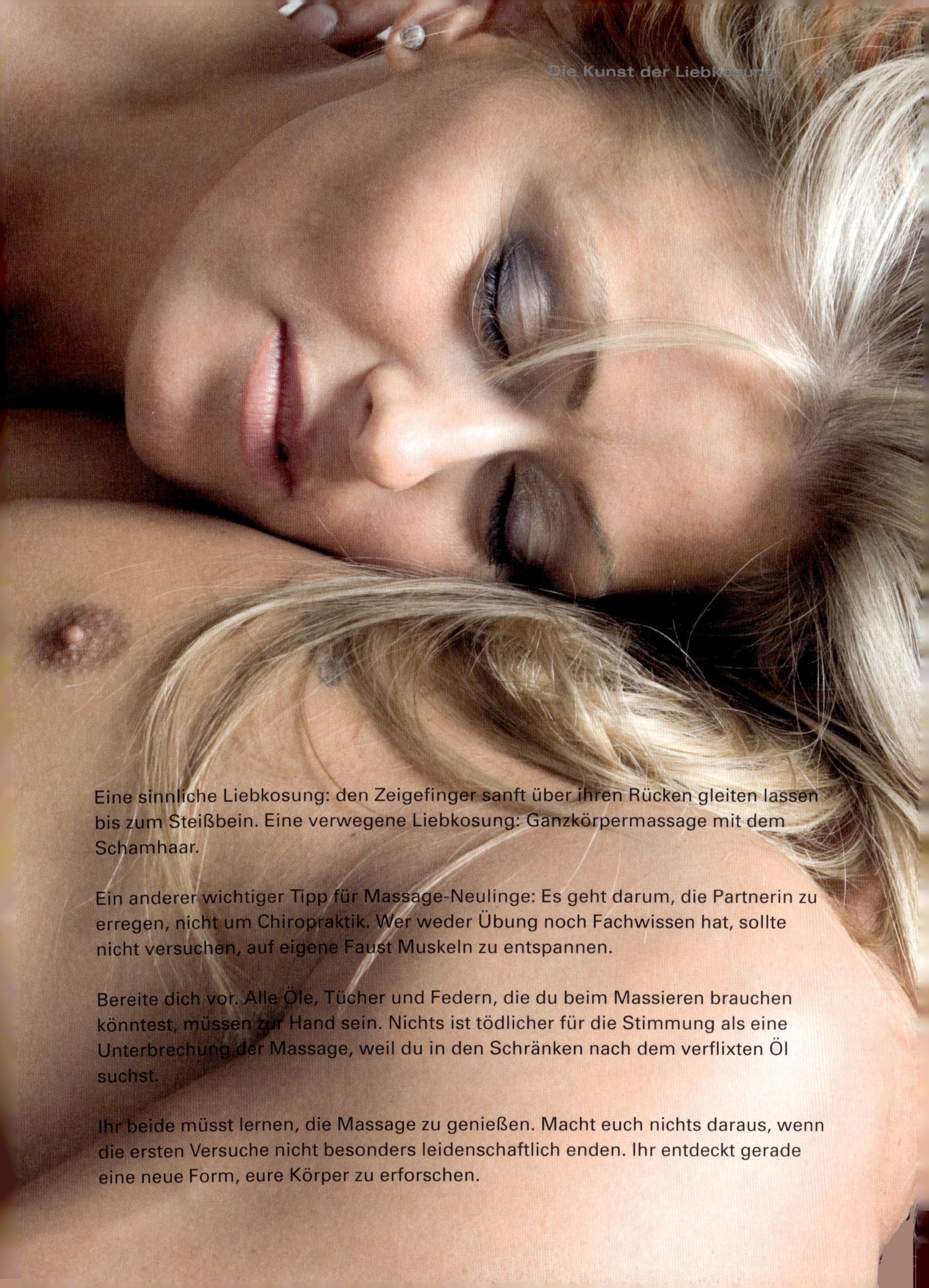

Eine sinnliche Liebkosung: den Zeigefinger sanft über ihren Rücken gleiten lassen bis zum Steißbein. Eine verwegene Liebkosung: Ganzkörpermassage mit dem Schamhaar.

Ein anderer wichtiger Tipp für Massage-Neulinge: Es geht darum, die Partnerin zu erregen, nicht um Chiropraktik. Wer weder Übung noch Fachwissen hat, sollte nicht versuchen, auf eigene Faust Muskeln zu entspannen.

Bereite dich vor. Alle Öle, Tücher und Federn, die du beim Massieren brauchen könntest, müssen zur Hand sein. Nichts ist tödlicher für die Stimmung als eine Unterbrechung der Massage, weil du in den Schränken nach dem verflixten Öl suchst.

Ihr beide müsst lernen, die Massage zu genießen. Macht euch nichts daraus, wenn die ersten Versuche nicht besonders leidenschaftlich enden. Ihr entdeckt gerade eine neue Form, eure Körper zu erforschen.

Das Geheimnis zärtlicher Berührung

Liebkosen heißt nicht einfach die Finger über den geliebten Körper gleiten lassen. Es ist eine Mischung von Technik, Gefühl und Erfahrung. Einige eher technische Ratschläge machen dich zum Liebkosungsexperten.

Finde den Rhythmus, die Sanftmut und den Druck, den die Haut braucht. Nimm die Reaktion deiner Geliebten aufmerksam wahr. Es handelt sich um einen Lernprozess durch Versuch und Irrtum.

Liebkosungen bringen Lust, weil sie Zuneigung zeigen. Zärtlichkeit und Verständnis gehören dazu. Nichts ist trennender als eine Liebkosung ohne Liebe.

Liebkosungen sollten auch angenommen werden: Wohliges Schnurren und Stöhnen sind willkommen. Auch Gesten zeigen, dass du auf dem richtigen Weg bist. Spart nicht mit Dank, wenn ihr eine köstliche Liebkosung erfahrt.

Spielen und genießen: Du musst nichts beweisen, nur genießen und genießen lassen.

Liebkosungen sollen den ganzen Körper überschütten. Wer liebt und begehrt, will alles am anderen kennen lernen: jeden Zentimeter seines Körpers, seine Sinnlichkeit, seine Reaktionen, seine Zartheit … Die Haut deiner Geliebten ist ein Kontinent voller Wunder, die darauf warten, dass du sie entdeckst. Liebkosungen bestehen nicht allein aus Theorie und Technik, sie erfordern ebenso den freien Fluss von Gefühl und Lust.

Spielen und genießen: Du musst nichts beweisen, nur genießen und genießen lassen. Eine Liebkosung ist eine Welt für sich und eine physische, geistige und emotionale Erfahrung.

Bei Liebkosungen spürt man die Hingabe: Jeder will alles geben und alles empfangen. Das ist der Grundgedanke, denn die zärtliche Berührung belohnt Geber und Empfänger gleichermaßen. Was deine Partnerin am stärksten erregen wird, ist die Gewissheit, dass du all das ebenso genießt wie sie.

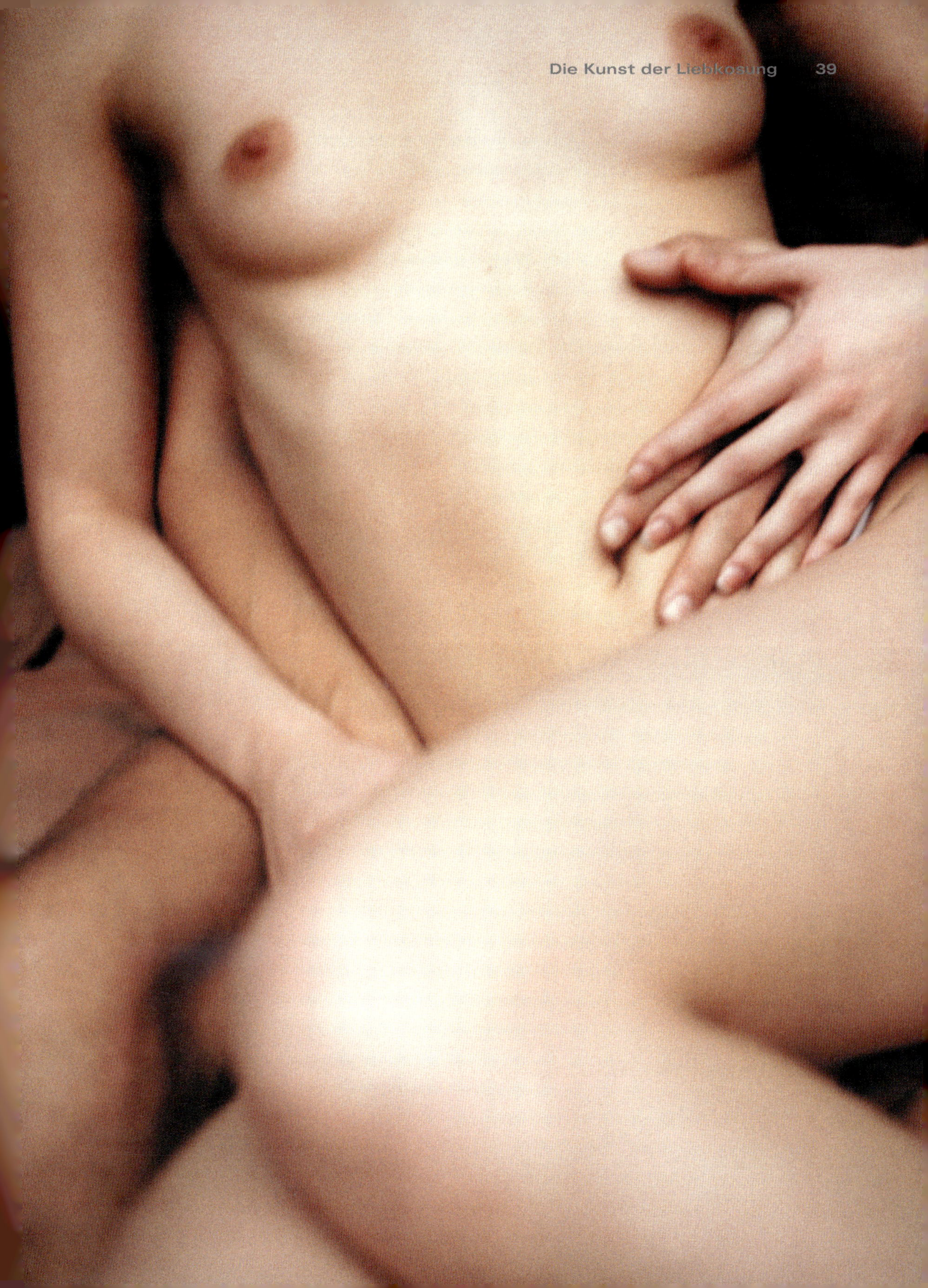

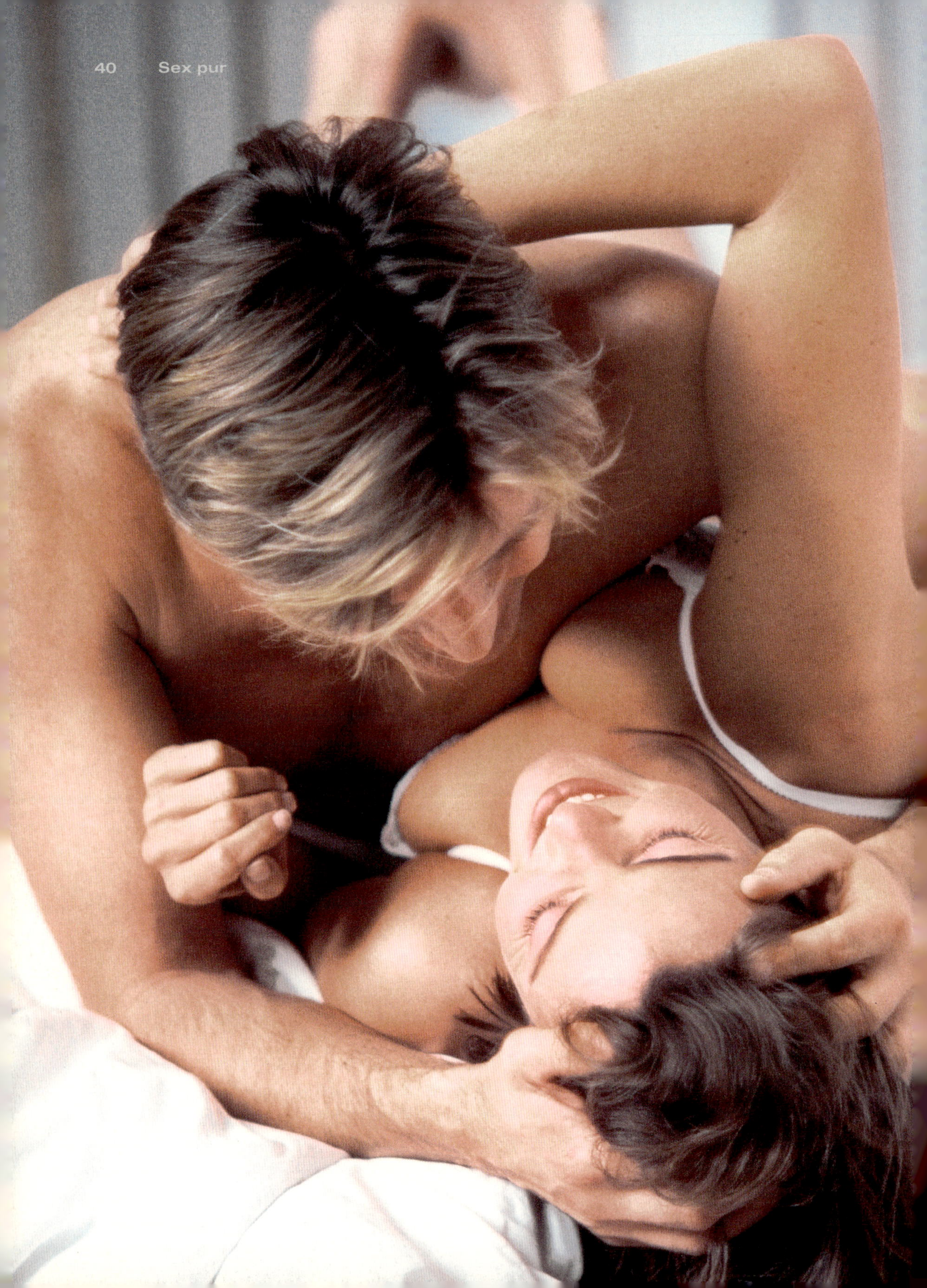

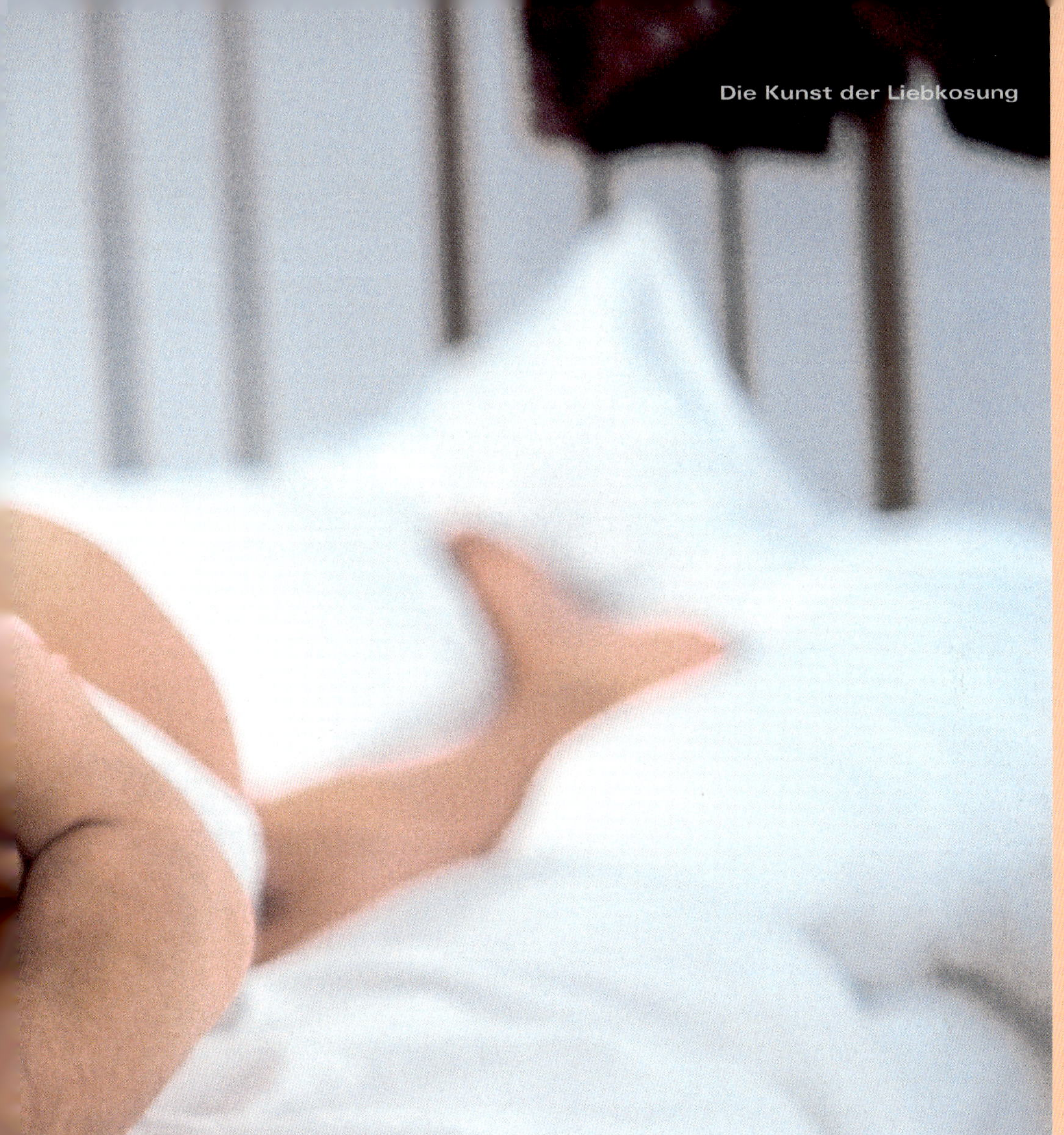

Streicheleinheiten für sie

Im Allgemein berührt ein Mann eine Frau genau so, wie er möchte, dass sie's mit ihm macht. Bei ihr ist es ebenso. Wenn du deshalb wissen möchtest, wie deine Partnerin ihren Körper von dir erforscht haben möchte, orientiere dich an der Art, wie sie dich berührt.

Deine Liebste ist nackt im Bett und du fühlst, ihr Körper ist bereit für dich? Halt! Stürze dich nicht auf sie und presse ihre Brüste, als ob du einen Pizzateig kneten wolltest. Sicher wird sie dich anfangs mit einer gewissen Sanftheit berühren. Dann mache ihr das nach. Zeige ihr, dass du genug Geduld hast, um alle Winkel ihres Körpers zu liebkosen.

Es ist leicht, wenn man weiß, wo

Frauen legen meistens mehr Wert auf Zärtlichkeiten. Für ihn spielt es vielleicht keine Rolle, ob man seine Brustwarzen kräftig anpackt, aber ihr tut es wahrscheinlich weh oder ist unangenehm, es sei denn, sie ist sehr erregt. Damit kommen wir zu einem anderen Punkt. Beginne mit langsamen Liebkosungen und steigere sie in dem Maß, in dem deine Liebste sich erregt. Manche Frauen brauchen viel Zeit, um sich einzustimmen, andere sind bald bereit für heftige, leidenschaftliche Zärtlichkeiten.

Denke daran, dass Frauen viel stärker auf Liebkosungen reagieren als Männer. Vielleicht gefällt dir besonders, wenn sie sich ohne große Vorbereitung deinen Genitalien zuwendet, um dich auf 180 zu bringen. Wahrscheinlich ist das ein Verhaltensrelikt aus der Zeit der Höhlenmenschen. Heute zwingt dich nichts, dein Weibchen zu verlassen. Du hast alle Zeit der Welt, um sie zu liebkosen und sie kunstvoll zu berühren.

DER WIND STREICHELT EURE KÖRPER

Wiege sie. Blase sanft über ihren Körper. Fange am Bauch an, gehe zum Busen, rund um die Brüste und ende bei den Brustwarzen. Du kannst auch beim Hals beginnen, die Brüste umrunden, beim Bauch weitermachen, flüchtig über die Genitalien gehen und auf der Innenseite ihrer Schenkel aufhören.

DIE BRÜSTE: ZEIG, WAS DU KANNST ... WENN SIE WILL

Die Brüste eignen sich für alle Liebkosungen, von den zartesten bis zu den handgreiflichsten, auch für Kniffe und Druck auf die Brustwarzen. Aber bevor du aktiv wirst, solltest du wissen, ob deine Liebste all das mag. Die Empfindlichkeit variiert von Frau zu Frau. Streichle ihre Brüste sanft und fahre über ihre Brustwarze mit deiner Zunge, den Fingern, der Penisspitze, der Nase, dem Mund, deiner eigenen Brustwarze ...

DAS GEHEIMNIS DES RÜCKENS

Liebkosungen am Rücken haben den Charakter eines Geheimnisses. Die Frau liegt bäuchlings, deshalb sieht sie die »Absichten« ihres Liebsten nicht. Sinnlicher kann sich ein Frauenkörper seinem Blick kaum darbieten. Sie wird wohlig erschauern, wenn du deine Finger vom Nacken zum Steißbein führst ... und noch ein bisschen tiefer. Versuch es auch mit der Zunge.

SPIEL MIT IHREM BAUCH

Der Bauch reagiert empfindlich auf Fingerkuppen und sanftes Lecken. Vorsicht mit den Kitzligen, sonst erntest du einen hemmungslosen Lachanfall.

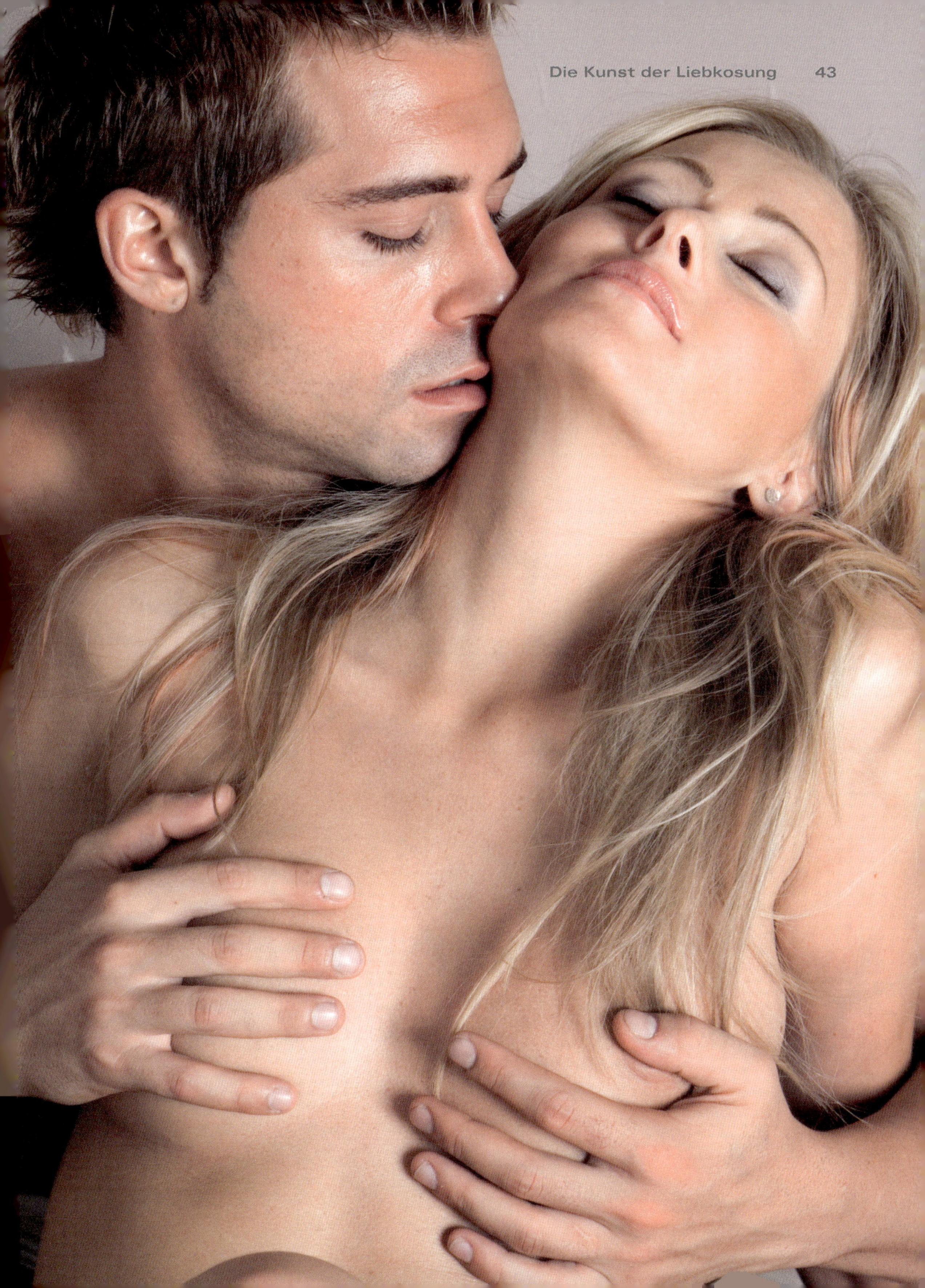

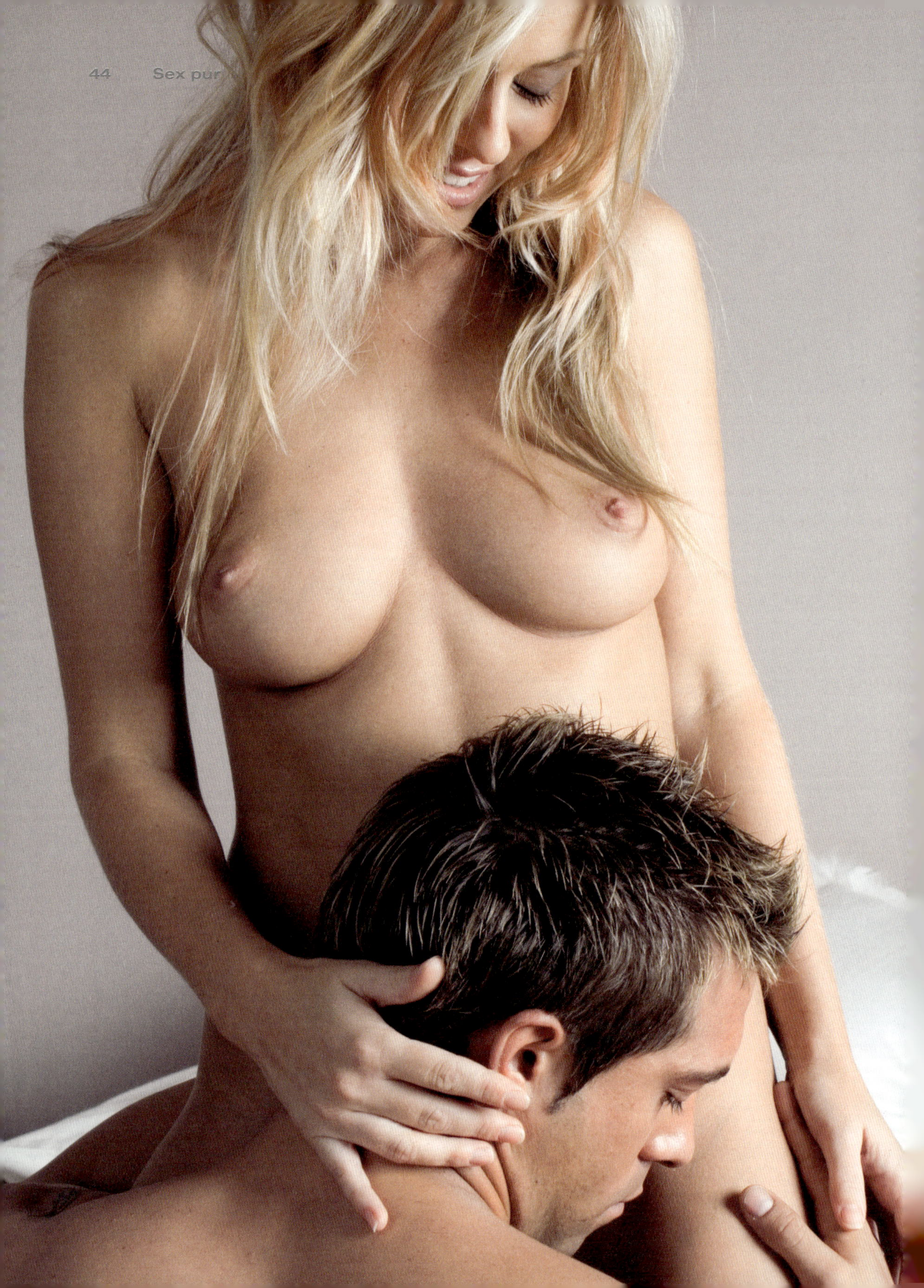

DIE FÜSSE: DER IDEALE START

Die Fußsohlen sind sehr empfindlich und wer dort anfängt, kann auf gute Art Spannungen lösen. Auch eine Berührung der Innenseite der Knöchel steigert die Erregung, denn hier fließt die Energie und macht bereit für Sex. Vorsicht, es wird kitzlig! Ich bin der Meinung, dass ein Paar, das »kalt startet«, bei den Füßen beginnen sollte. Warum? Erstens, weil sie keine speziell erogene Zone sind, sodass der Übergang von Nicht-Sex zu Sex leichter ist oder in manchen Fällen flüssiger erfolgt. Zweitens, weil viele Menschen an den Fußsohlen kitzlig sind. Wenn du glaubst, dass Sex nicht unterhaltsam sein darf, benutz die Füße nur zum Gehen. Wenn du glaubst, Sex sei umso besser, je mehr gelacht wird, sind die Füße deine besten Verbündeten. Und drittens, weil eine Fußmassage superentspannend ist nach einem anstrengenden Tag mit Telefonaten, Mails, Sitzungen und kleinen Kindern, die nicht schlafen wollen.

REISE IN DEN SÜDEN

Schenkel und Po sind bei Frauen sehr empfänglich für elektrisierende Zärtlichkeiten. Berühre sie zärtlich und öle deine Hände mit Duftöl ein, damit du fester streicheln kannst. Statte ihren Genitalien ab und zu eine Stippvisite ab. Fahre über ihre Vagina, liebkose sanft ihre Klitoris … Ah, und vergiss nicht ihr Schambein. Die Umgebung der Klitoris, der Venushügel, ist eine besonders empfindliche Region. Spiele ab und zu auch mit dem Schamhaar, wenn du in der Gegend zu Besuch bist.

Eine Frau, die auf dem Bauch liegt, wird für Zärtlichkeiten über dem Po dankbar sein: Lege deine warmen Hände auf ihre Nieren, du löst damit einen Energieschub für die »Batterien« ihres Körpers aus. Wenn du kurz darauf merkst, dass ihre Haut aufnahmebereit ist – sie fühlt sich dann an wie Samt –, kannst du mit deinen Fingern kaum spürbar darüberstreichen. Wenn sie das mag, wird sie sich gern auf diese Weise kitzeln lassen.

Viele Frauen mögen es auch, wenn deine Zunge zwischen ihre Schenkel gleitet und sich in diesem Bereich und zwischen den Pobacken hin- und herbewegt, vielleicht sanft kitzelt, wie eine Andeutung …

WAS IST DAS BESTE, HIER UND JETZT?

Noch einmal: In diesem Buch geht es darum, auszuprobieren und auszusuchen, was euch in jedem Moment besonders gut gefällt.

Wenn ihr euch gern massiert oder massieren lasst, empfehle ich euch einen kleinen Workshop in sinnlicher Massage, ganzheitlich oder kalifornisch, (das dauert meist ein Wochenende) und danach möglichst viel Übung. Ihr könnt auch eines der guten Bücher über Massage zu Rat ziehen, die es gibt. Oder ihr geht, um im Universum der Liebkosungen zu glänzen, direkt zum Kapitel über Masturbation über.

Streichle seine Füße. Vielleicht sagt er dir, dass er sich nichts daraus macht. Bitte ihn um 10 Minuten, und du wirst sehen, er ändert seine Meinung.

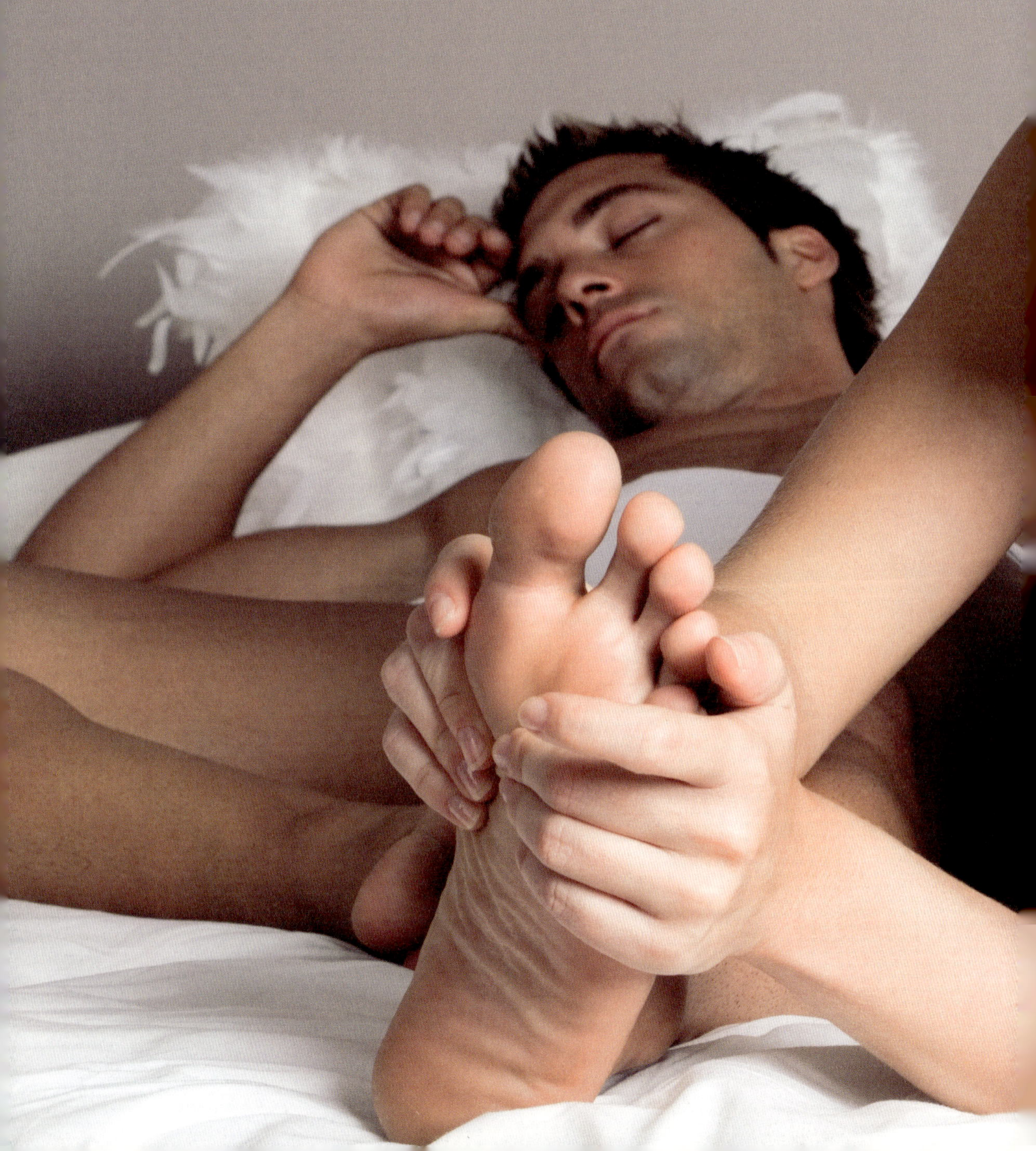

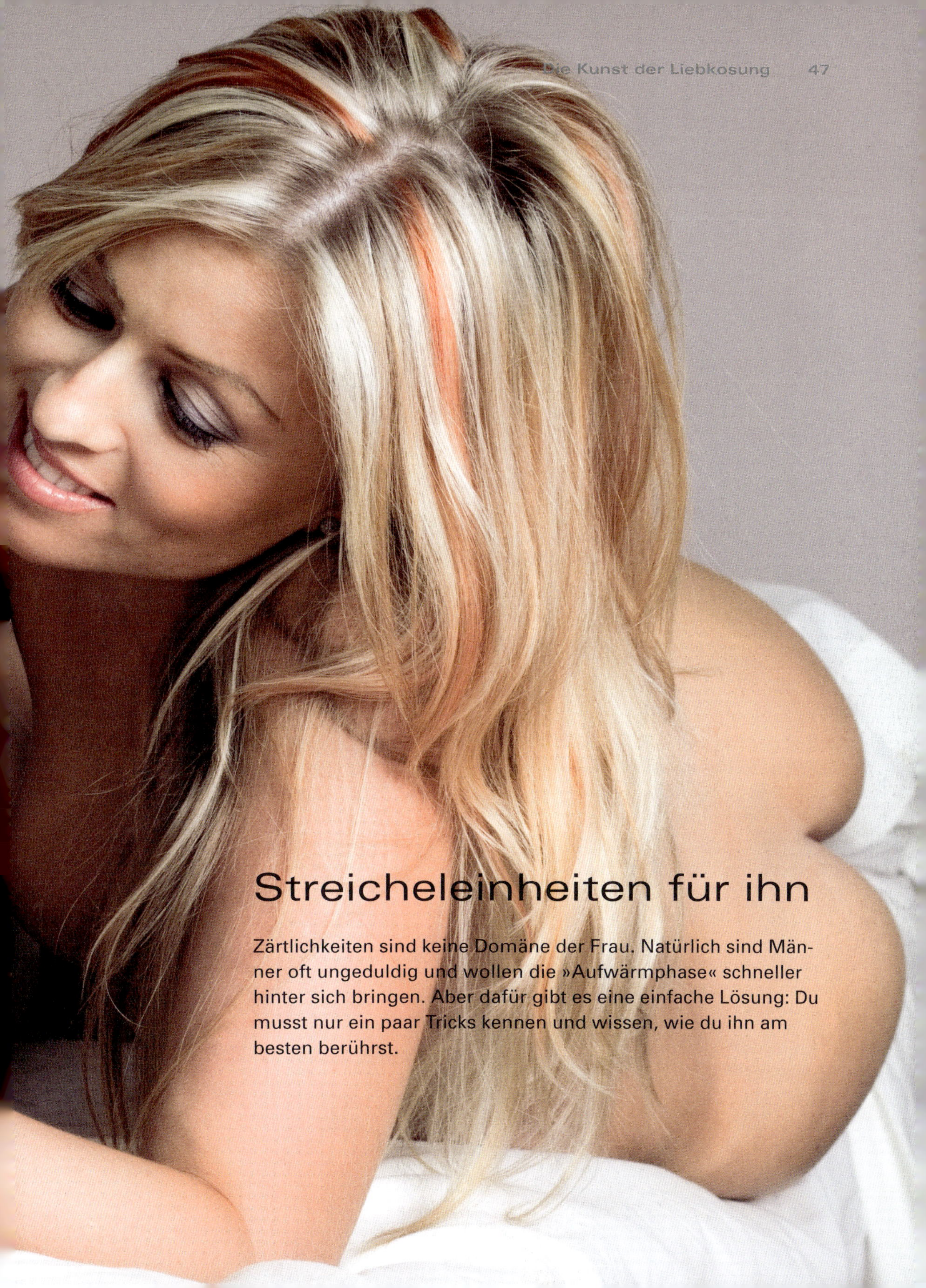

Streicheleinheiten für ihn

Zärtlichkeiten sind keine Domäne der Frau. Natürlich sind Männer oft ungeduldig und wollen die »Aufwärmphase« schneller hinter sich bringen. Aber dafür gibt es eine einfache Lösung: Du musst nur ein paar Tricks kennen und wissen, wie du ihn am besten berührst.

Auch hier: Wissen, wo es guttut

Wusstest du zum Beispiel, dass nichts besser entspannt oder auch erregt als eine sanfte Kopfmassage? Führe deine Fingerspitzen mit sanften, kreisförmigen Bewegungen über seine Kopfhaut (als ob du eine freche Friseurin wärst). Achte auf Schläfen, Scheitelpunkt und Hinterkopf. Wenn deine Finger oder die Nägel darüberfahren, löst du heftige Schauer aus.

So mancher Mann hat sich nie die Mühe gemacht zu entdecken, wie erregend Liebkosungen sind. Ein Tipp: Beginne mit einer Körperregion, die er nicht als »gefährlich« ansieht: Streichle seine Füße. Vielleicht sagt er dir, dass er sich nichts daraus macht. Bitte ihn um 10 Minuten, und du wirst sehen, er ändert seine Meinung.

SEINE ARME GENIESSEN

Freue dich an Ober- und Unterarmen. Streichle sie mit Handflächen und Fingerkuppen und lerne dann mit der Zunge ihren Geschmack kennen. Eine sehr erregende Reise kann beim Handgelenk anfangen und auf der Arm-Innenseite bis in die Achselhöhle gehen (Vorsicht, es wird kitzlig!), dann hinab zur Taille, kurz beim Sex reinschauen und weiter, am Bein hinunter bis zum Knöchel, hinauf am anderen Bein und beim Nabel landen.

DIE BRUST: ZUM VERRÜCKTWERDEN

Die Brust eines Mannes ist hochempfindlich; streichle sie mit Fingerkuppen-Kreisen. Sie reagiert auf sanfte ebenso wie auf kraftvolle Berührungen. Am sensibelsten reagiert die Region um die Brustwarzen auf zärtliche Liebkosungen und einen Besuch der Fingernägel. Du kannst auch mit dem Brusthaar spielen, es streicheln, an ihm zupfen oder es zwischen die Lippen nehmen. Erst wenn du seine Brust verwöhnt hast, darfst du seine Brustwarzen mit Daumen und Zeigefinger fassen und sanft drehen.

DER PO

Fasse ihn kräftig mit den Händen und fühle seine vollblütige Schönheit. Kaum eine Region ist so empfindlich. Wo Po und Rückenende zusammentreffen und häufig auch Haare stehen, liegen viele Nervenenden und nehmen viele Empfindungen ihren Anfang. Ein leichter Klaps ist immer am Platz.

DER RÜCKEN

Eine sanfte Massage kann Spannungen abbauen. Führe deine Hände über seinen Rücken, als ob sie flögen. Seine Härchen am unteren Rücken richten sich auf, wenn du sie mit federleichten Fingern sanft betupfst.

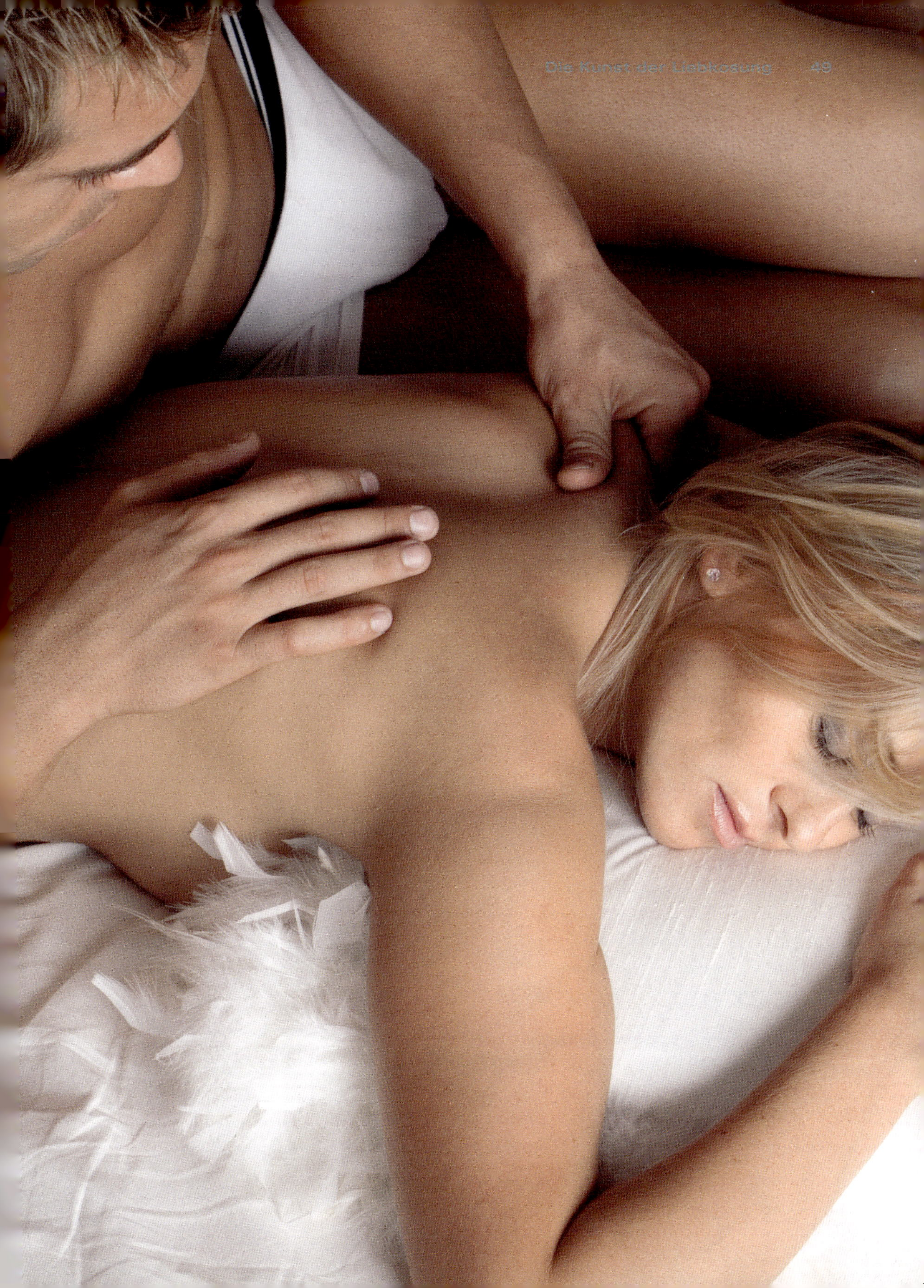

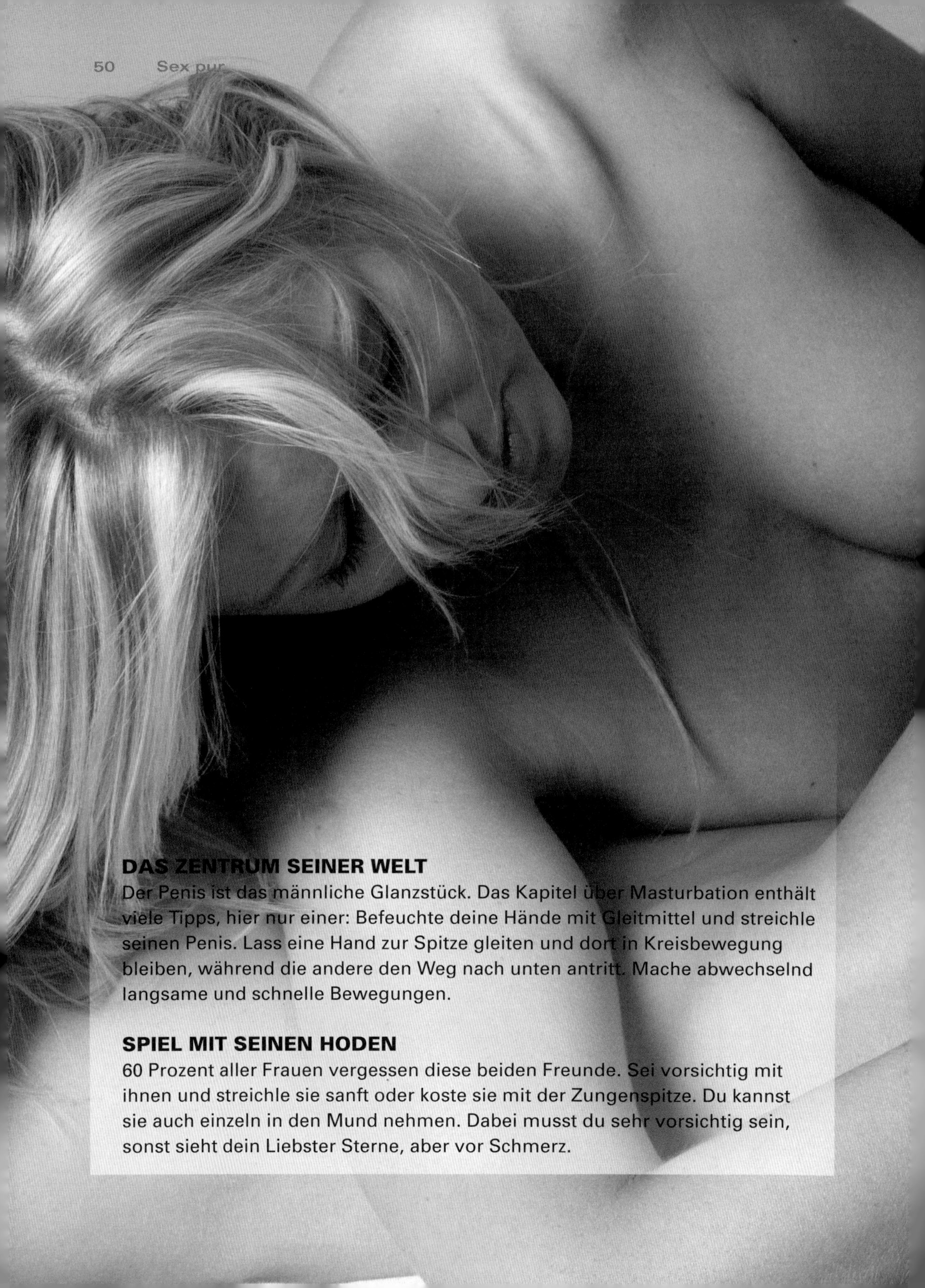

DAS ZENTRUM SEINER WELT

Der Penis ist das männliche Glanzstück. Das Kapitel über Masturbation enthält viele Tipps, hier nur einer: Befeuchte deine Hände mit Gleitmittel und streichle seinen Penis. Lass eine Hand zur Spitze gleiten und dort in Kreisbewegung bleiben, während die andere den Weg nach unten antritt. Mache abwechselnd langsame und schnelle Bewegungen.

SPIEL MIT SEINEN HODEN

60 Prozent aller Frauen vergessen diese beiden Freunde. Sei vorsichtig mit ihnen und streichle sie sanft oder koste sie mit der Zungenspitze. Du kannst sie auch einzeln in den Mund nehmen. Dabei musst du sehr vorsichtig sein, sonst sieht dein Liebster Sterne, aber vor Schmerz.

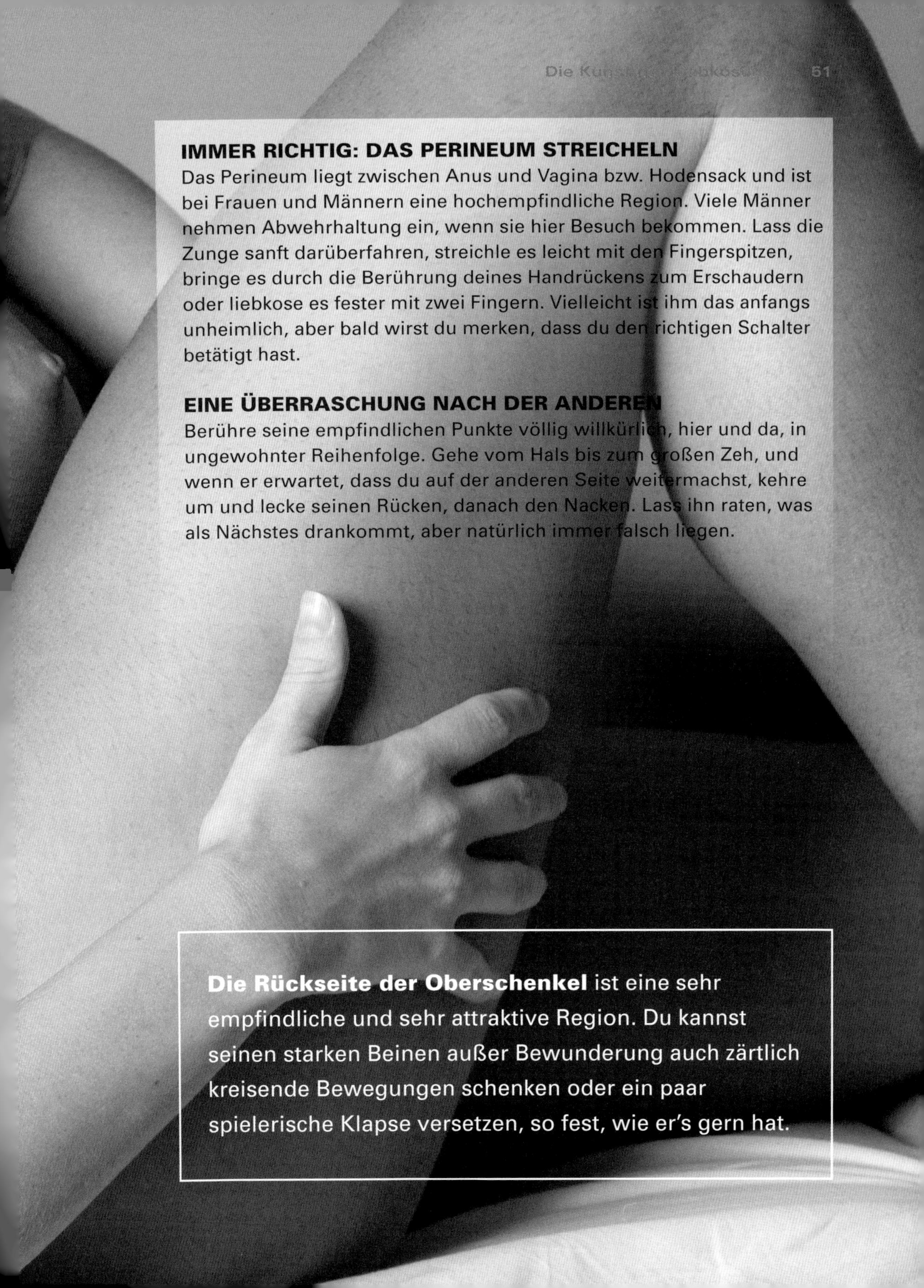

IMMER RICHTIG: DAS PERINEUM STREICHELN

Das Perineum liegt zwischen Anus und Vagina bzw. Hodensack und ist bei Frauen und Männern eine hochempfindliche Region. Viele Männer nehmen Abwehrhaltung ein, wenn sie hier Besuch bekommen. Lass die Zunge sanft darüberfahren, streichle es leicht mit den Fingerspitzen, bringe es durch die Berührung deines Handrückens zum Erschaudern oder liebkose es fester mit zwei Fingern. Vielleicht ist ihm das anfangs unheimlich, aber bald wirst du merken, dass du den richtigen Schalter betätigt hast.

EINE ÜBERRASCHUNG NACH DER ANDEREN

Berühre seine empfindlichen Punkte völlig willkürlich, hier und da, in ungewohnter Reihenfolge. Gehe vom Hals bis zum großen Zeh, und wenn er erwartet, dass du auf der anderen Seite weitermachst, kehre um und lecke seinen Rücken, danach den Nacken. Lass ihn raten, was als Nächstes drankommt, aber natürlich immer falsch liegen.

Die Rückseite der Oberschenkel ist eine sehr empfindliche und sehr attraktive Region. Du kannst seinen starken Beinen außer Bewunderung auch zärtlich kreisende Bewegungen schenken oder ein paar spielerische Klapse versetzen, so fest, wie er's gern hat.

Tantrische Berührung: Pure Lust

Diese Zärtlichkeiten erhöhen die Harmonie des Paares. Das Abbremsen fällt vielleicht schwer, muss aber sein, damit die Übungen etwas nützen. Sie gliedern sich in fünf Phasen, die innerhalb von zwei Tagen, nach Möglichkeit mehrmals, ausgeführt werden können.

ERSTE PHASE: DIE ERKUNDUNG

Streichelt einander mit kreisförmigen Bewegungen und danach von oben bis unten. Nach ca. 15 Minuten Liebkosung ruht ihr euch aus und tauscht noch einmal 15 Minuten lang Zärtlichkeiten. Einer längeren Ruhepause folgen 30 Streichelminuten. Brüste und Genitalien sind tabu!

ZWEITE PHASE: DIE LÖFFEL

Das Paar legt sich schweigend in Löffelposition (seitlich, die Frau vorn, der Mann hinter ihr, die Beine angezogen). Es geht darum, die Körpernähe zu genießen, ohne Geschlechtsverkehr.

DRITTE PHASE: DIE ERREGUNG

Die dritte Phase beginnt am folgenden Tag. Die Zärtlichkeiten konzentrieren sich auf Brüste und Genitalien. Mit leichten, kreisförmigen Bewegungen agieren beide Hände erst aufeinander zu, dann trennen sie sich wieder.

VIERTE PHASE: DER WEG ZUM RUHM

Lasst die Hände auf euren Genitalien von unten nach oben gleiten, über die Länge des Penis bzw. die Wölbung der Vulva. Diese Massage soll eine Stunde dauern. Danach macht ihr fünf Minuten Pause.

FÜNFTE PHASE: DAS PARADIES

Die Frau legt sich für fünf Minuten auf den Mann, dessen Penis in ihrer Vagina ist. Ohne Bewegung!

Weiter unten werden wir die tantrische Paarmassage kennen lernen. Jetzt lade ich euch ein, das Spektrum erotischer Möglichkeiten zu entdecken, das die Massage bietet. Das Beste an ihr ist, dass sie dem Empfangenden ebenso gut tut wie dem Gebenden. Gibt es etwas Erotischeres als den Anblick des Partners, der sich unter meiner Massage vor Wonne windet?

Es gibt viele Arten der Massage. Ich habe ausgesucht, was sexuellen Erfolg garantiert: von entspannenden über solche, die aus tausendjähriger Tradition stammen, bis zu erregenden Massagen.

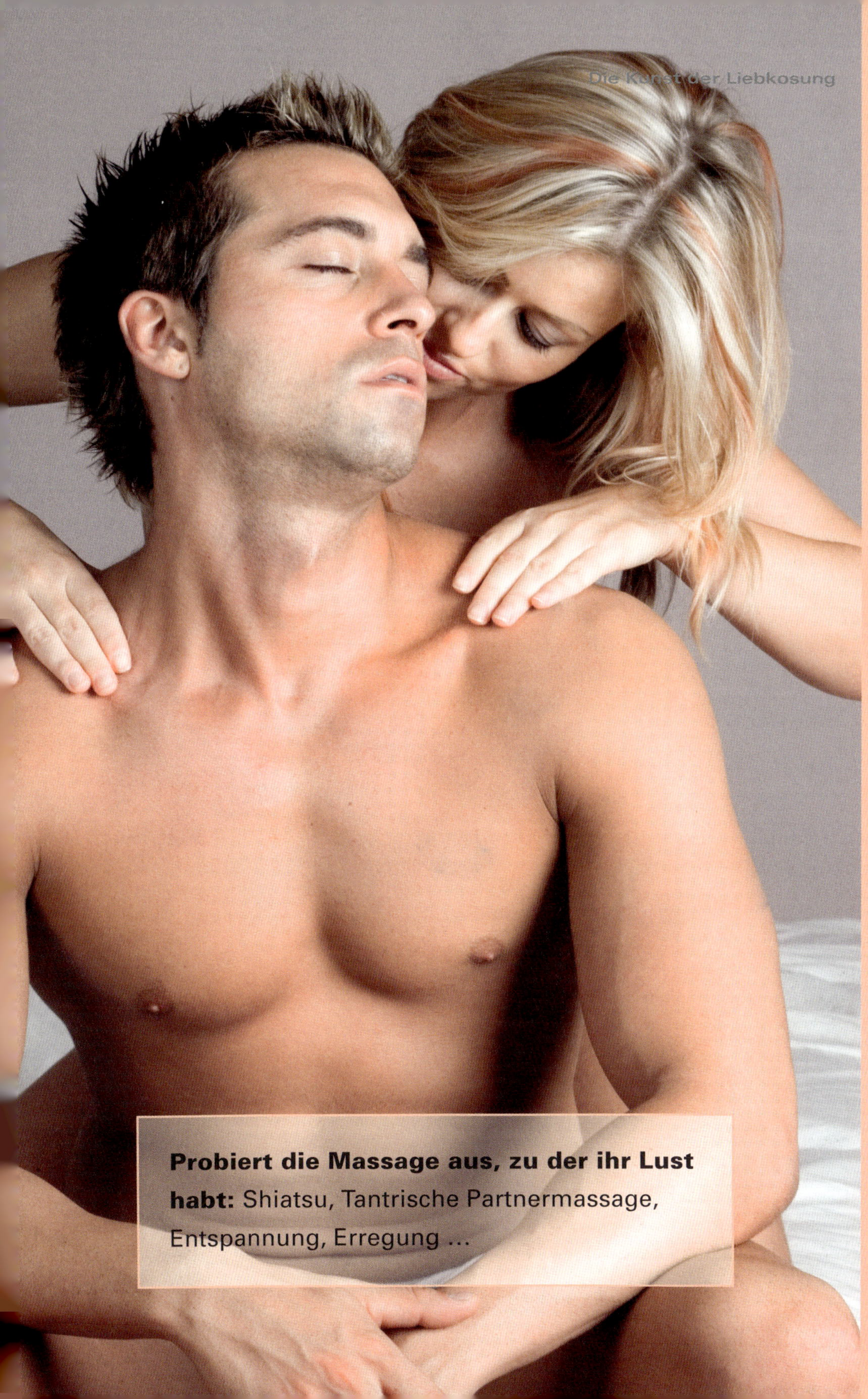

Probiert die Massage aus, zu der ihr Lust habt: Shiatsu, Tantrische Partnermassage, Entspannung, Erregung …

Stimulierende Massage

Noch einmal: Wer die Massage beherrscht, hat Macht in seinen Händen, denn er kann seinem Partner märchenhafte Lust verschaffen. Noch einmal: Nicht auf Techniken kommt es an, sondern auf Genuss. Es ist mehr wert, ein paar Griffe gut zu können, als viele schlecht auszuführen. Und: Eile ist ein schlechter Ratgeber. Es ist besser, in Ruhe zu sündigen als in Hast! Und hör auf den Körper deines Partners. Versuche nicht, um jeden Preis auszuführen, was du dir in den Kopf gesetzt hast.

Wir beginnen mit der »stimulierenden Massage«. Stelle dir vor, du hast supergroße Lust auf superguten Sex. Aber dein Partner nicht. Das kommt vor. Wenn du ihm deine Absichten unverhohlen mitteilst, kann es sein, dass er ablehnt. Du schlägst ihm deshalb besser vor, ihn zu massieren. Deine Hände werden dir den Weg zur Erfüllung deiner Wünsche bahnen.

»UNSCHULDIGE« FUSSMASSAGE

Eine »unschuldige« Fußmassage wirkt beim Mann stimulierend, weil sie positiv auf die Leber wirkt und dort den Blutzufluss auslöst, der für eine Erektion nötig ist. Halte einen Fuß mit beiden Händen und reibe Fußsohle und Zehen. Danach kommt der andere Fuß dran. Wichtig: Diese Massage muss energiegeladen durchgeführt werden!

GEMEINSMAM ZUM GIPFEL

Diese Massage garantiert beiden den Gipfel der Erregung. Erst ist die Frau passiv. Sie liegt entspannt auf dem Rücken. Der Mann lässt seine Hand sanft über die Vorderseite ihres Körpers gleiten, 15–20 Minuten lang. Seine Bewegungen sind sehr langsam und gehen dann noch langsamer zur Liebkosung ihrer Genitalien über.

> Zeige deinem Partner, wozu deine Hände fähig sind.
> **Eine gute, stimulierende Massage setzt das wilde Tier in ihm frei.**

Konzentriere dich auf die Zonen, die du berührst, und achte genau auf die Gefühle, die Berührung und Anblick dir verraten. Die Frau soll dabei nichts tun, nur bewusst wahrnehmen, was in ihrem Körper passiert.

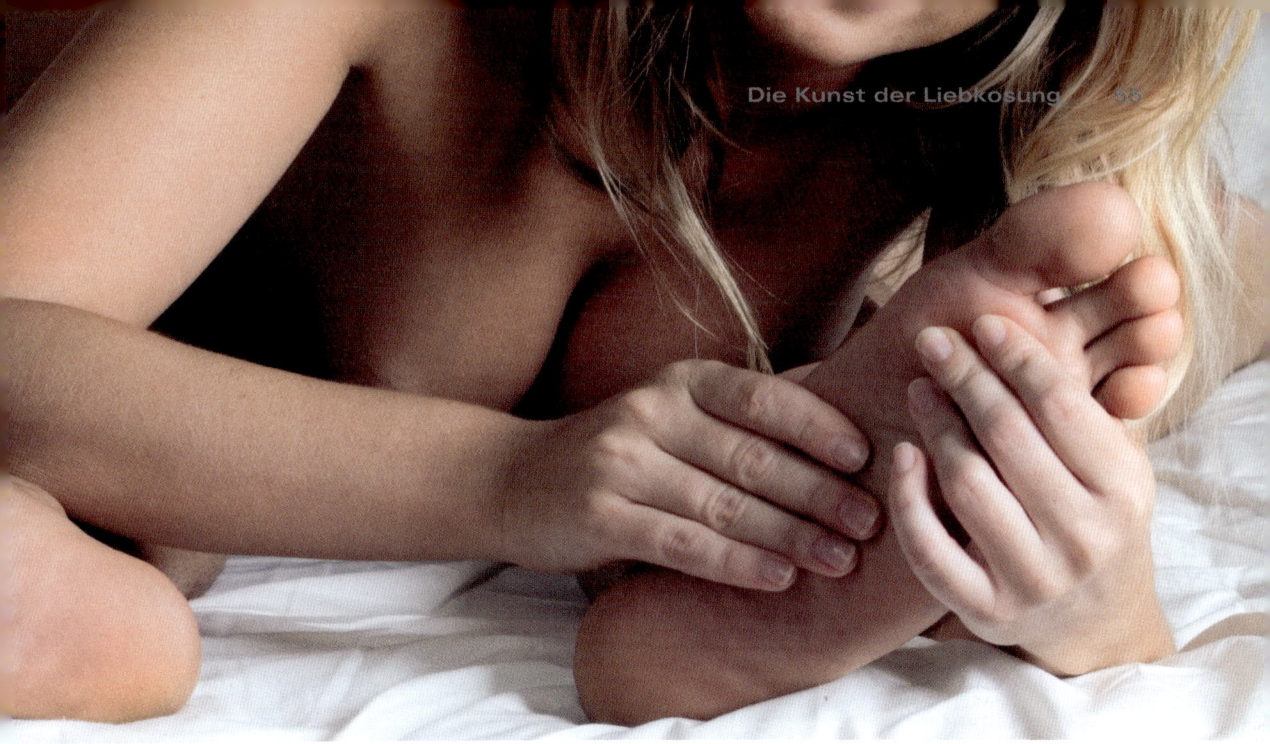

Sie bleibt passiv, hält die Augen geschlossen und rührt sich nicht. Sie darf weder reagieren noch sprechen, es sei denn, etwas stört sie. Sie konzentriert sich auf die Berührung. Wenn du merkst, dass sie sich verspannt, gib ihr einen Klaps auf den Schenkel, damit sie sich wieder löst. Du bist etwa 20 Minuten aktiv, dann tauscht ihr die Positionen. Jetzt wird sie aktiv, während du die passive Haltung übernimmst.

Der Mann liegt auf dem Rücken und entspannt sich minutenlang. Er streckt die Arme über den Kopf und verändert seine Haltung danach nach Möglichkeit nicht mehr. Die Frau streichelt 20 Minuten lang die Vorderseite seines Körpers, vor allem die Genitalien. Sie arbeitet mit Händen, Mund oder beidem. Er konzentriert sich auf die Berührung und seine Gefühle. Ob er eine Erektion hat, ist unwichtig. Und sie kann erforschen, wie sich sein Penis und der Hodensack anfühlen.

Der Mann soll seine Beckenbodenmuskeln während der Übung nicht anspannen und den Atem nicht anhalten, nur die Augen schließen und sich entspannt auf die Liebkosungen konzentrieren. Die Erregung wird seinen Körper überschwemmen. Wenn du merkst, dass der Mann sich anspannt, gib ihm ein Entspannungssignal, z. B. einen leichten Klaps auf den Schenkel.

Der Mann liegt auf dem Bauch. Du besuchst Rücken und Po, dann seinen Anus. Such die empfindlichen Zonen und drück sie fest, aber sanft. Stell dir vor, er wäre eine Uhr, dann läge die Zwölf dicht am Penis, und Zehn und Zwei sind gewöhnlich am empfindlichsten.

Erotische Massage aus China

Der Taoismus ist eine uralte chinesische Religion. Er schreibt der Sexualität fundamentale Bedeutung zu. Die sexuelle Energie, Ching Chi, ist Teil der Lebensenergie Qi und kann auf vielerlei Art aktiviert werden. Massagen tragen dazu bei, die Energiepunkte im Körper freizusetzen, damit die Energie fließt und im Orgasmus ihren Gipfel erreicht.

Erotische Massage aus China fördert die **Harmonie der Energieströme**. Zu ihnen gehört auch eure sexuelle Energie.

SAUERSTOFF FÜR DEN ORGANISMUS

Damit kannst du die Energie deiner Partnerin aktivieren, wenn sie müde ist. Im Taoismus heißt diese Massage »Öffnung des Sonnengeflechts«. Zupfe sanft an der Haut über den Rippen. Wenn ihr das wehtut, warte ein paar Minuten und wiederhole es mit mehr Zartgefühl. Ziehe die Haut sanft nach außen, etwa eine halbe Minute lang und das 10-mal. Du hilfst damit dem Organismus deiner Partnerin, Sauerstoff aufzunehmen.

ÖFFNUNG DES TAN TIEN

Ziehe die Haut an den Hüften sanft vom Körper ab und halte sie eine Minute lang fest. Damit verhilfst du dem »Zinnoberfeld« – es liegt unter dem Bauchnabel – zur Entspannung und deiner Partnerin zum Bewusstsein, nichts Verbotenes zu tun. Der Taoismus nennt diese Übung »Öffnung des Tan Tien«, das heißt des sexuellen Zentrums.

ENERGIE FÜR DIE GENITALIEN

Zwicke die Haut an den Schenkeln, dort, wo die Hüften anfangen, und dehne sie etwa eine Minute lang. Für den Taoismus ist das die Öffnung der »Pforte der Sterblichkeit«, für uns ein Beitrag zur Lenkung des Blutflusses und zur Steigerung der Energie in den Genitalien deiner Partnerin.

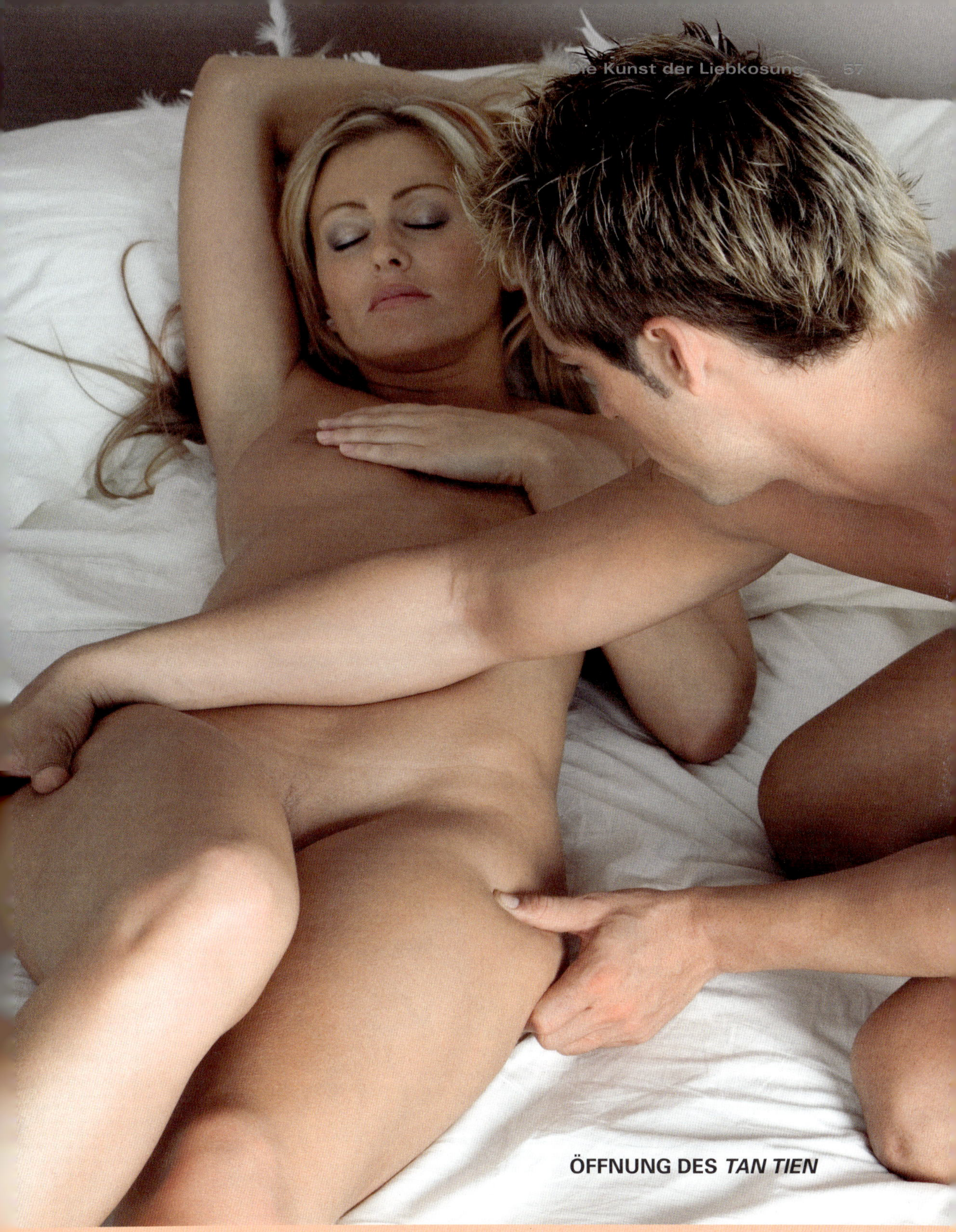

ÖFFNUNG DES *TAN TIEN*

DIE HINTERTÜR ZUM ROTEN PALAST

Deine Partnerin legt sich auf den Bauch. Lege deine Hände über die Hintertür zum Roten Palast, der sich zwischen den Schulterblättern befindet. In dieser Zone sammeln sich alle Spannungen des Alltags. Achte darauf, dass deine Finger zum Nacken deiner Partnerin zeigen. Du fühlst, wie deine Energie durch deine aufliegenden Hände in den Körper deiner Partnerin fließt.

ZUM BESSEREN EINVERNEHMEN

Deine Partnerin liegt auf dem Rücken. Deine Hände liegen auf ihrem Brustbein, die Finger zeigen zu den Füßen. Diese Massage erhöht das Vertrauen und das Einvernehmen zwischen den Partnern.

ENTSPANNUNG FÜR DAS ZWERCHFELL

Diese Massage wirkt entspannend auf das Zwerchfell und überträgt Energie auf das Nervensystem. Deine Hände liegen auf dem Oberbauch. Die Finger zeigen zu den Füßen. Das Auflegen der Hände muss eine Minute gehalten werden.

GEGEN ANSPANNUNG UND UM LUST ZU WECKEN

Reibe deine Hände eine halbe Minute, um sie zu wärmen. Dann fährst du die Mittelfinger beider Hände kreisförmig um den Nabel deiner Partnerin. Jeder Mittelfinger verfolgt eine andere Richtung und wenn sie sich begegnen, hebst du abwechselnd einen leicht an. Diese sinnliche Massage ist ein wunderbares Mittel, wenn eine Frau nervös und daher ohne sexuelles Verlangen ist.

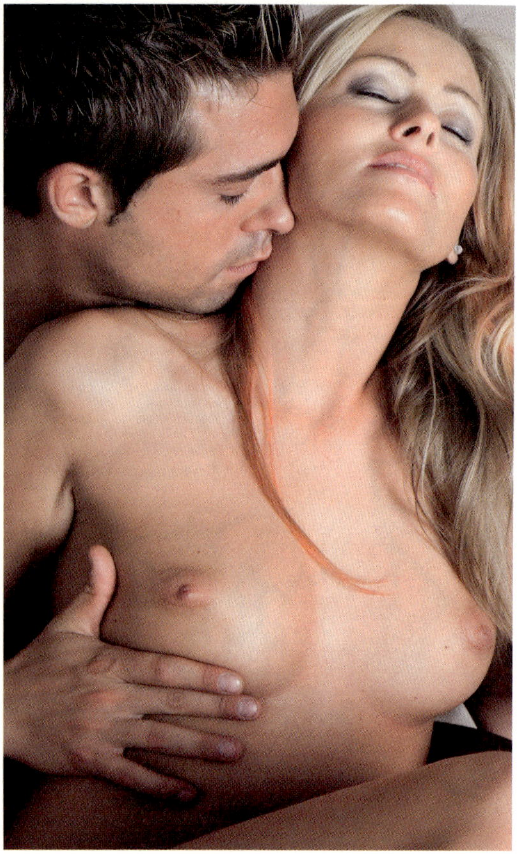

VERTRAUEN IN DEN PARTNER STÄRKEN

Reibe die Hände eine halbe Minute und lege sie deiner Liebsten auf den Unterbauch. Die Finger zeigen zu den Füßen. Fühle die Energie durch deine Hände in die Liebste strömen. Diese Massage ist ideal, um das Vertrauen in den Partner zu vertiefen.

CHINA-MASSAGE: DER GEBRAUCH DER HÄNDE

- **Perkussion.** Mache eine Faust und lass sie ohne Druck niederfallen. Erhöhe das Tempo. Die Vibrationen erhöhen damit den Energiefluss.

- **Reiben mit der Hand.** Strecke die Hand, lege sie auf die Region, die du behandeln willst, und übe mit den untersten Fingergliedern Druck aus. Hebe die Hand nicht an, lass sie nach Möglichkeit sanft über die Haut gleiten.

- **Reiben mit den Fingerkuppen.** Strecke die Finger, setze die Fingerkuppen auf die Region, die du behandeln willst, und lass sie mit einer gewissen Festigkeit über die Haut fahren.

- **Fingerdruck.** Setze den Mittelfinger auf die Region, die du behandeln willst, und den Zeigefinger der anderen Hand darauf. Der Mittelfinger soll langsam und fest über die Haut gleiten.

- **Pinzette.** Daumen und übrige Finger bilden eine Pinzette. Halte die vier Finger gut beisammen. Zupfe sanft die Haut der Zone, die du behandeln willst, und ziehe sie leicht in die Höhe. Zähle bis 20, während du sie lang ziehst. Wiederhole das 10-mal in jedem Bereich, den du massierst.

- **Handauflegen.** Strecke deine Hände und lege sie auf die Region, die du behandeln willst. Du musst nichts tun, nur fühlen, wie die Energie durch deine Hände in deinen Partner fließt.

- **Massage mit Fingernägeln.** Setze deine Fingernägel auf die Region, die du behandeln willst, und führe sie sanft vorwärts und rückwärts.

- **Kreismassage.** Setze deine Zeige- und Mittelfinger eng beieinander auf die Region, die du behandeln willst, und übe erst leichten, dann festeren Druck aus. Führe 10 Minuten lang über diesem Bereich Kreisbewegungen aus.

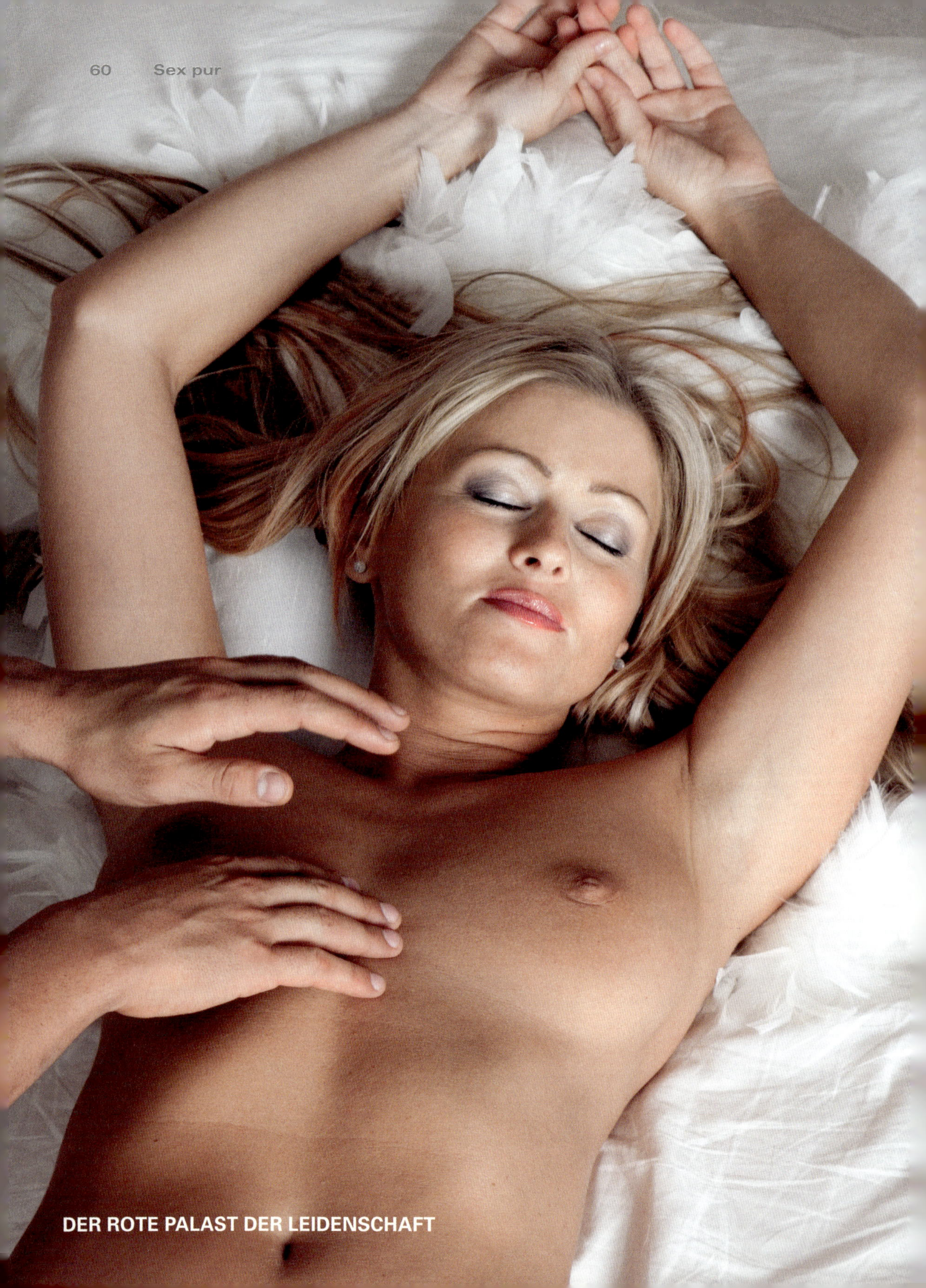

DER ROTE PALAST DER LEIDENSCHAFT

DER ROTE PALAST DER LEIDENSCHAFT

Deine Liebste legt sich auf den Rücken und streckt die Arme über den Kopf. Du führst eine rhythmische Perkussion auf ihrem Brustbein aus, 90 Sekunden lang. Dies ist der Vordereingang des Roten Palastes, und mit dieser Massage erhöhst du die sexuelle Leidenschaft deiner Liebsten.

GEGEN ANSPANNUNG BEIM SEX

Diese Technik empfiehlt sich für alle, die zu angespannt für Sex sind. Reibe die Hände 30 Sekunden lang und lege sie aufs Brustbein, die Finger zeigen nach unten. Streichle fest und lass die Hände abwärts gleiten.

Wenn du beim Bauchnabel anlangst, führst du die Hände auseinander und zu den Hüften. Danach lass sie, ohne sie anzuheben, über die Rippen gleiten, vorbei an den Achselhöhlen und zurück zum Ausgangspunkt, dem Brustbein. Wiederhole diesen Vorgang 10-mal.

ENERGIEWELLEN

Nimm die Hand deiner Partnerin so, dass die Handfläche nach oben zeigt. Dann massierst du mit den Fingernägeln, die du von der Handfläche bis zu den Achselhöhlen gleiten lässt, die Innenseite des Armes entlang. Auf dem Rückweg geht es an der Außenseite des Armes entlang bis zum Handgelenk. Diesen Vorgang wiederholst du fünf Mal an jedem Arm. Das leichte Kitzeln der Arme sorgt für die Stimulierung des Blutflusses und erzeugt Energiewellen bei deiner Partnerin.

RUHE NACH DEM STURM

Ideal nach besonders heftigem Sex. Setze deinen Daumen in die Achselhöhle deiner Partnerin und die übrigen Finger auf ihre Brustmuskeln. Führe mit leichtem Druck Kreisbewegungen in der Achselhöhle sowie mit den übrigen Fingern auf den Brustmuskeln aus. Vorsicht, nicht kitzeln! Schließlich sollt ihr euch entspannen und keinen Lachanfall bekommen.

> Wenn deine Partnerin dir keine Gelegenheit zur Massage gibt, sage ihr, du willst ihr an der **Hintertür ihres Roten Palastes** Energie schenken. Wetten, sie hat Lust dazu?

DIE STIMMUNG HEBEN

Diese Massage kann den Vordereingang des Roten Palastes öffnen und wirkt prima, wenn deine Partnerin schlecht gelaunt ist. Sie kann z. B. nach einem Streit den bösen Nachgeschmack nehmen. Zeige- und Mittelfinger jeder Hand arbeiten zusammen. Setze die Fingerspitzen so auf das Brustbein, dass zwischen den Fingern der rechten und linken Hand ein paar Zentimeter liegen, und führe mit ihnen reibende Kreisbewegungen aus.

DIE ENERGIE LENKEN

Deine Partnerin legt sich auf den Bauch. Du kniest am Kopfende, den Blick zu ihren Füßen gerichtet. Mit den Fingernägeln massierst Du vom Nacken aus nach unten auf beiden Seiten der Wirbelsäule.

Führe die Massage weiter nach unten zum Po, bis du zum Perineum kommst, das zwischen Anus und Genitalien liegt. Wenn du es erreichst, drücke es 30 Sekunden lang leicht mit dem Mittelfinger. Dann machst du dich auf den Rückweg zum Po und weiter zu den Hüften und wanderst am Rumpf entlang zu den Schultern.

Diese angenehme Massage erhöht den Energiefluss deiner Partnerin in allen Körperregionen, die du berührst.

KITZELN, UM DAS VERLANGEN ZU WECKEN

Deine Partnerin liegt auf dem Rücken, die Beine leicht gespreizt. Du umfasst ihre Knöchel für 30 Sekunden und führst dann eine Fingernagelmassage aus, die von den Waden ausgeht.

Mit einer Hand hältst du den Knöchel und hebst das Bein an, während du mit der anderen massierst. Wenn du auf der Höhe der Knie bist, mache auf der Innenseite des Beines bis zur Leistenbeuge weiter und gehe schließlich auf der Außenseite wieder herab. Wiederhole diesen Vorgang fünf Mal.

Diese Massage sorgt für ein angenehmes Kribbeln, das die Erregung erhöht und den Energiefluss und die Empfindlichkeit in den Beinen erhöht. Wenn das Kitzeln deine Partnerin stört, kannst du die Massage auch mit den Fingerkuppen ausführen.

> Der Taoismus geht davon aus, dass im Orgasmus die Körperenergie Qi freigesetzt wird. **Wer Liebe macht, speichert große Mengen Qi.**

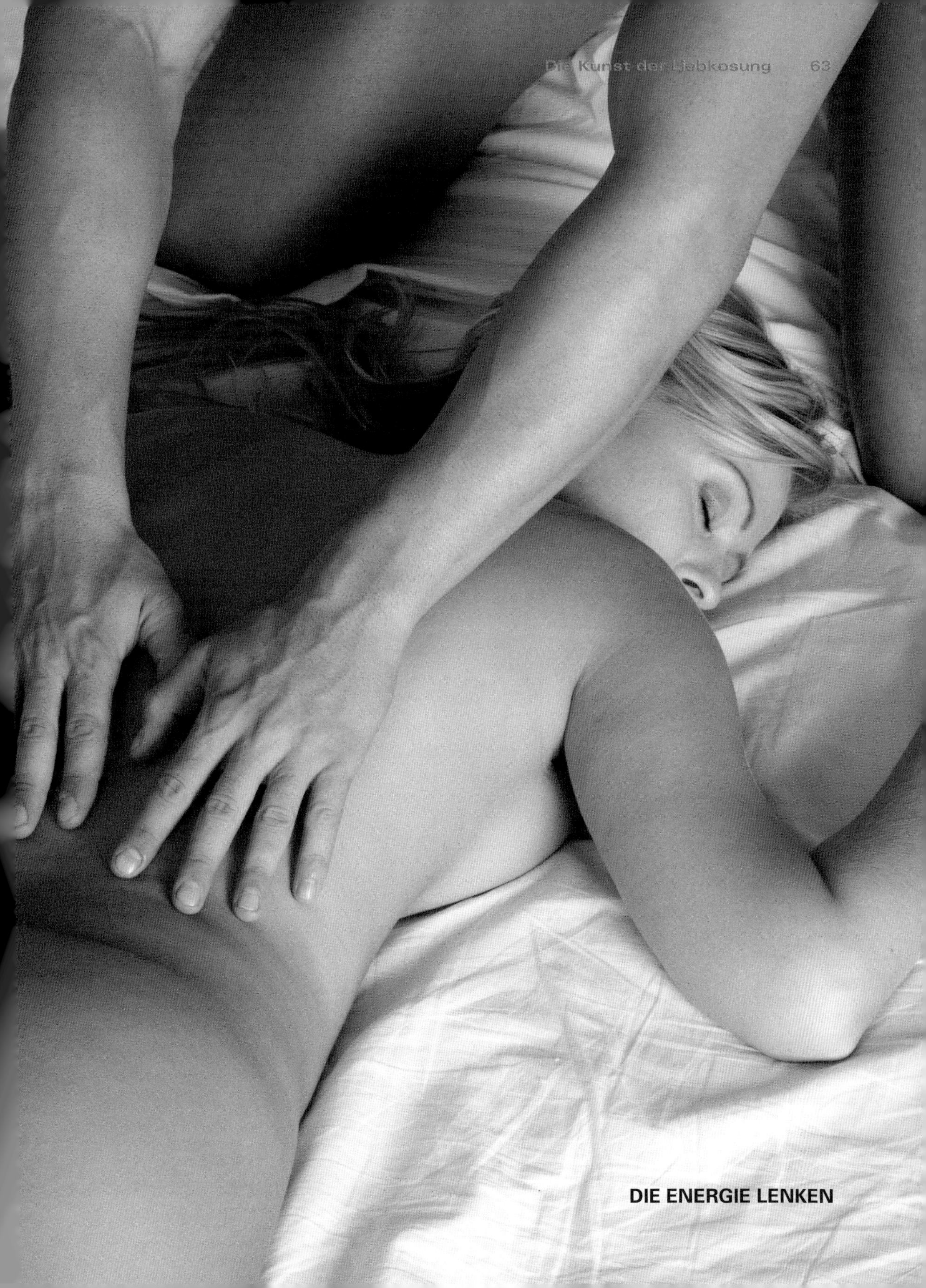

DIE ENERGIE LENKEN

Tantrische Partnermassage

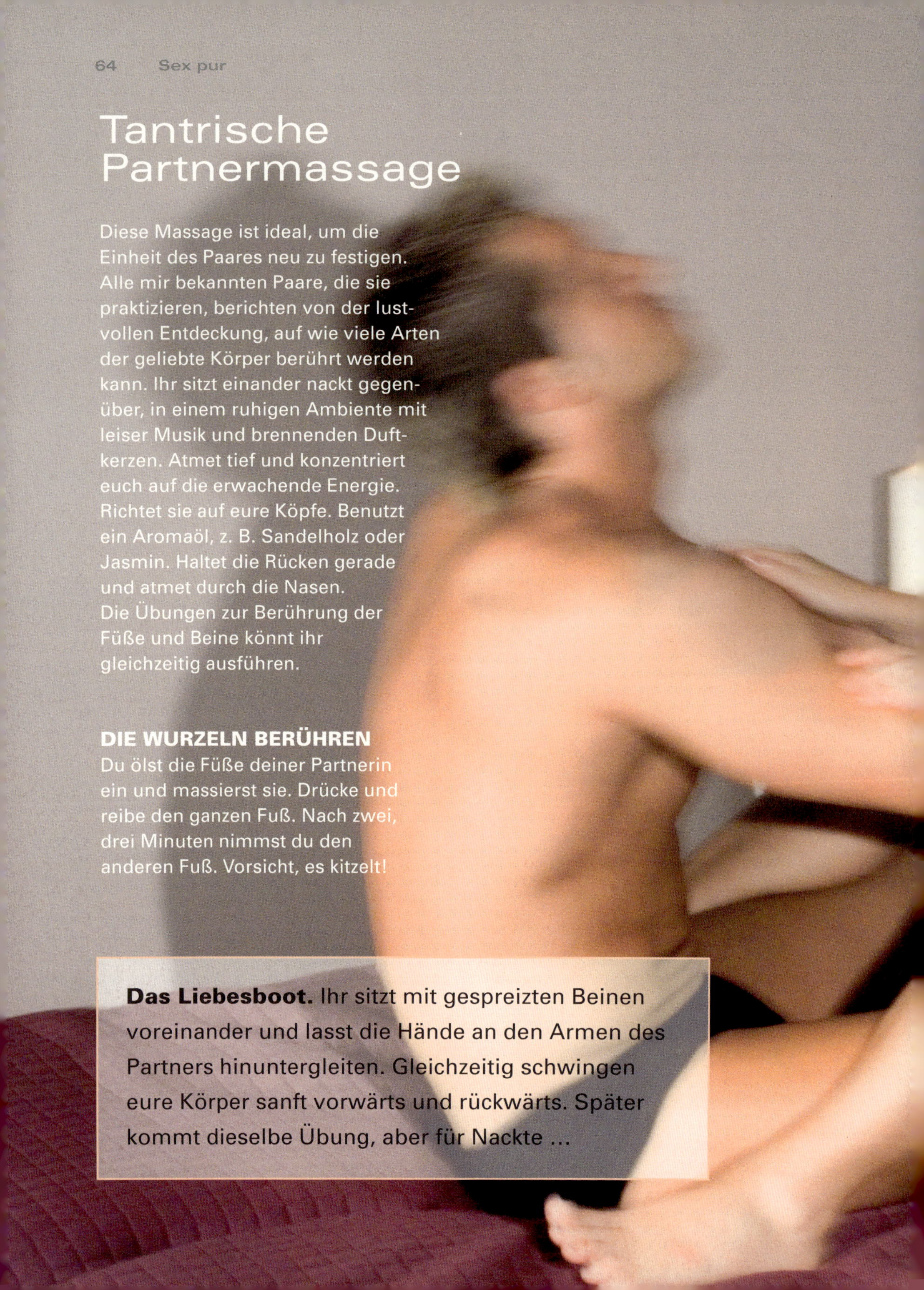

Diese Massage ist ideal, um die Einheit des Paares neu zu festigen. Alle mir bekannten Paare, die sie praktizieren, berichten von der lustvollen Entdeckung, auf wie viele Arten der geliebte Körper berührt werden kann. Ihr sitzt einander nackt gegenüber, in einem ruhigen Ambiente mit leiser Musik und brennenden Duftkerzen. Atmet tief und konzentriert euch auf die erwachende Energie. Richtet sie auf eure Köpfe. Benutzt ein Aromaöl, z. B. Sandelholz oder Jasmin. Haltet die Rücken gerade und atmet durch die Nasen.
Die Übungen zur Berührung der Füße und Beine könnt ihr gleichzeitig ausführen.

DIE WURZELN BERÜHREN

Du ölst die Füße deiner Partnerin ein und massierst sie. Drücke und reibe den ganzen Fuß. Nach zwei, drei Minuten nimmst du den anderen Fuß. Vorsicht, es kitzelt!

Das Liebesboot. Ihr sitzt mit gespreizten Beinen voreinander und lasst die Hände an den Armen des Partners hinuntergleiten. Gleichzeitig schwingen eure Körper sanft vorwärts und rückwärts. Später kommt dieselbe Übung, aber für Nackte ...

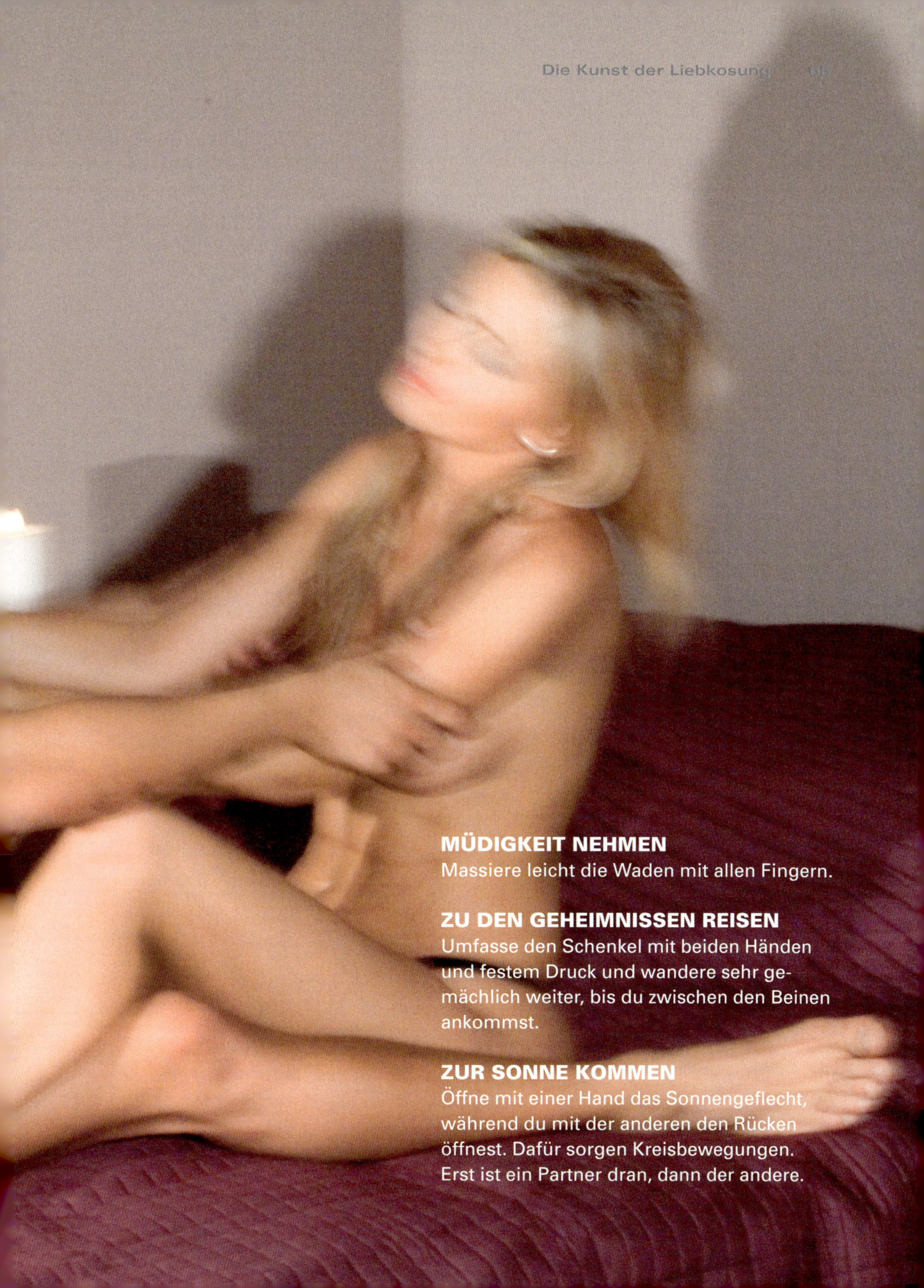

MÜDIGKEIT NEHMEN
Massiere leicht die Waden mit allen Fingern.

ZU DEN GEHEIMNISSEN REISEN
Umfasse den Schenkel mit beiden Händen und festem Druck und wandere sehr gemächlich weiter, bis du zwischen den Beinen ankommst.

ZUR SONNE KOMMEN
Öffne mit einer Hand das Sonnengeflecht, während du mit der anderen den Rücken öffnest. Dafür sorgen Kreisbewegungen. Erst ist ein Partner dran, dann der andere.

DIE TEMPELPFORTE ÖFFNEN

Mit der gleichen Technik wie eben wird die Hand jetzt auf den Bereich direkt unter dem Hals gelegt.

DEN PARTNER GEWÄHREN LASSEN

Ein Partner entspannt seinen Arm völlig, während der andere ihn massiert. Wiederholt das bei dem anderen Arm und tauscht dann die Rollen.

DIE FLÜGEL AUSBREITEN

Die Partner umarmen sich und kneten einander mit beiden Händen den oberen Rückenbereich, von den Schulterblättern bis zum Nacken.

SCHWEBEN

Ein Partner liegt auf dem Rücken, die entspannten Beine leicht gespreizt. Sein Körper scheint zu schweben, der Kopf wird nicht angehoben. Um ihn von Stress und Spannung zu befreien, massiert der andere Partner ihm mit beiden Händen den Kopf.

DIE WELLE DER LUST

Diese Übung ist ideal, um Hast und Druck hinter sich zu lassen. Lege beide Hände unter den Nabel und lass sie zum Sonnengeflecht gleiten, dann zu den Schultern. Danach massierst du die Arme hinab bis zu den Händen. Die Übung gleicht dem Wellengang des Meeres, wenn ihr ihren Rhythmus eurer Atmung anpasst.

DER TANZ VON SHIVA UND SHAKTI

Der liegende Partner legt seine Hände über den Kopf und lässt seine linke Seite massieren, von den Knöcheln bis zum Becken und dann Arm und Hand. Dieser Vorgang wiederholt sich auf jeder Seite drei Mal. Je langsamer die Massage, desto stärker das unterdrückte Verlangen.

DER KUSS DER CHAKRAS

Ihr sitzt Rücken an Rücken, stützt euch aufeinander und schaukelt sacht, um die aufreizende Wärme der Wirbelsäulenregion zu fühlen. Ihr werdet euch wundern, wie erregend diese Übung sein kann.

ENTSPANNUNG ZUM ABSCHLUSS

Zum Abschluss liegt das Paar in einem imaginären Kreis, die Köpfe einander gegenüber auf der Kreislinie, die Beine gespreizt in der Mitte, ihre Beine auf seinen, mit gefassten Händen, durch die die Energie übergeht. Atmet langsam und denkt an all die Lust, die ihr miteinander geteilt habt.

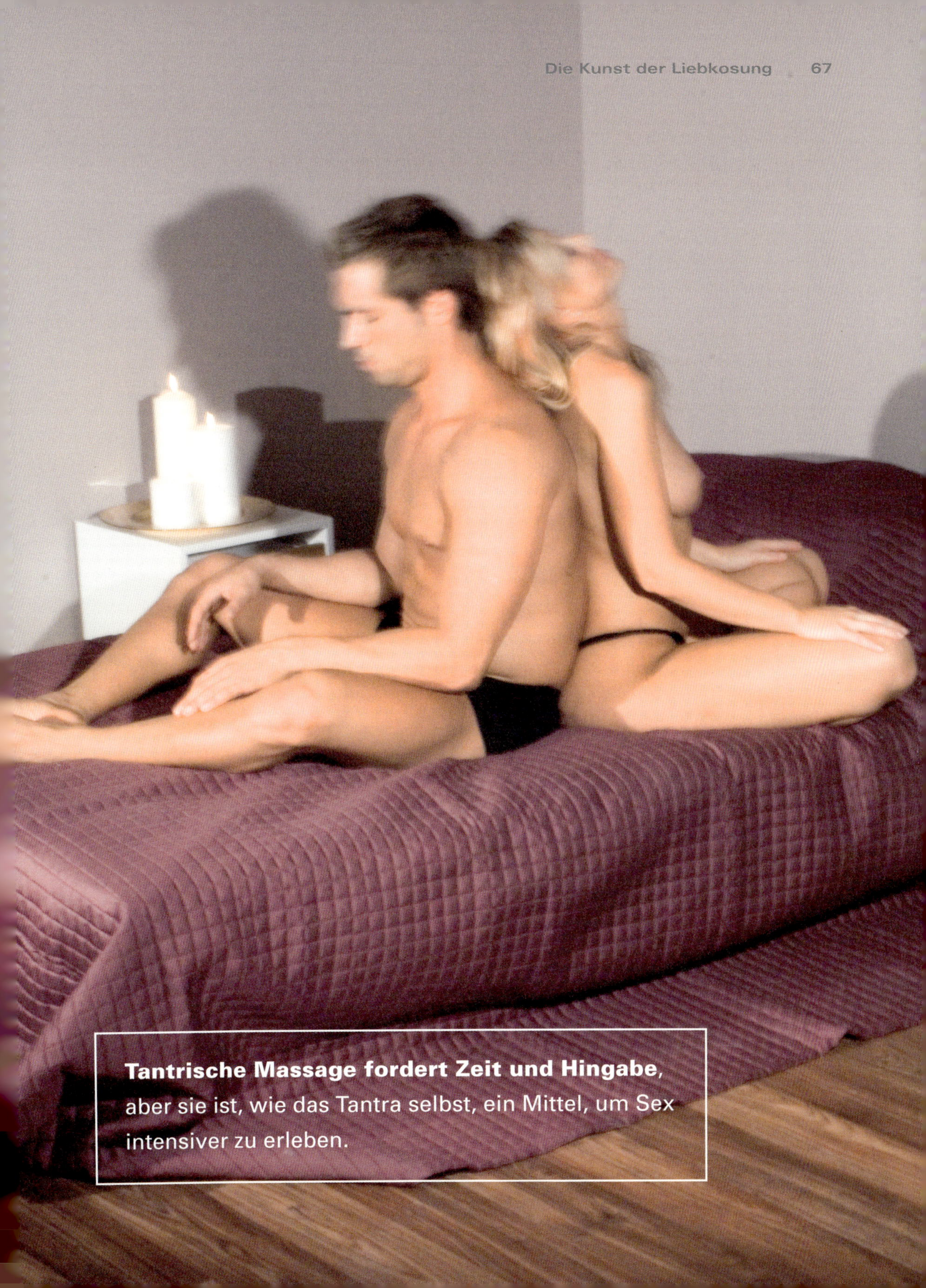

Tantrische Massage fordert Zeit und Hingabe, aber sie ist, wie das Tantra selbst, ein Mittel, um Sex intensiver zu erleben.

Ein paar Extratricks

Zuletzt noch ein paar Extratricks, die sehr wirksam sind, um bestimmte Erregungszonen schnell zu aktivieren. Sie wirken einfach und sicher und sind ideal, wenn ihre Anwendung der inneren Verfassung deiner Partnerin entspricht. Suche eine passende Musik aus und … massiere drauflos.

DIE BESTIE ZÄHMEN

Setze die Handflächen auf die Schultern und führe kreisförmige Bewegungen aus. Beide Hände arbeiten sich gleichzeitig vom oberen Teil der Wirbelsäule den Rücken entlang, bis sie beim Po ankommen.

STRESS ABBAUEN

Deine Massage beginnt auf dem Po. Die Finger zeigen nach oben. Du stützt deine Hände auf ihrem Körper ab, ohne ihn mit deinem ganzen Gewicht zu belasten, und lässt sie die Wirbelsäule entlang nach oben wandern. Gehe zu wellenförmigen Bewegungen und Berührungen mit den Daumen über.

BATTERIEN AUFLADEN

Auch hier wandern beide Hände kreisförmig und reibend über die Haut, aber dicht zusammen und in unterschiedliche Richtungen. Diese Massage ist sehr schnell, aktiviert die Körperzonen und hilft gegen Müdigkeit.

TOTAL ENTSPANNEN

Hier geht es um Po und Schenkel sowie um Schultern und Nacken. Daumen und andere Finger nehmen hoch, was sie fassen können, drücken und lassen wieder los. Leichtes Kneten lockert die Haut und die obere Muskulatur. Tiefer liegende Muskeln erreicht nur eine festere Massage, vor der aber die entsprechende Körperregion mit anderen Berührungen aufgewärmt werden muss.

SPANNUNG NEHMEN

Beide Daumen drücken abwechselnd auf den unteren Teil des Rückens, fest und kurz. Bearbeite erst die rechte Körperhälfte bis zu den Schultern, danach die linke. Der Druck – ob statisch oder als kreisende Bewegung – entkrampft die Spannungspunkte.

EIN WUNDERBARER SCHLUSSPUNKT

So lässt sich jede Massage beenden oder durch eine Ruhepause unterbrechen. Lass deine Hand so sanft wie möglich von den Schultern bis zum Po über den Rücken gleiten. Du machst es richtig, wenn deine Partnerin eine Gänsehaut bekommt. Massiere mit beiden Händen abwechselnd.

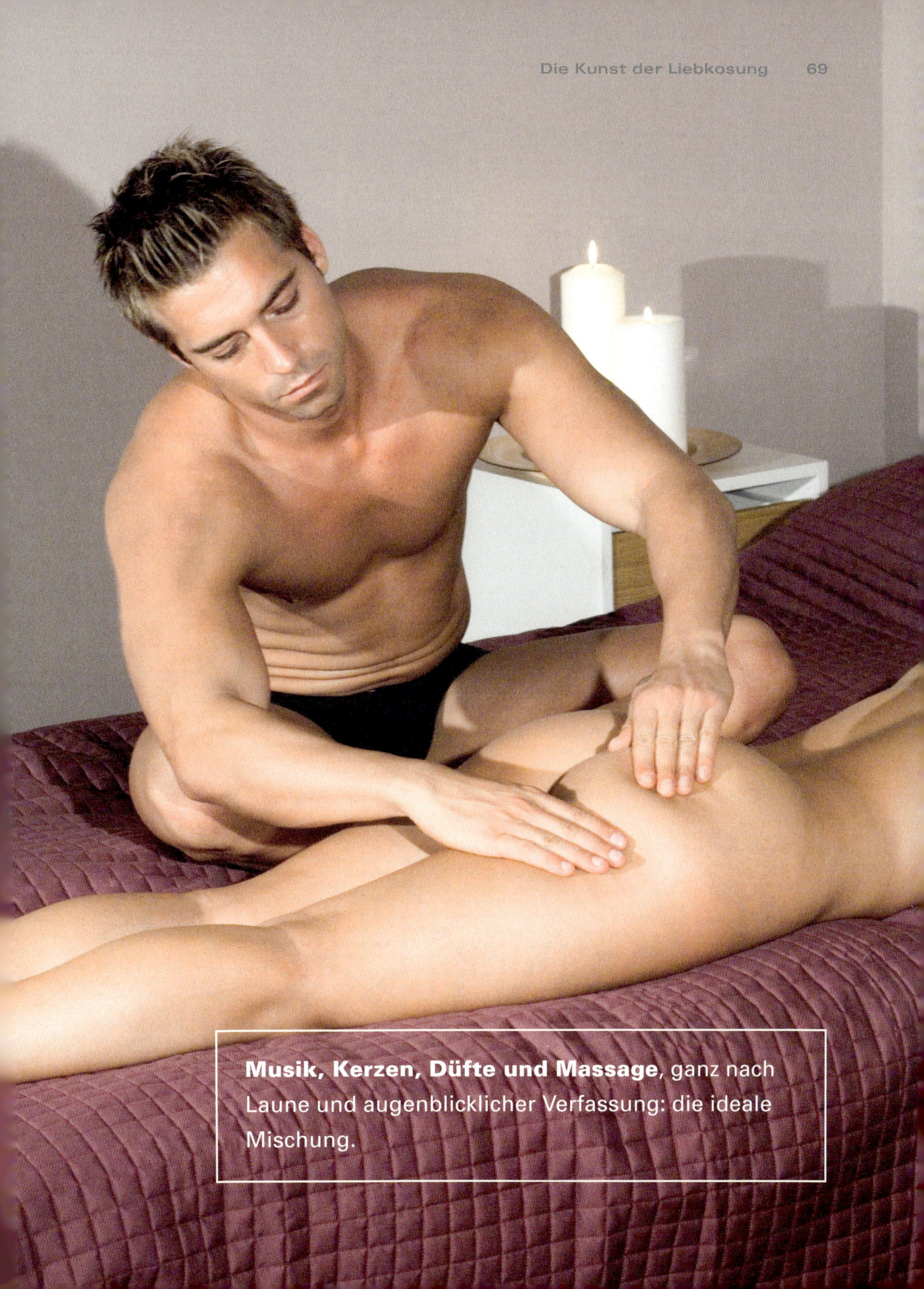

Musik, Kerzen, Düfte und Massage, ganz nach Laune und augenblicklicher Verfassung: die ideale Mischung.

Spiele, Fantasien, verrückte Ideen

Vielleicht denkt ihr, ihr habt schon alles ausprobiert ... Aber eure gemeinsame Experimentierfreude kann aus Sex eine unerschöpfliche Quelle neuer, aufregender Erfahrungen machen. Geht ohne Scheu daran, eure Kreativität für eure Lust einzusetzen.

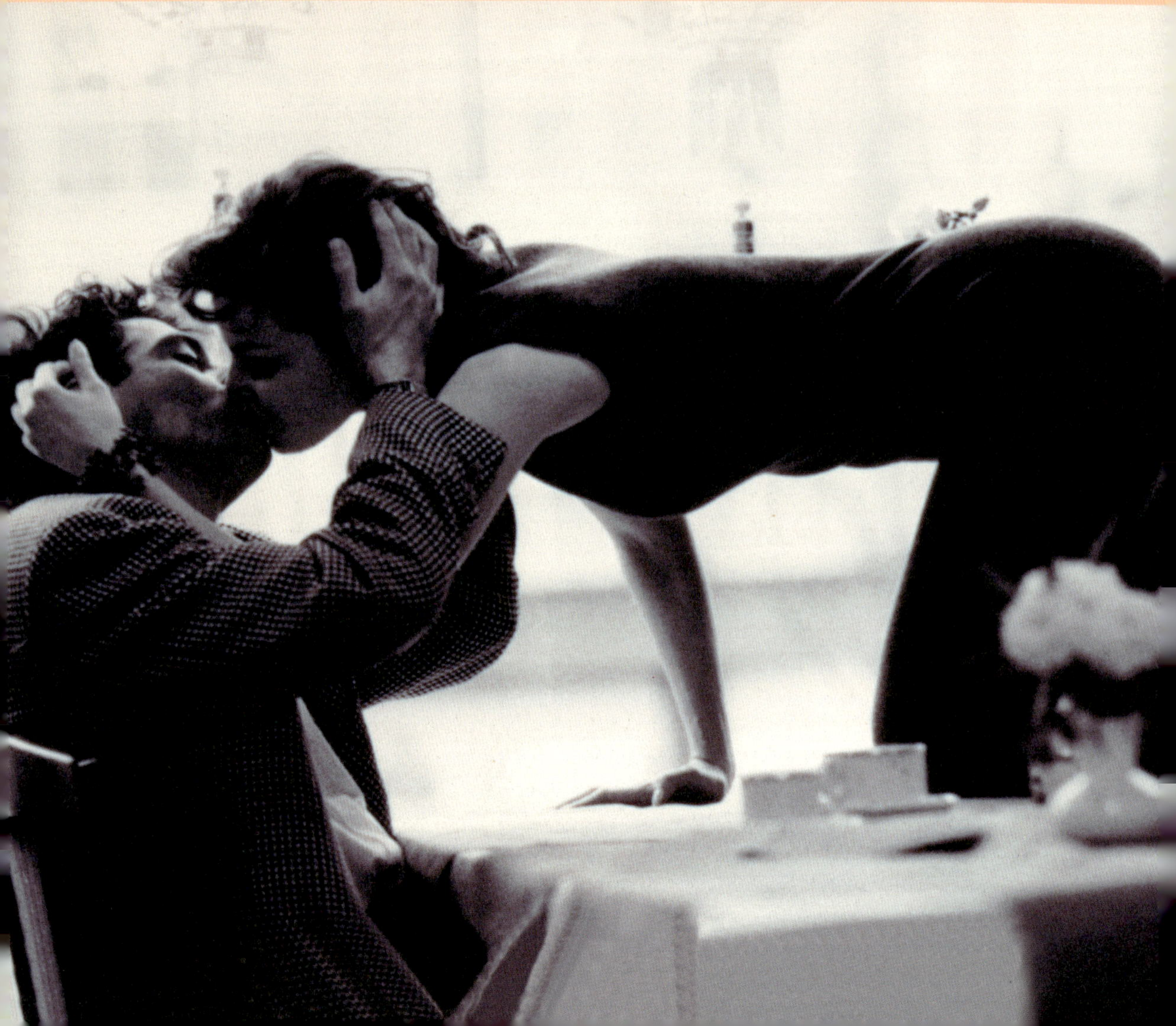

Aufregende Tischspiele

Der Esstisch ist nicht allein zum Essen da oder um die scheußliche Vase auszustellen, die die Schwiegereltern euch geschenkt haben. Fühlst du nicht manchmal den Impuls, ihn mit einem Handstreich abzuräumen und deine Partnerin darauf zu legen, mit tierischer Wildheit? Ja, so ein simpler Tisch eröffnet eine Welt von erotischen und sexuellen Möglichkeiten.

Strip-Poker ist ein Klassiker, aber immer noch sehr wirksam, wenn es um die Gestaltung eines erotischen Festes geht. Sicher wünscht euer Körper bei so manchem Blatt, Verlierer zu sein. Dann darf er z. B. dem Partner eine erstklassige Fellatio oder einen Cunnilingus bieten.

Eins der besten Tischspiele:
Das Flaschendrehen. Ihr lasst eine Flasche auf dem Tisch kreisen, und jeder, auf den sie zeigt, muss ein Pfand geben, einen Kuss oder eine Liebkosung der Genitalien des Partners. Die frechere Variante: Dasselbe mit Oralsex. Die ganz schlimme Variante: Mit mehreren Personen.

Die unschuldige Hand. In einer hübschen Schachtel sammelt ihr Zettel mit euren Fantasien oder Ideen aus erotischer Literatur. Alles ist erlaubt: Rollenspiele, unglaubliche Sexstellungen, Unterwerfungsspiele, spezielle Liebkosungen …

Wildes Tischspiel. Ihr treibt es auf dem Tisch. Sie liegt auf dem Rücken. Er muss seine Kraft zurückhalten, um eine sanfte Penetration zu erreichen.

Erotisches Tischspiel zu zweit. Es gibt viele Möglichkeiten, z. B. das Paarspiel. Ihr müsst Fragen beantworten, sobald ihr auf bestimmte Spielfelder kommt. Wenn ihr euch irrt, ist eine erotische Prüfung fällig. Oder der Liebespakt, ein Rollenspiel. Die Partnerin darf erotische Abenteuer erleben, eine Stunde lang oder einen Tag oder ein Wochenende. Oder Love Tubes Tarzan and Jane mit gewagten erotischen Prüfungen und Vorschlägen. Diese und andere Spiele findet ihr im Internet u. a. unter www.redbody.net und www.sweetnessstore.de.

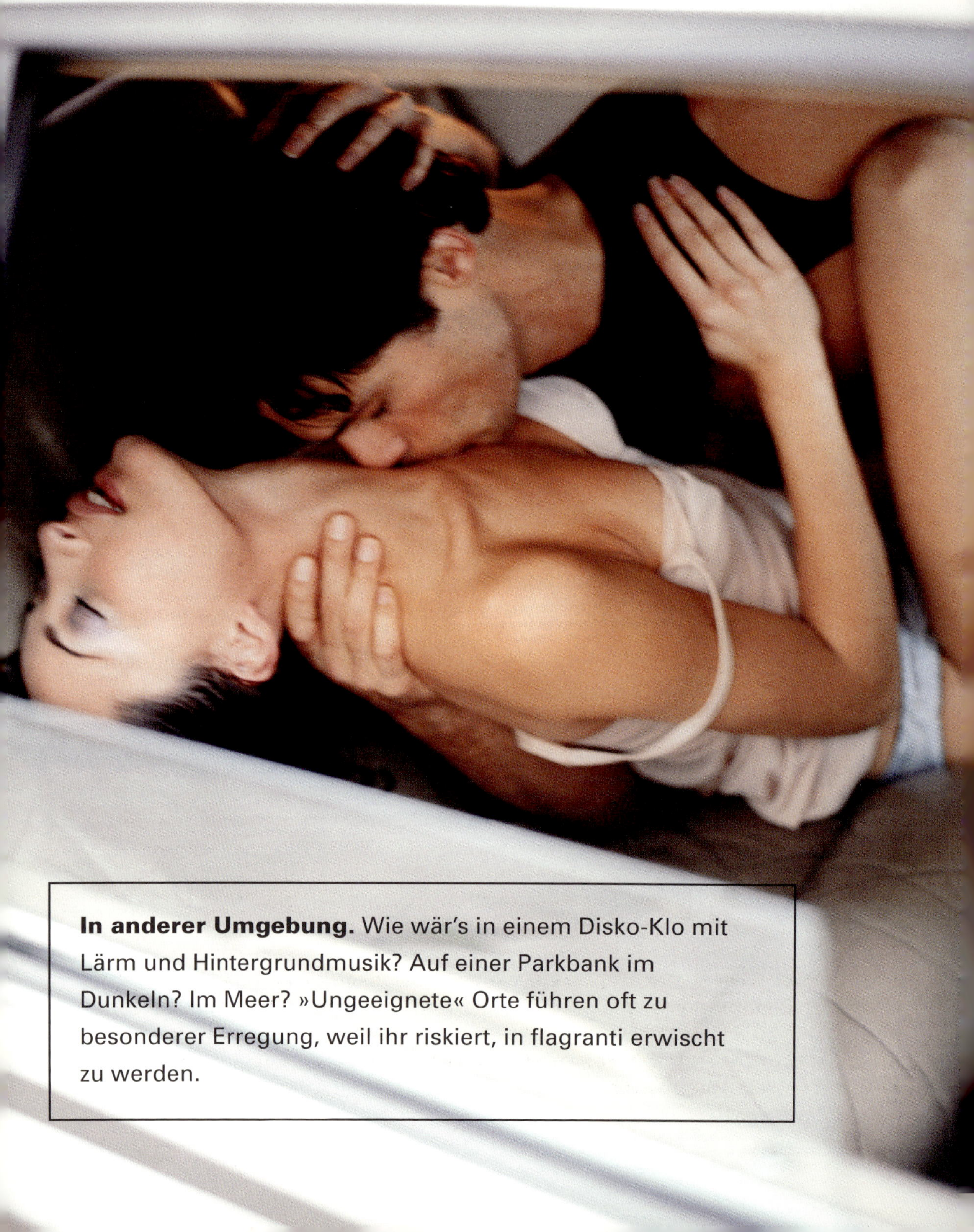

In anderer Umgebung. Wie wär's in einem Disko-Klo mit Lärm und Hintergrundmusik? Auf einer Parkbank im Dunkeln? Im Meer? »Ungeeignete« Orte führen oft zu besonderer Erregung, weil ihr riskiert, in flagranti erwischt zu werden.

Wenn das Bett zum Schlafen da ist

... und ab und zu für die Liebe: Ist dir nie durch den Kopf gefahren, während du voll dabei warst: »Jetzt machen wir es schon wieder im Bett?« Dieser psychologische Mechanismus ist wirklich merkwürdig: Da kommt ein Paar auf 180, während es die Wäsche in die Maschine steckt und dann geht es ins Bett, um Liebe zu machen. Warum nicht gleich auf der Waschmaschine, mit dem Schleudergang als letztem Höhepunkt?

Entdeckungen im Haus. Du wirst dich wundern, wie viele Winkel im Haus sich für die Liebe eignen: Waschmaschine, Couch, Dusche ... der Balkon im Morgengrauen, bevor die Nachbarn wach werden; das Bügelzimmer als rückwärtige Überraschung, während deine Partnerin einige Hosen bügelt; im Flur gleich auf dem Boden oder stehend an die Wand gelehnt ... Es gibt unzählige Möglichkeiten, und glückliche Besitzer von Garten, Keller und Garage haben noch mehr...

Im Auto. Vielleicht sind deine ersten Knutschereien auf dem Autorücksitz schon eine Weile her. Du solltest sie wieder ausprobieren, wenigstens einmal. Manchmal wirkt es besonders erregend, auf der Fahrt zu einem Fest zu parken und das Unterhaltungsprogramm jetzt schon zu beginnen. Beim Start bringt ihr euch durch Gespräche und Musik in Fahrt. Auch wenn Eile und guter Sex im Allgemeinen nicht harmonieren, arbeitet die zeitliche Begrenzung hier zu euren Gunsten.

Nimm mich mit rein. Ihr zwängt euch in eine Kaufhaus-Umkleidekabine. Vielleicht reicht's nicht für eine volle Nummer, aber Küsse, Schmusen und Oralsex kann euch niemand nehmen. Kauft aber wenigstens ein paar Socken.

Bei den Schwiegereltern, wenn alle sich zum Familientreffen zusammenfinden. Das ist ein besonders schädliches Umfeld für euch, die ihr gern anderswo wärt. Deine Partnerin sagt in der Runde, sie möchte die Comics sehen, die du früher gelesen hast. Dadurch habt ihr 15 Minuten. Das reicht, denn Verlangen und Nervosität beschleunigen alles.

Die Universität hat Räume, in denen jeder aus- und eingeht und die fast nie abgeschlossen werden, auch wenn nichts los ist. Geht in die Universität, an der einer von euch studiert hat und treibt es in einem leeren Hörsaal. Wenn euch jemand erwischt, grüßt ihr höflich (schließlich habt ihr gute Manieren) und wandert in aller Ruhe davon.

Sprudelndes Vergnügen

Das Bad kann ein besonders erotischer, romantischer Ort sein. Sorgt für ein edles Ambiente mit Kerzen, Blumen, Früchten und viel Schaum. Oder für eine Unzahl Seifenstücke als Spielsteine. Ihr könnt viel tun, um aus eurem Badezimmer einen besonderen Ort zu machen.

SOLL ICH DICH EINSEIFEN, LIEBLING?

Deine Partnerin duscht in aller Ruhe, ohne auf Überraschungen gefasst zu sein. Nach einigen Minuten unter dem Wasserstrahl kommst du ungefragt hinzu, um sie am ganzen Körper einzuseifen.

WASSERMASSAGE

Duschgel schenkt der Haut neue Gefühlserlebnisse. Nichts kann erotischer sein, als freigebiges, gegenseitiges Einschäumen eurer Körper und die Bewegungen, mit denen ihr einander berührt. Seife lässt die Finger sanfter gleiten und erhöht das Fingerspitzengefühl. Fantastisch!

FUSSLUST

Seife verhilft euch zu einer unvergesslichen Fußmassage. Untersucht alle Details, massiert, reibt und löst die Spannungen der Fußsohle mit Zeigefinger oder Fingerknöcheln. Es lohnt sich, die Zehen einzeln vorzunehmen. Fahrt mit den Händen über die Füße nach oben. Wenn der Fuß schön entspannt und sauber ist, könnt ihr an den Zehen lutschen, das wirkt sehr sinnlich und ist eine tolle Erfahrung.

WILDER SEX IM BADEZIMMER

Wenn ihr euch eingeseift und gestreichelt habt, kann die Frau den Mann provozieren, indem sie ihm den Rücken zuwendet. Sein seifiges Glied spielt mit ihren Pobacken und mit dem unteren Teil ihres Rückens und versteckt sich zwischen ihren Beinen, ohne dass es zur Penetration kommt.
Wenn eure Hitze steigt, wollt ihr die Seife loswerden und euch gehen lassen, während die Strahlen der Dusche über eure erregten Körper strömen. Die Penetration erfolgt am besten so, dass die Frau sich stehend mit ausgestreckten Armen an die Wand lehnt und der Mann hinter ihr ist.

IN LUST VERSINKEN

Ihr sitzt einander an den Enden der Wanne gegenüber und lasst eure Füße mit den Genitalien des Partners spielen.
Ein Bad mit natürlichen Duftstoffen ist eine gute, wirksame Abkühlung nach ausgedehntem Sex mit der Partnerin.

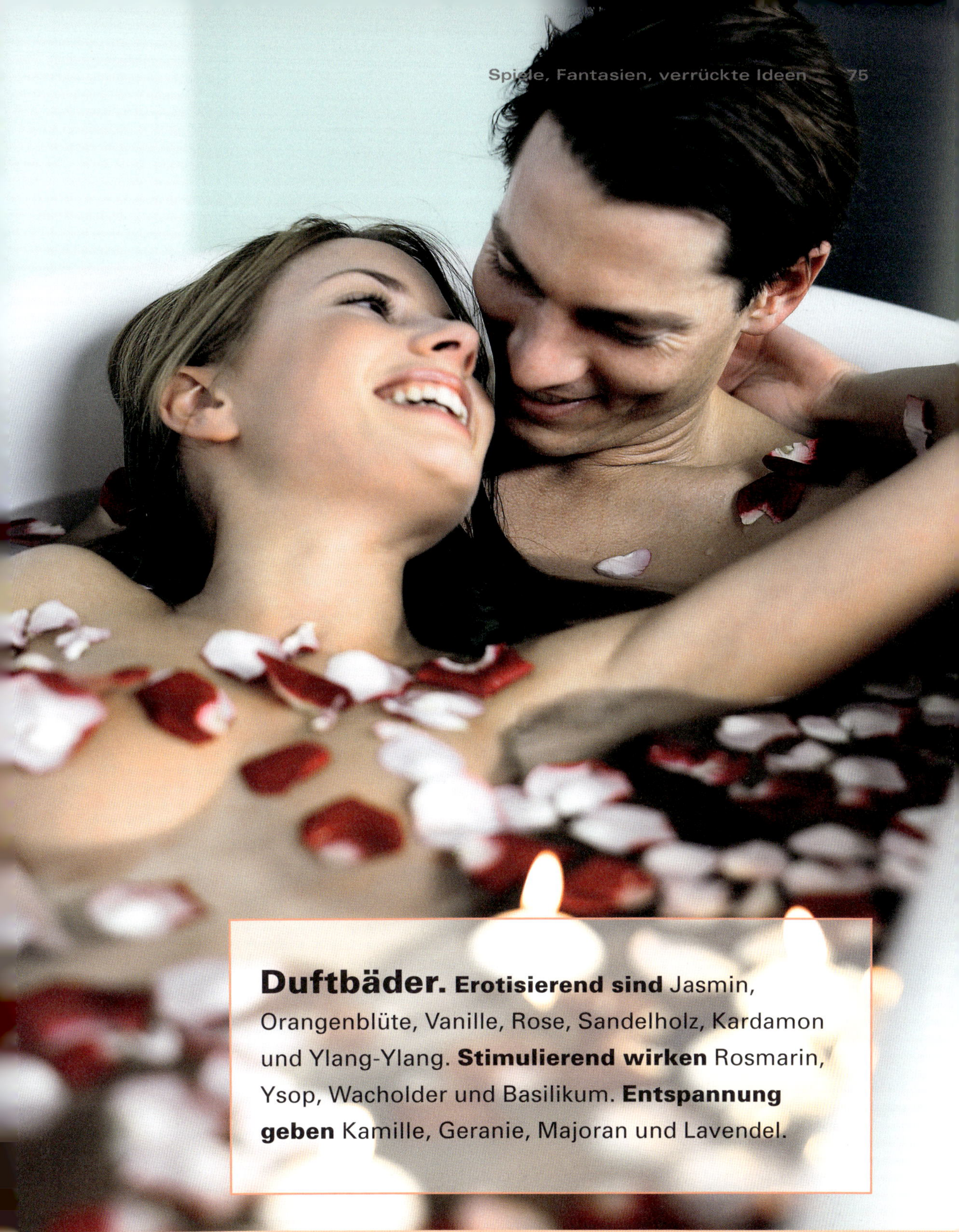

Duftbäder. **Erotisierend sind** Jasmin, Orangenblüte, Vanille, Rose, Sandelholz, Kardamon und Ylang-Ylang. **Stimulierend wirken** Rosmarin, Ysop, Wacholder und Basilikum. **Entspannung geben** Kamille, Geranie, Majoran und Lavendel.

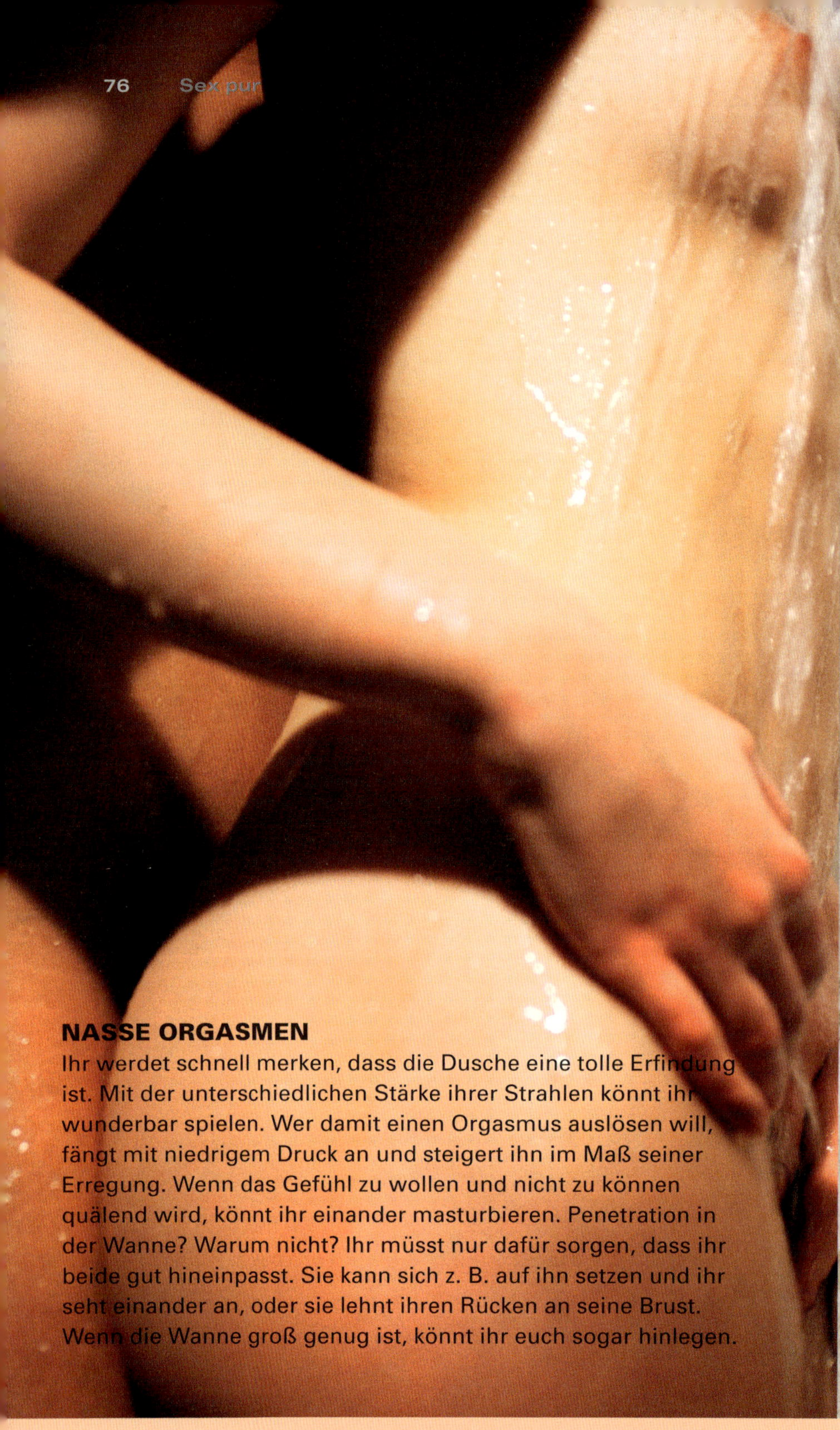

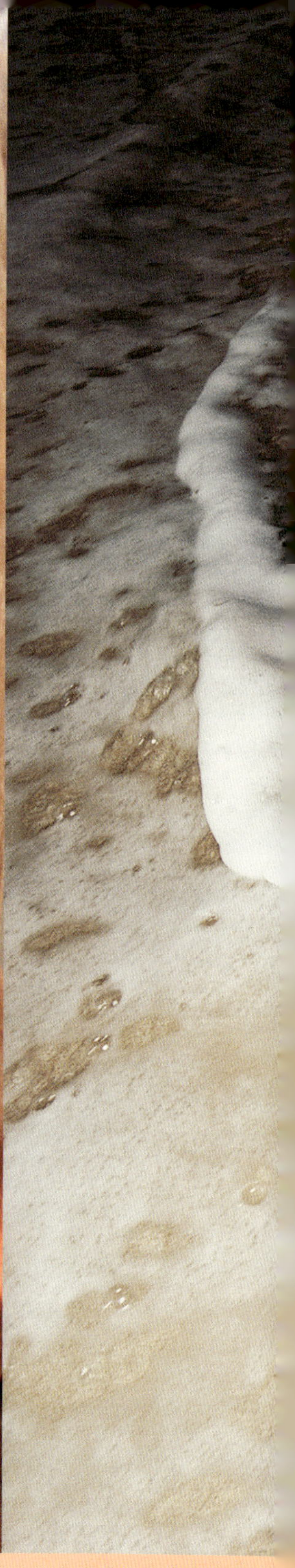

NASSE ORGASMEN

Ihr werdet schnell merken, dass die Dusche eine tolle Erfindung ist. Mit der unterschiedlichen Stärke ihrer Strahlen könnt ihr wunderbar spielen. Wer damit einen Orgasmus auslösen will, fängt mit niedrigem Druck an und steigert ihn im Maß seiner Erregung. Wenn das Gefühl zu wollen und nicht zu können quälend wird, könnt ihr einander masturbieren. Penetration in der Wanne? Warum nicht? Ihr müsst nur dafür sorgen, dass ihr beide gut hineinpasst. Sie kann sich z. B. auf ihn setzen und ihr seht einander an, oder sie lehnt ihren Rücken an seine Brust. Wenn die Wanne groß genug ist, könnt ihr euch sogar hinlegen.

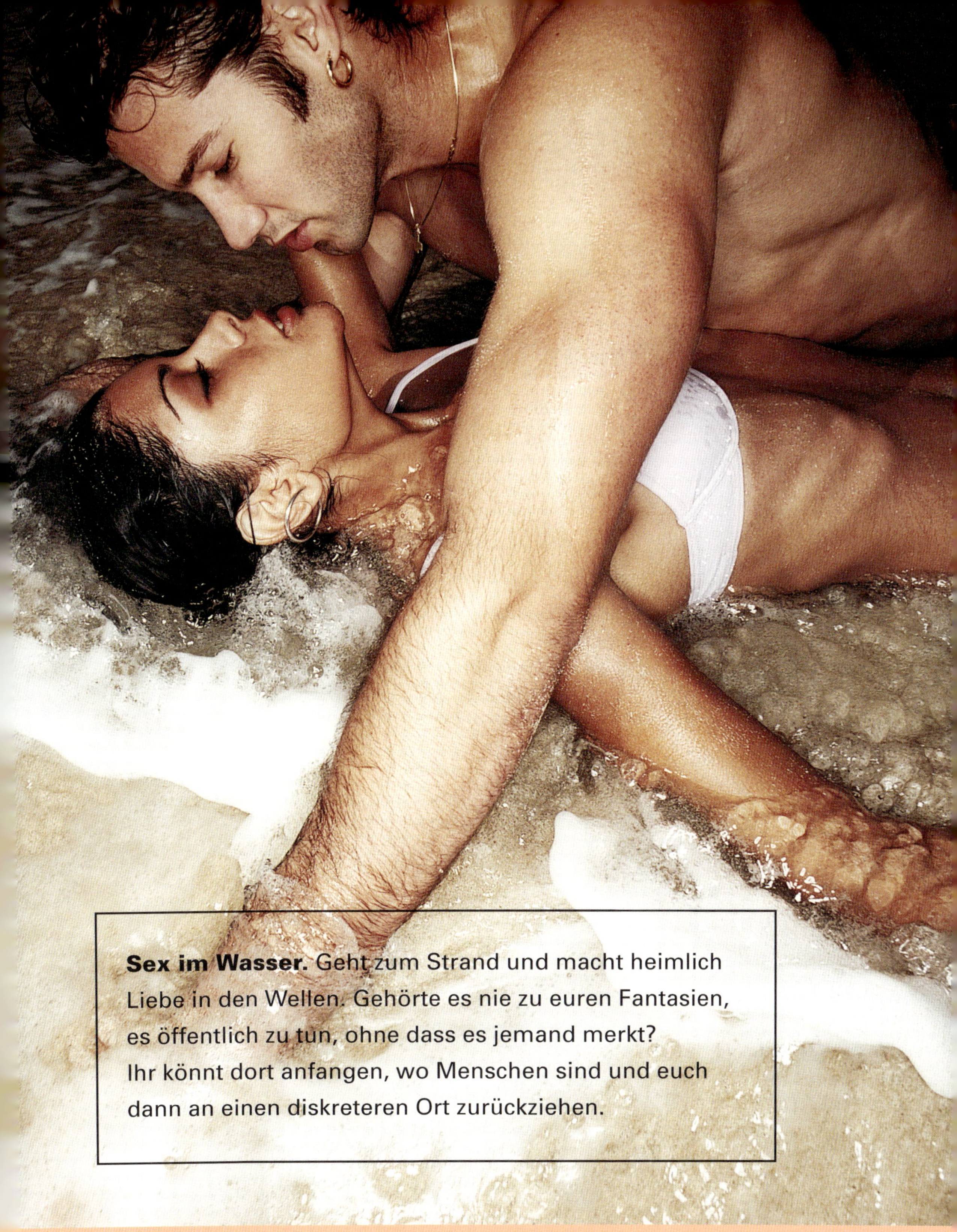

Sex im Wasser. Geht zum Strand und macht heimlich Liebe in den Wellen. Gehörte es nie zu euren Fantasien, es öffentlich zu tun, ohne dass es jemand merkt? Ihr könnt dort anfangen, wo Menschen sind und euch dann an einen diskreteren Ort zurückziehen.

Das Rendezvous

Weißt du noch, welches Gefühl dich überfiel, als du zum Rendezvous gingst? Diese herrliche Nervosität und das Verlangen, das die Kehle emporsteigt. Ich halte es für einen der aufregendsten Momente im ganzen Leben, sich für ein Rendezvous anzuziehen, bei dem man sich danach sehnt, am Ende nackt in den Armen dieses unwiderstehlichen Menschen zu liegen. Warum nicht die Aufregung der ersten Treffen noch einmal suchen?

ÜBERRASCHUNGSTREFFEN

Ihr verabredet euch in einer belebten Straße, ohne den Treffpunkt festzulegen und steigert die Überraschung dadurch, dass ihr das Treffen auf den Abend eines Tages legt, an dem ihr euch seit dem Morgen nicht gesehen habt. Macht euch schön. Jeder von euch zieht neue, reizvolle Unterwäsche an. So entdeckt ihr den Zauber des unverhofften Treffens neu.

ROMANTIK WIRKT IMMER

In einer Buchhandlung, die nah am Arbeitsplatz deiner Partnerin liegt, suchst du ein Buch, das kaum jemand kauft, und legst einen Liebesbrief hinein. Bitte sie, für dich in die Buchhandlung zu gehen und in dem Buch nachzuschlagen. Sage ihr den Titel des Buches, in welchem Regal sie es findet und die Seite. Dann warte ruhig ab, bis sie dich anruft.

RENDEZVOUS MIT UHR

Schicke ihr eine Karte mit dem Bild einer Uhr. Es zeigt die Stunde des Rendezvous'; du fügst den Ort und deinen Namen hinzu. Dann erwartest du sie im Eingang eines netten Hotels, wo du ein Zimmer reserviert hast, und der Champagner hat genau die richtige Temperatur.

IHR GEBURTSTAGSGESCHENK

Überrasche sie mit einer Geburtstagsfeier, auf die sie nicht gefasst ist. Sage, du hast mit ihren Freunden ein Fest für viele Gäste vorbereitet. Sage es ihr aber erst ein paar Stunden vor dem Fest, damit sie keine großen Nachforschungen mehr anstellen kann. Und bevor sie heimkommt, bereitest du alles vor: Kerzen, ihr Lieblingsgetränk, seidene Laken … Alle Accessoires für eine Liebesnacht vom Feinsten. Wenn sie kommt, wird ihre Überraschung keine Grenzen kennen, denn sie ist auf ein rauschendes Fest eingestellt. Du kannst ihr z. B. die Tür mit einer großen Geschenkschleife um die Taille öffnen. Wenn sie sieht, dass die Feier anders sein wird, als sie dachte, sage ihr, du hättest ihre Freunde für morgen eingeladen und in dieser Nacht wärst du selbst ihr Hauptgeschenk.

AUSSENTERMIN

Wenn eure Berufe auswärtige Termine einschließen, verabrede ein Treffen in einem Hotel, wo du ein Zimmer reserviert hast. Sie oder er wird die Hotelbar betreten und auf einen Kunden gefasst sein. Stattdessen stehst du da, mit dem Zimmerschlüssel in der Hand.

ALTERNATIVES RENDEZVOUS

Reserviert euch eine Nacht. Ihr habt alle Zeit der Welt. Alles ist möglich: über einander sprechen, tun, wozu es euch treibt. Nur sollte alles, was ihr vorschlagt, außerhalb eurer Routine liegen, anders sein.

NUDISTENMAHLZEIT

Überrasche deine Partnerin mit einem häuslichen Essen für zwei, bei dem eine Regel gilt: Die Teilnehmer sind splitternackt. Um die Wirkung zu verstärken, kannst du sie oder ihn mit einer Fliege, einer Mini-Schürze oder einem Tanga bedienen. Nach den ersten beiden Gängen sage ihr, dass die Teller fürs Dessert ausgegangen sind. Rate mal, wo ihr es vernascht ...

BLITZ-RENDEZVOUS

Überrasche ihn mit einem Quickie in seinem oder deinem Büro – schnell, aufregend und gefährlich.

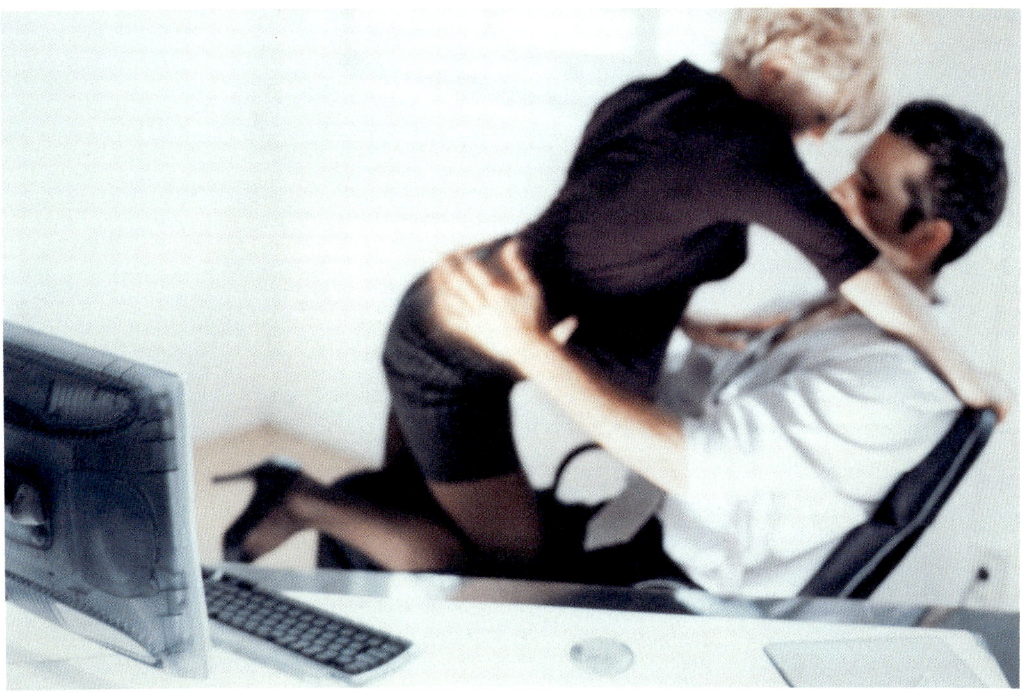

Kommunikation und Sex

OBSZÖNES GEFLÜSTER

Ein paar saftige Redensarten im Bett können sehr erregend sein. Frauen mögen das meist gern, weil sie oft besonders wirkungsvoll stimuliert werden, wenn ein Mann ihnen sagt, was er gleich tun wird. Männer dagegen werden meistens stärker durch den Anblick erregt. Ihr könnt einander mit warmen Worten loben oder um das bitten, was ihr wünscht. Gut sind Sätze wie »Du machst mich feucht« oder »Mach mit mir, was du willst«. Fortgeschrittene beschreiben ihrer Liebsten detailliert Punkt für Punkt in deutlichen Worten (immer deutlicher), was sie mit ihr vorhaben. Natürlich wirst du Wörter, die deiner Partnerin nicht gefallen, nicht noch einmal in den Mund nehmen!

EROTISCHE RHETORIK

Wer gut reden kann, hat in diesem Leben immer Erfolg. Sex lebt nicht allein vom starken Bizeps und dem üppigen Busen. Wer einen einfallsreichen, intelligenten Verführungstalk hinbekommt, sammelt im Leben und im Sex viele Punkte.

Sprich auf ein Tonband mit ausdrucksstarker Stimme einen Text über den aufregenden Sex, den du mit deiner Partnerin haben wirst. Lege das Band ein und tu alles, was du in der Aufzeichnung sagst. Um das Ambiente aufzuwärmen, kannst du das Band vorher ins Autoradio einlegen oder deine Partnerin anrufen und sie ein Weilchen zuhören lassen. Ihre Erwartung wird groß sein.

GANZ BESONDERER SEX

Nimm eine Sexstunde von euch beiden mit dem Tonband auf, ohne dass deine Partnerin es merkt. Wenn du Lust auf Sex hast, lass sie das Band hören, und du wirst sehen, ihr erotischer Appetit wird wach.

EROTISCHER CHAT

Ihr loggt euch einzeln in einen erotischen Chatroom ein und mischt euch unter die Chatter, die dort in Aktion sind. Ihr könnt auch gemeinsam hineingehen und abwechselnd Botschaften eingeben, um die Chatter, die euch auf diesem Weg folgen, anzuziehen. Klasse ist auch die Möglichkeit, sich einzeln von verschiedenen PCs aus einzuloggen und zu tun, als kenne man sich nicht und sei zufällig zusammengetroffen.

SEX IM INTERNET

Wenn ihr euch für eine Weile trennen müsst, bietet eine Webcam euch die bequemste Möglichkeit zu interaktivem Sex. Manche Paare verabreden sich im Chat mit einem Cyber-Partner und bilden ein virtuelles Trio.

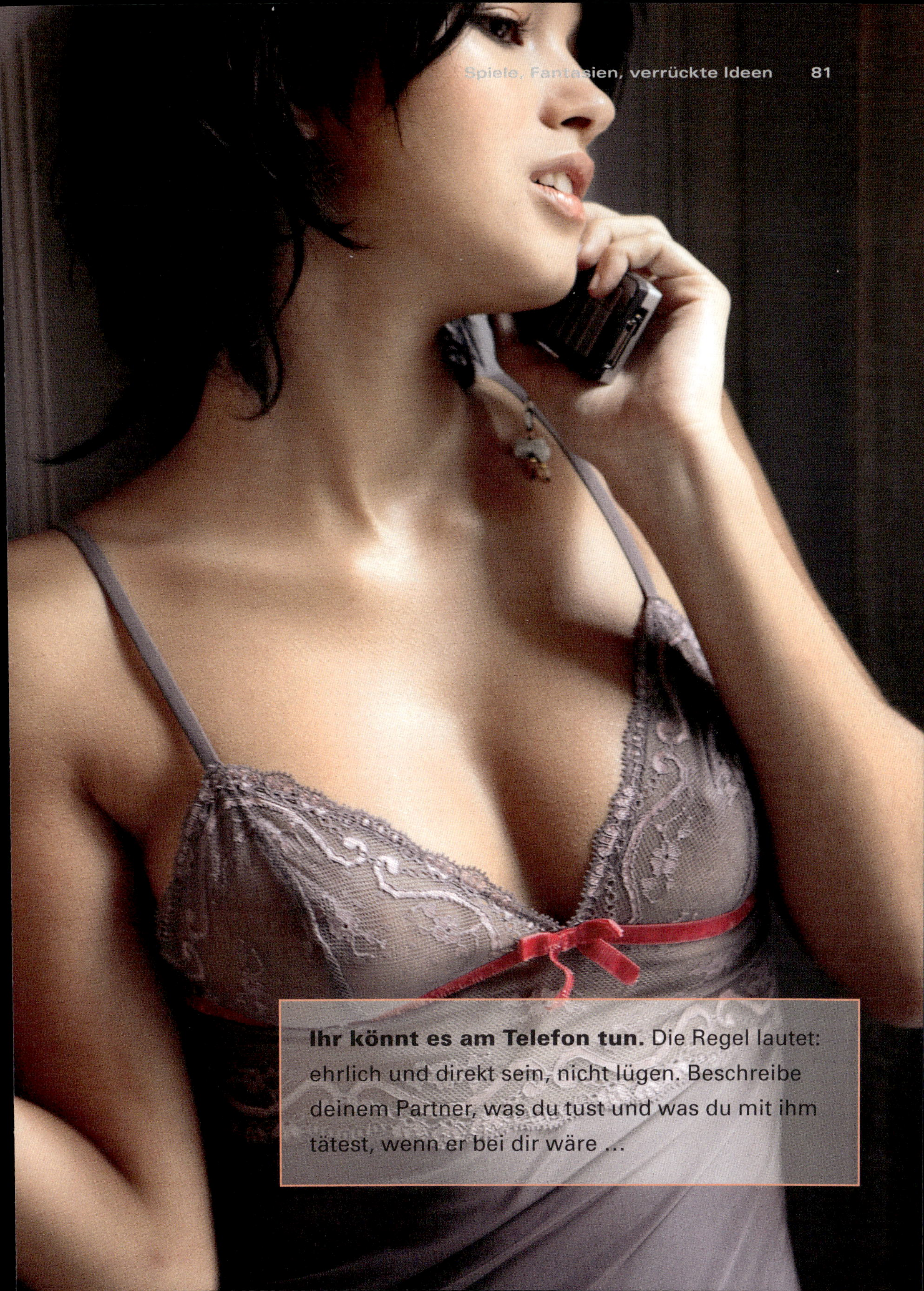

Ihr könnt es am Telefon tun. Die Regel lautet: ehrlich und direkt sein, nicht lügen. Beschreibe deinem Partner, was du tust und was du mit ihm tätest, wenn er bei dir wäre ...

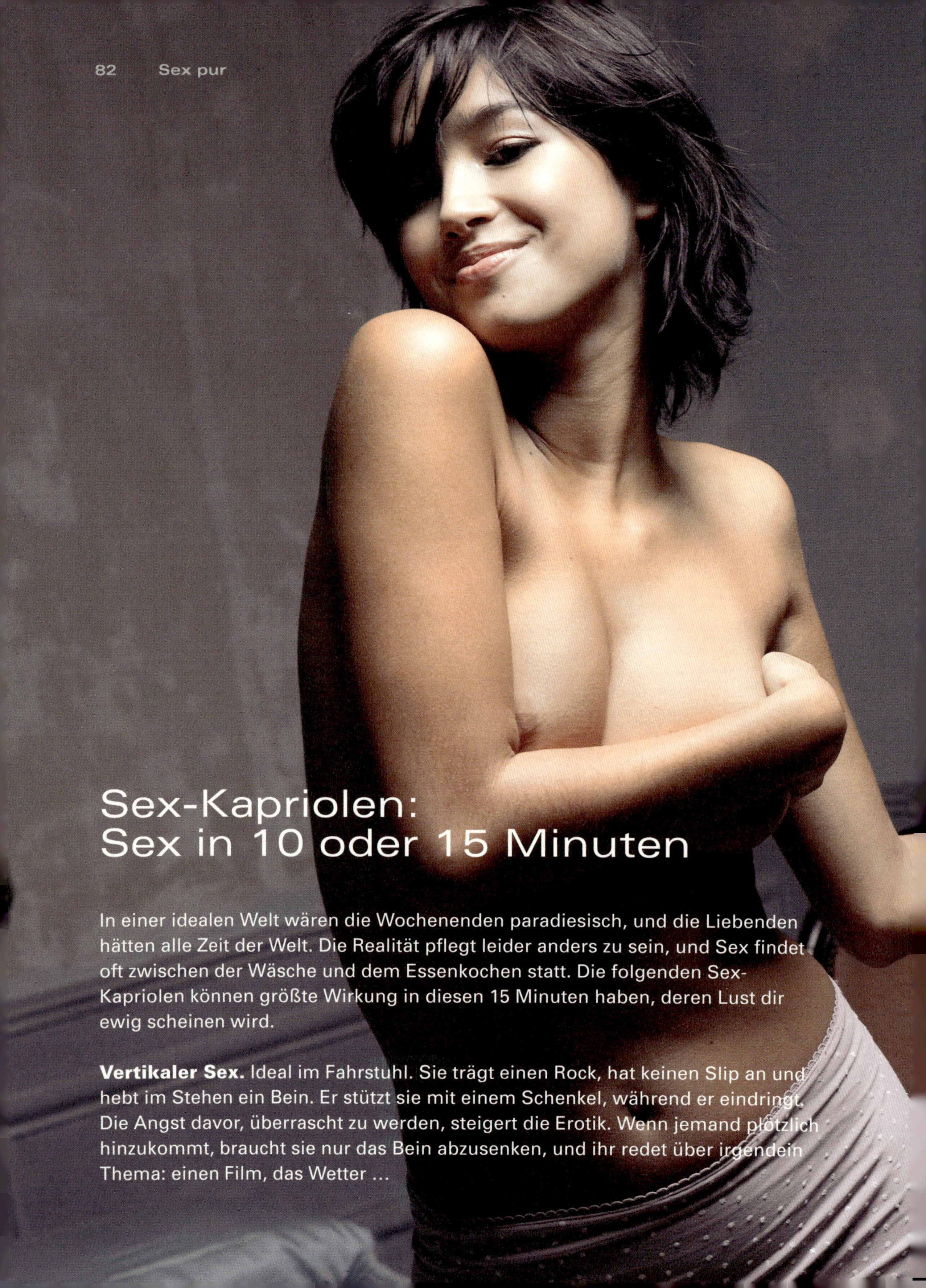

Sex-Kapriolen: Sex in 10 oder 15 Minuten

In einer idealen Welt wären die Wochenenden paradiesisch, und die Liebenden hätten alle Zeit der Welt. Die Realität pflegt leider anders zu sein, und Sex findet oft zwischen der Wäsche und dem Essenkochen statt. Die folgenden Sex-Kapriolen können größte Wirkung in diesen 15 Minuten haben, deren Lust dir ewig scheinen wird.

Vertikaler Sex. Ideal im Fahrstuhl. Sie trägt einen Rock, hat keinen Slip an und hebt im Stehen ein Bein. Er stützt sie mit einem Schenkel, während er eindringt. Die Angst davor, überrascht zu werden, steigert die Erotik. Wenn jemand plötzlich hinzukommt, braucht sie nur das Bein abzusenken, und ihr redet über irgendein Thema: einen Film, das Wetter …

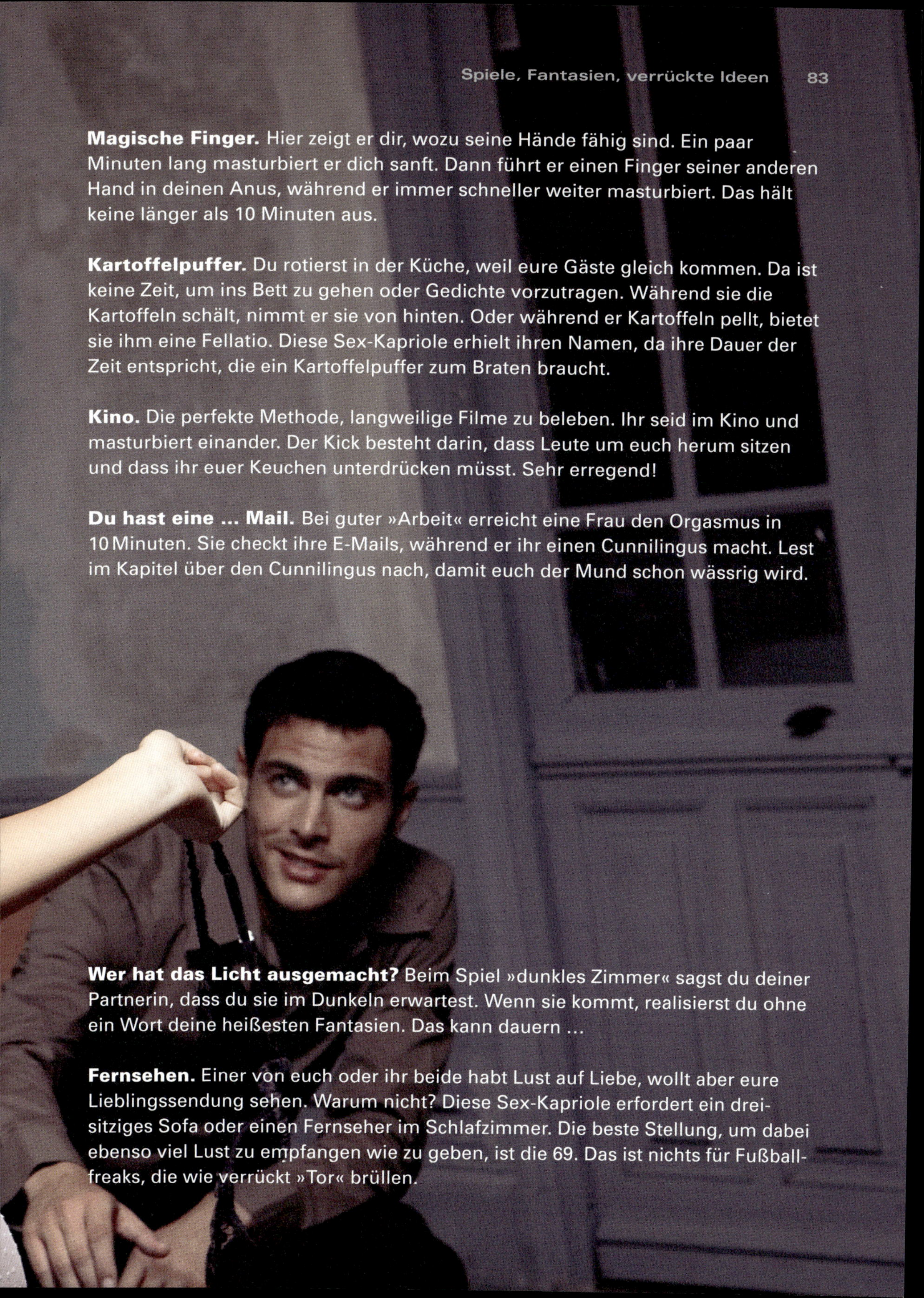

Magische Finger. Hier zeigt er dir, wozu seine Hände fähig sind. Ein paar Minuten lang masturbiert er dich sanft. Dann führt er einen Finger seiner anderen Hand in deinen Anus, während er immer schneller weiter masturbiert. Das hält keine länger als 10 Minuten aus.

Kartoffelpuffer. Du rotierst in der Küche, weil eure Gäste gleich kommen. Da ist keine Zeit, um ins Bett zu gehen oder Gedichte vorzutragen. Während sie die Kartoffeln schält, nimmt er sie von hinten. Oder während er Kartoffeln pellt, bietet sie ihm eine Fellatio. Diese Sex-Kapriole erhielt ihren Namen, da ihre Dauer der Zeit entspricht, die ein Kartoffelpuffer zum Braten braucht.

Kino. Die perfekte Methode, langweilige Filme zu beleben. Ihr seid im Kino und masturbiert einander. Der Kick besteht darin, dass Leute um euch herum sitzen und dass ihr euer Keuchen unterdrücken müsst. Sehr erregend!

Du hast eine ... Mail. Bei guter »Arbeit« erreicht eine Frau den Orgasmus in 10 Minuten. Sie checkt ihre E-Mails, während er ihr einen Cunnilingus macht. Lest im Kapitel über den Cunnilingus nach, damit euch der Mund schon wässrig wird.

Wer hat das Licht ausgemacht? Beim Spiel »dunkles Zimmer« sagst du deiner Partnerin, dass du sie im Dunkeln erwartest. Wenn sie kommt, realisierst du ohne ein Wort deine heißesten Fantasien. Das kann dauern ...

Fernsehen. Einer von euch oder ihr beide habt Lust auf Liebe, wollt aber eure Lieblingssendung sehen. Warum nicht? Diese Sex-Kapriole erfordert ein dreisitziges Sofa oder einen Fernseher im Schlafzimmer. Die beste Stellung, um dabei ebenso viel Lust zu empfangen wie zu geben, ist die 69. Das ist nichts für Fußballfreaks, die wie verrückt »Tor« brüllen.

Die häufigsten Fantasien

70 Prozent der Männer und 50 Prozent der Frauen haben Sex-Fantasien. Die meisten Menschen verheimlichen diese Fantasien heute nicht mehr, sondern nutzen sie zur Erneuerung sexuellen Begehrens.

Niemand ist so sexy wie ... Um wen geht es in euren Fantasien? Manchmal um jemanden, der wirklich attraktiv ist. Medien wählen alljährlich the sexiest woman bzw. man alive. In den USA sind das zur Zeit Jessica Alba bzw. George Clooney.

Am Strand, auf der Straße, im Stau ... Viele Fantasien drehen sich ums Liebe-Machen an einem ungewöhnlichen Ort. Wichtig scheint dabei auch die Gefahr zu sein, in flagranti erwischt zu werden.

Nicht zwei, sondern drei. Diese Fantasie ist offenbar schwer einzugestehen. Wir sind ja alle so modern und sexuell frei, aber das Verlangen nach jemandem, der nicht der Partner ist, verwahren wir mit sieben Schlössern im Geheimfach. Der Mythos vom Nachbarn oder der Nachbarin besteht zu Recht, denn um sie drehen sich viele Fantasien. Es gibt dabei zwei Varianten: Sex mit einer bekannten oder einer unbekannten Person. Bei Frauen scheint die zweite Form zu dominieren, denn jede fünfte gesteht, dass ihre Fantasie von attraktiven Fremden ausgelöst wird.

Erhöhter Arbeitseifer. Nach einer Umfrage hatte schon jeder Zweite eine Affäre am Arbeitsplatz (vom flüchtigen Kuss im Büro bis zu mehreren All-inclusive-Hotelnächten). 80 Prozent der Männer gestehen Fantasien, die sich um Kolleginnen drehen, und 70 Prozent der Frauen sehen manche Kollegen mit Interesse an.

Unsagbare Fantasien. Zu den Vorstellungen, zu denen sich nur wenige bekennen, gehören gleichgeschlechtliche Fantasien. 60 Prozent der Bevölkerung kennen sie; die Skala reicht von einer einfachen, streifenden Liebkosung in einem vollen Autobus bis zum vollständigen Sex. Diese Fantasie zu gestehen, fällt Männern besonders schwer.

Akrobatik und Perversionen. Extreme Stellungen, sadomasochistische Spiele, ungewöhnliche sexuelle Praktiken ... Solche Fantasien suchen im Allgemeinen keine Realisierung, sondern dienen als Stimulanz.

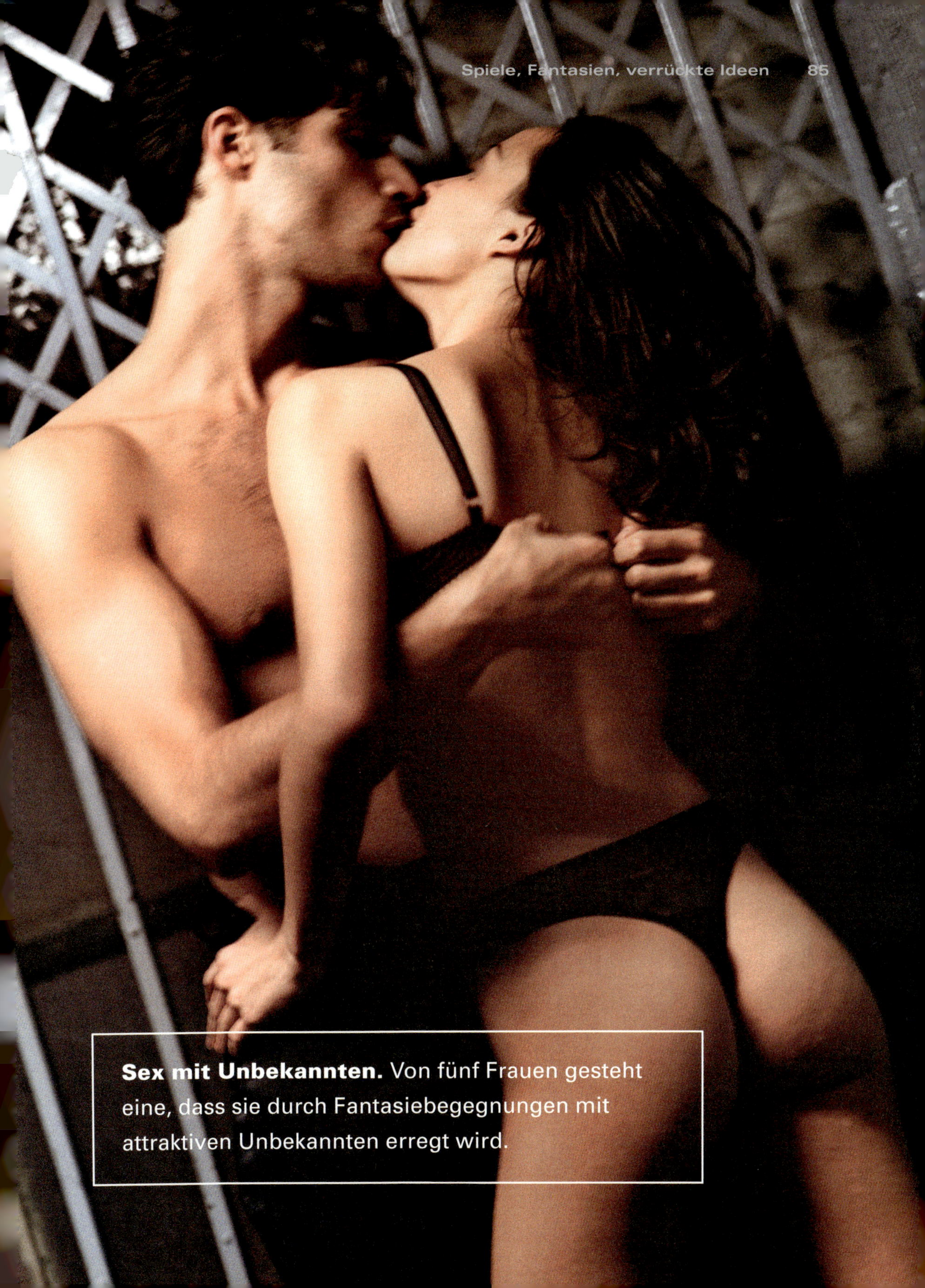

Sex mit Unbekannten. Von fünf Frauen gesteht eine, dass sie durch Fantasiebegegnungen mit attraktiven Unbekannten erregt wird.

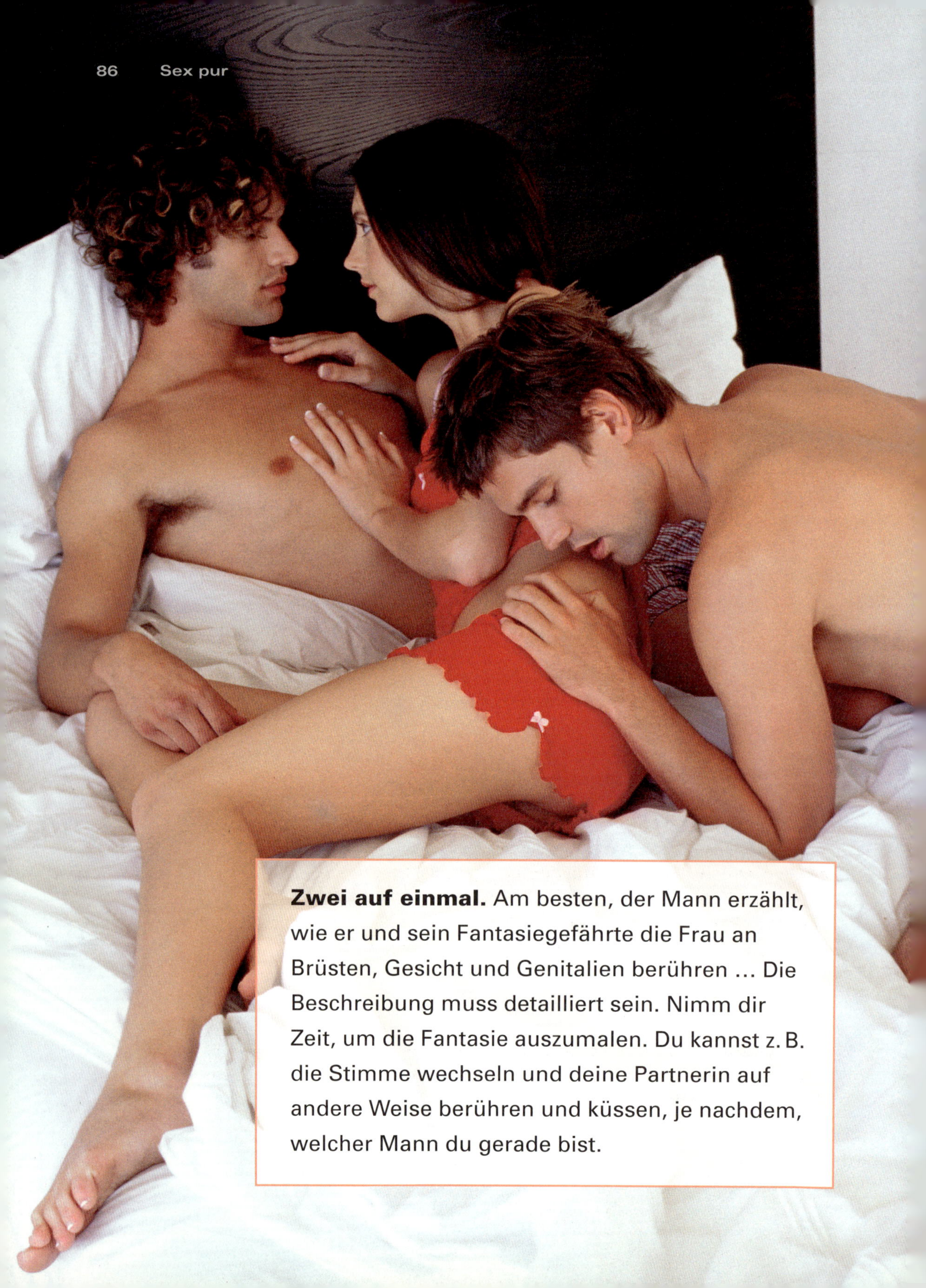

Zwei auf einmal. Am besten, der Mann erzählt, wie er und sein Fantasiegefährte die Frau an Brüsten, Gesicht und Genitalien berühren ... Die Beschreibung muss detailliert sein. Nimm dir Zeit, um die Fantasie auszumalen. Du kannst z. B. die Stimme wechseln und deine Partnerin auf andere Weise berühren und küssen, je nachdem, welcher Mann du gerade bist.

Ihre Fantasien miterleben

In Fantasien von Frauen ist das Motiv des Herrschens seltener als bei Männern, die wohl alle gern als »größter Samenspender (oder Liebhaber) der Welt« gelten würden. Frauen geht es um die Erfahrung neuer Lust und um das Verbotene. Daher haben (oder gestehen) sie mehr Fantasien mit Angehörigen des eigenen Geschlechts. Außerdem wird ihr Begehren über das Gehör weit mehr stimuliert. Sie kommen auf 180, wenn ein Mann mit den richtigen Worten im richtigen Ton ihre Fantasie anspricht.

DIE VORSTELLUNG BEGINNT

Stellt euch vor, ihr seid ein Paar in einer Porno-Show.
Im Kreis um euch lauert das Publikum mit geilen Blicken. Ihr tragt zu dieser Gelegenheit supersexy Wäsche, Lederstiefel, heiße Höschen … Agiert für das Publikum und denkt daran, dass ihr ihm scharfe, schamlose Nummern bieten müsst, denn sie zahlen dafür.

DIE DOMINA

Eine Herrschaftsfantasie für die Frau. Sie, ein Sex-Profi, muss ein Paar ausbilden, das aus ihrem Liebsten und einer anderen Frau besteht. In ihrer Vorstellung lehrt sie die andere Frau, was zu tun ist, und macht es ihr mit dem Mann vor. Es kommt darauf an, genau zu beschreiben, was sie tut, und den Mann zu bestrafen, wenn er ungeschickt ist.

PLÖTZLICH EIN FREMDER

Eine andere Frauenfantasie dreht sich um Sex mit einem Fremden (vielleicht jemand, der viel älter ist, ein Prominenter, jemand in Uniform).
Oder: Ihr stellt euch vor, ihr hättet euch gerade kennen gelernt und wärt, fast ohne Worte zu wechseln, zu einem von euch gegangen, um euch die Kleider vom Leib zu reißen. Alles ohne Worte.
Oder: Der Partner kleidet und frisiert sich anders als sonst. Ihr könnt z. B. in einem Kaufhaus sein, aber nicht an einem genau definierten Ort. Während ihr einander sucht, wächst eure Erregung.

MIT EINER FRAU

Frauen haben mehr Sex-Fantasien mit Personen des eigenen Geschlechts als Männer. Erzählt einander von dieser Begegnung und lass deinen Partner an dir tun, was sie tun würde.

Seine Fantasien miterleben

Sex ist einer der Grundpfeiler der Partnerschaft. Ohne Sex, das ist mein Standpunkt, kann eine Beziehung zärtlich und vertrauensvoll sein, aber ich glaube, erst Sex und die gemeinsame Freude an ihm stellt eine starke und einmalige Bindung her. Außerdem ist das Schöne am Sex ja, dass ein Paar wirklich alles miteinander teilt.
Wir haben aber gesehen, dass manche Fantasien reichlich kompliziert sind. Solche z. B., die dritte Personen einschließen, wie ihre beste Freundin oder seinen Arbeitskollegen. Natürlich muss jedes Paar seine persönlichen Grenzen festlegen. Welche Fantasien wollt ihr miteinander teilen?
Mein Rat: Wäge genau ab, welche Fantasie du mit deiner Partnerin realisieren willst. Du musst sie ja nicht ausführen; du kannst sie in Worten ausleben, während ihr euch liebt.

Guten Morgen mit einer Überraschungs-Fellatio. Man weiß, dass Männer häufig mit einer Erektion aufwachen. Eine Fantasie, die ihn besonders erregt: Seine Liebste nimmt sein Glied in den Mund, während er noch schläft. Während einer sanften Fellatio wird er aufwachen, glücklich über diesen wundervollen Guten-Morgen-Gruß.

Ich bin dein Herr. Sie liegt nackt mit verbundenen Augen im Bett. Mehrere Männer liebkosen und küssen sie. Dann penetriert ihr Partner sie. Sie fühlt: Diese Männlichkeit, das kann nur er sein, und ruft seinen Namen.

Die andere. Sie stellt sich vor, sie wäre eine Nachbarin, Masseurin, Englischlehrerin … So hat seine Fantasie, mit einer anderen Frau zusammen zu sein, freie Bahn. Die Verwandlung ist eine unerschöpfliche Quelle der Fantasie: Du gehst auf ihn ein in der (oder ohne die) Berufskleidung einer Krankenschwester, Nonne, Schülerin, Polizistin …

Fetischismus auf hohem Niveau. Vielen Männern fällt es schwer, Fetisch-Fantasien zuzugeben: High Heels und Stiefel, Durchsichtiges, Pelze oder schwarzes, hautenges Latex, Hals- und Armbänder. Bei weitergehendem Fetischismus (Leder und Kettchen, Fesseln, Sadomasochismus light) müsst ihr vorher festlegen, ob und was in die Praxis umgesetzt werden soll.

Das mag ich so! Bitte ihn flehend, ihm eine Fellatio geben zu dürfen. Du brauchst das, kannst kaum warten und führst sie lustvoll stöhnend aus.

Eine Männer-Fantasie: **Heimlich zusehen, wie die Partnerin masturbiert.** Setzt das in Szene. Sie masturbiert im Badezimmer mit halb offener Tür.

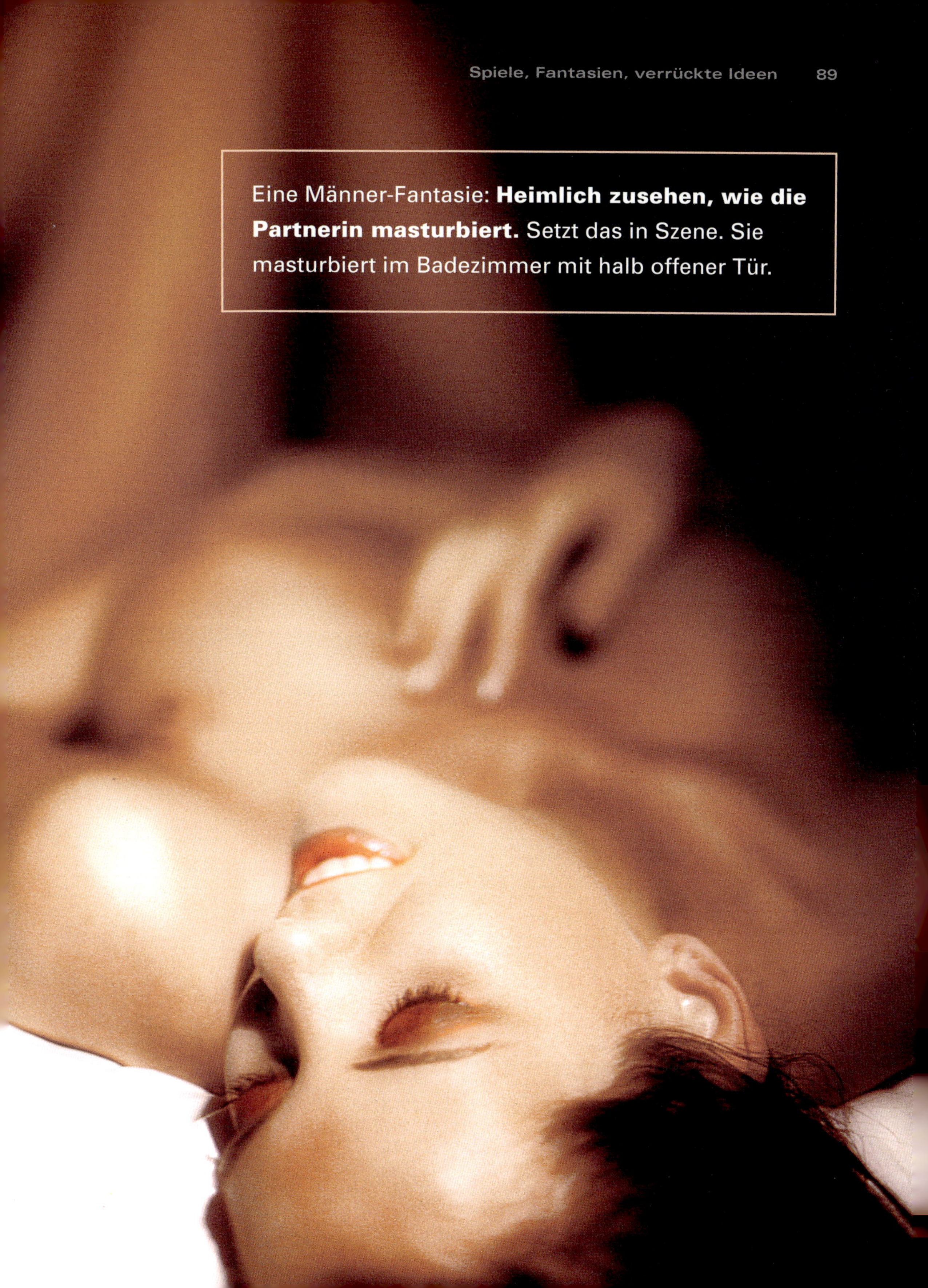

Mit dem Essen spielen

Zwischen Essen und Sex gibt es einen ganz besonderen, engen Zusammenhang. Wie findet ihr z. B. Sätze wie: »Ich möchte dich mit Haut und Haar fressen«, »Verschlinge mich noch einmal«, »Lass mich meinen Durst stillen« ... Es gibt zahllose Ess-Metaphern in der Sprache der Erotik. Außerdem ist gutes Essen die beste Vorbereitung für guten Sex. Und gibt es danach etwas Schöneres, als beim Essen wieder zu Kräften zu kommen? Deshalb solltet ihr die sinnlichen Freuden von Essen und Sex auskosten. Warum nicht beides gleichzeitig?

EIN BESONDERS APPETITLICHES MENÜ

Ein Tipp: Haltet alle Lebensmittel, die ihr benutzen wollt, sowie feuchte Reinigungstücher bereit, bevor ihr anfangt.

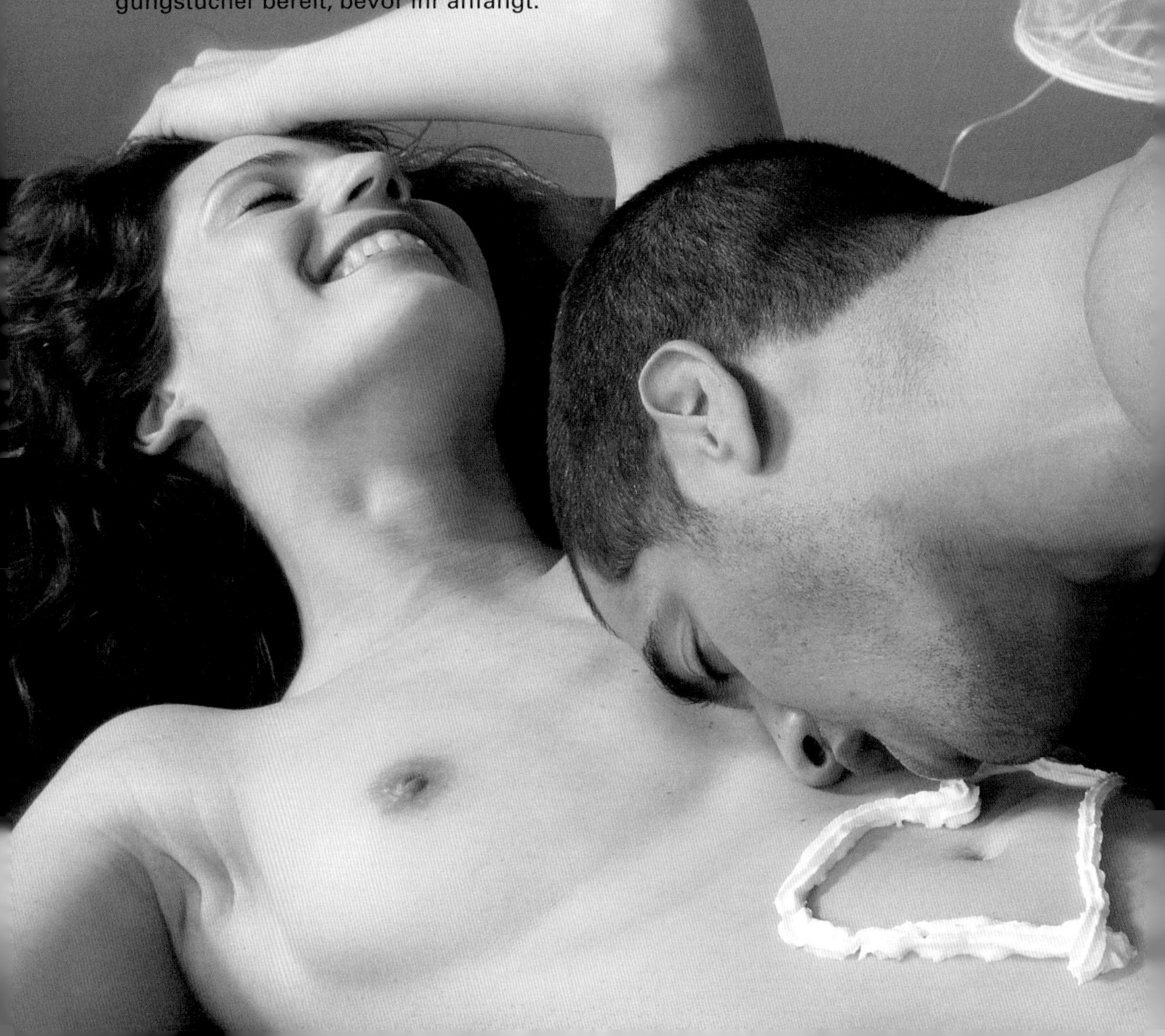

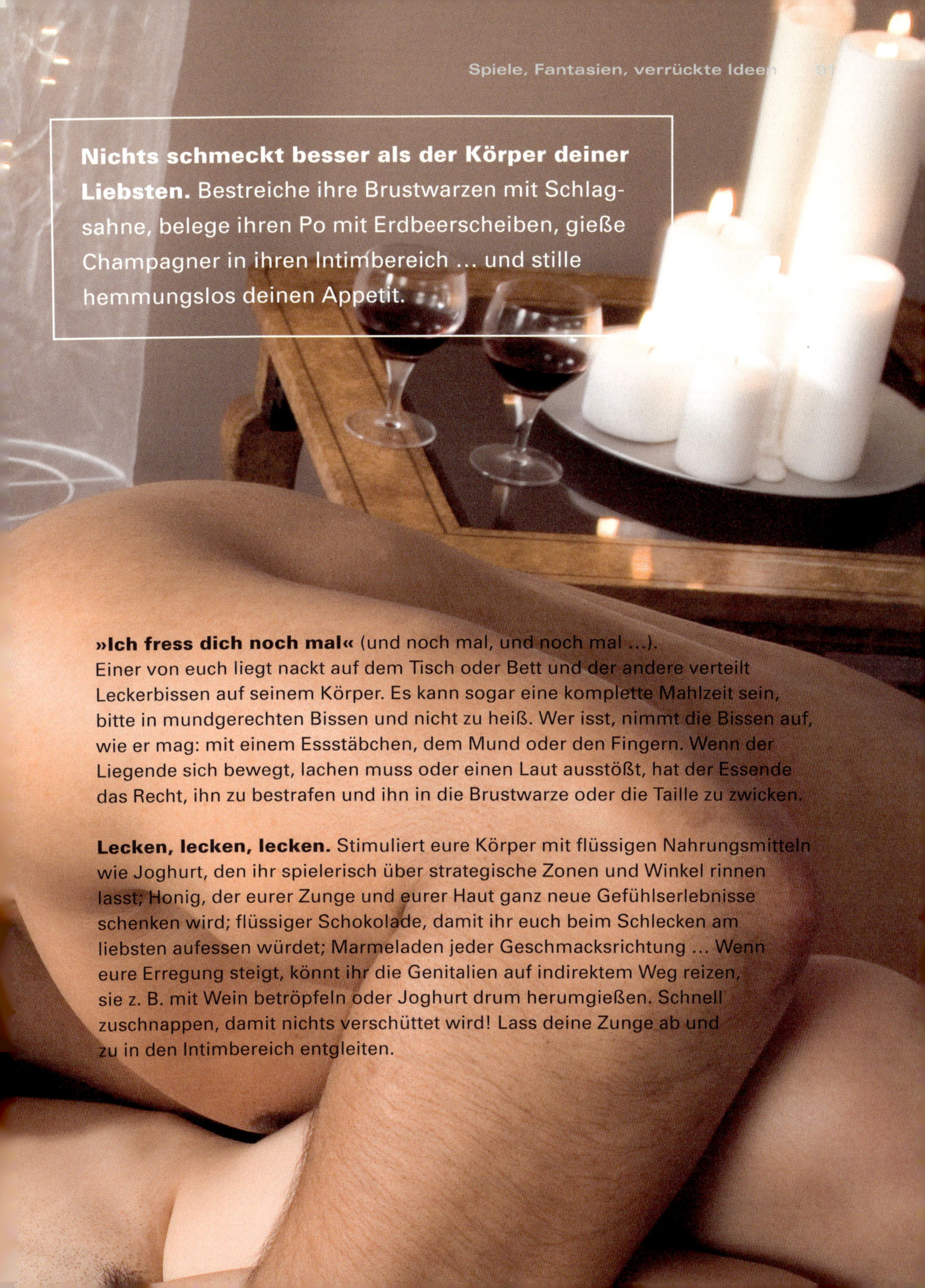

Nichts schmeckt besser als der Körper deiner Liebsten. Bestreiche ihre Brustwarzen mit Schlagsahne, belege ihren Po mit Erdbeerscheiben, gieße Champagner in ihren Intimbereich … und stille hemmungslos deinen Appetit.

»Ich fress dich noch mal« (und noch mal, und noch mal …). Einer von euch liegt nackt auf dem Tisch oder Bett und der andere verteilt Leckerbissen auf seinem Körper. Es kann sogar eine komplette Mahlzeit sein, bitte in mundgerechten Bissen und nicht zu heiß. Wer isst, nimmt die Bissen auf, wie er mag: mit einem Essstäbchen, dem Mund oder den Fingern. Wenn der Liegende sich bewegt, lachen muss oder einen Laut ausstößt, hat der Essende das Recht, ihn zu bestrafen und ihn in die Brustwarze oder die Taille zu zwicken.

Lecken, lecken, lecken. Stimuliert eure Körper mit flüssigen Nahrungsmitteln wie Joghurt, den ihr spielerisch über strategische Zonen und Winkel rinnen lasst; Honig, der eurer Zunge und eurer Haut ganz neue Gefühlserlebnisse schenken wird; flüssiger Schokolade, damit ihr euch beim Schlecken am liebsten aufessen würdet; Marmeladen jeder Geschmacksrichtung … Wenn eure Erregung steigt, könnt ihr die Genitalien auf indirektem Weg reizen, sie z. B. mit Wein betröpfeln oder Joghurt drum herumgießen. Schnell zuschnappen, damit nichts verschüttet wird! Lass deine Zunge ab und zu in den Intimbereich entgleiten.

Intimes Dessert. Ein intimes Fest gewünscht? Der Mann nimmt ein paar saubere Erdbeeren und schleckt sie von der Vagina. Auch die Frau muss nicht verzichten. Hier ein besonders leckeres Rezept: Penis im Schlagsahnemantel. Dann hat sie auch was Süßes auf der Zunge.

Rat mal, was es heute gibt. Verbinde deiner Liebsten die Augen und platziere auf irgendeinen Körperteil eine möglichst halbflüssige Süßigkeit, z. B. Joghurt, Marmelade, Karamellsauce, Speiseeis, Erdbeercreme ... Deine Liebste muss mit der Zunge feststellen, was es ist. Ihre Belohnung besteht darin, dass sie bei dir denselben Körperteil lecken darf, den du ihr versüßt hast. Wenn sie es nicht errät, darfst du sie lecken: zwei Zentimeter oberhalb oder unterhalb der Stelle, die du belegt hast.

LECKERBISSEN, DIE DICH AUF 180 BRINGEN

Safran. Verbessert die Durchblutung des Uterus und dient deshalb der Erregung der Frau. Ein Tipp: Würzt ein beliebiges Reis- oder Fischgericht für euer Essen zu zweit mit Safran.
Zimt. Eines der ältesten Aphrodisiaka, nicht nur für Süßigkeiten. Zimt gibt vielen klassischen Gerichten einen besonderen Touch.
Schokolade mit ... Brustwarzen, Pobacken, Schenkeln, Hals, Penis etc. Schokolade ist eins der meistgenutzten Aphrodisiaka. Nimm ein paar Schokoladenkrümel, befeuchte die Lippen und gib deiner Partnerin einen besonders tiefen Kuss. Und sag ihr, das wäre erst die Vorspeise.
Austern. Mit ihrer Aura von Luxus und Jetset sind Austern der ideale Auftakt für ein Essen zu zweit, dessen Finale großartiger Sex sein soll. Ihr könnt die Schalentiere auf viele Arten zubereiten, aber wenn ihr sie als lustfördernde Macht nutzen wollt, esst sie am besten roh.

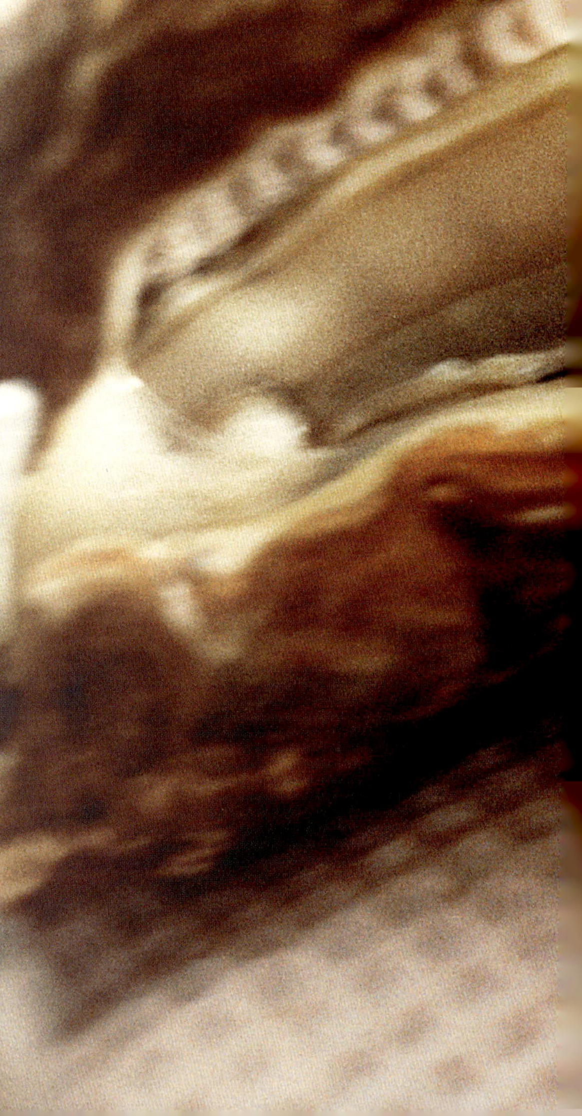

Petersilie. Wahrscheinlich kaufte meine Großmutter deshalb immer welche ... Sie passt zu vielen Gerichten und ist auch noch billig.
Lachs. Ein Tisch mit Weißwein, Austern und Lachs wirkt schon als Anblick erotisierend und bringt die Verteidigungslinie jeder Frau ins Wanken.
Und viele andere: Du kannst auf alle Meeresfrüchte zählen, auf Eier, Spinat, Tofu, Kaviar, Ananas, Erdbeeren, Ingwer, Avocado, Mango, Mandeln, Sellerie, Sesamkerne ... Wusstest du, dass Popcorn die Samenproduktion fördert, weil es L-Arginin enthält? Das erinnert uns an die nützlichen
Zusatzstoffe. Viele wenig gebräuchliche Nahrungsmittel und etliche Zusatzstoffe enthalten Stoffe, die die Sexualität stimulieren.
Für sie: Nachtkerzenöl, Bienenpollen und Gelée Royale, Algen, Dongquai (weiblicher Ginseng, Angelikawurzel) und die Vitamine A, B, C und E sowie Chrom und ein seltenes Element: Bor.
Für ihn: Sibirischer Ginseng, Coenzym Q10 (Ubichinon), L-Arginin, Zink, Selen, Matetee, Hafer und ... Popcorn. Andererseits solltet ihr immer bedenken: **Eure Vorstellungskraft ist das mächtigste Aphrodisiakum.** Wenn ihr euch Zeit fürs Essen nehmt, zur Feier des Tages mit einem köstlichen Getränk oder einem besonderen Gericht, könnt ihr euch entspannen und euer Inneres auf die Lust vorbereiten. Der wichtigste Tipp ist daher: Genießt das Ritual, die Lust am Essen zu teilen.

Sine Cerere et Libero Venus friget:
»Venus friert ohne Essen und Trinken.«
Lateinisches Sprichwort

Macht eure Mahlzeit zum erotischen Ritual
Zündet Kerzen an, schmückt den Tisch, legt Musik auf, macht eine Flasche Champagner auf ... Bereitet das Ambiente vor, um ein echtes erotisches Fest zu feiern.

Erotische Leckerbissen

LEIDENSCHAFTS-MARMELADE

In einem Liter Rosenwasser zwei Wochen lang die folgenden Zutaten ziehen lassen: 15 g Zimt, 20 g Thymian, 5 g Vanille, 5 g Muskatnuss und 5 g Koriander. Abseihen und mit beliebiger Marmelade mischen. Besser könnt ihr das Frühstück und den Tagesanfang nicht genießen.

AMOR-LIKÖR

Die folgenden Zutaten mit einem Liter Wein mischen: 20 g Zimt, 30 g Ginseng und 15 g Vanille. Die Mischung zwei Wochen lang stehen lassen, anschließend den Wein durch ein Sieb geben. Diesen Amor-Likör solltet ihr bei jeder Mahlzeit zu zweit parat haben.

MINZTEE

Zwei Tassen heißes Wasser und einen Teelöffel grünen Tee in einer Teekanne mischen, zwei Blatt frische Minze hinzufügen und die Mischung vier bis fünf Minuten ziehen lassen. Minze war die erste Heilpflanze, die wegen ihrer Wirkung als Nerven-Stimulanz als Aphrodisiakum genutzt wurde, vor allem für Frauen. Mit diesem Getränk macht ihr aus dem traditionellen, seriösen Fünf-Uhr-Tee etwas viel Aufregenderes.

APHRODITE-SALAT

Aphrodite ist in der griechischen Mythologie die Göttin der Schönheit und Liebe. Zwei reife Avocados halbieren und die Kerne vorsichtig entfernen. Das Fruchtfleisch in Würfel schneiden und mit Krabben sowie Apfel- und Mangowürfeln mischen. Drei Teelöffel Ketchup und ein wenig frisch gemahlenen, schwarzen Pfeffer hinzufügen und die Avocados füllen. Durch ihren hohen Gehalt an Vitamin D und E ist die Avocado eine Energiebombe und stimuliert die Sexualität.

PFEFFERSTEAK MACHT JEDEN MANN ZUM STIER

1 Tasse Olivenöl, 1–2 TL Salz, 1 EL gemahlenen Pfeffer und den Saft ½ Zitrone verquirlen, zwei Filetsteaks 24 Stunden darin einlegen und auf jeder Seite 8 Minuten braten. Den Bratensatz mit Sahne, wenig Senf und 1–2 EL Pfefferkörnern zum Kochen bringen, evtl. nachsalzen.

VERFÜHRERISCHES DESSERT

Frisches Obst dünsten, z. B. Pfirsiche und Aprikosen, wie für Marmelade. Zimt und Muskatnuss hinzufügen und die Mischung unter ständigem Rühren 10 Minuten lang köcheln. Lauwarm servieren.

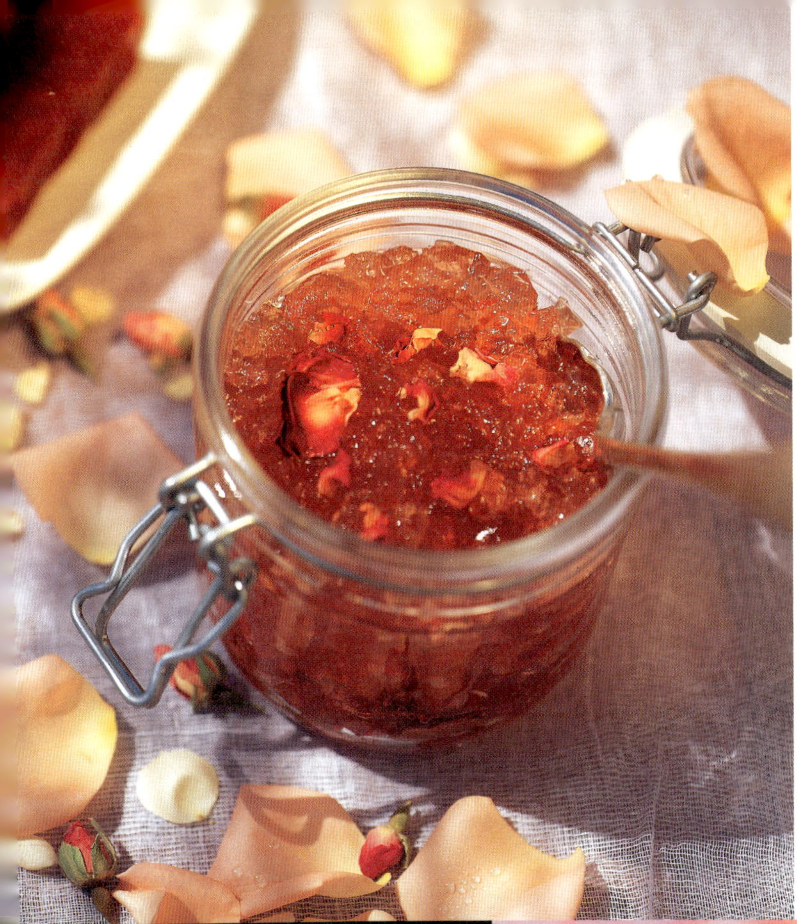
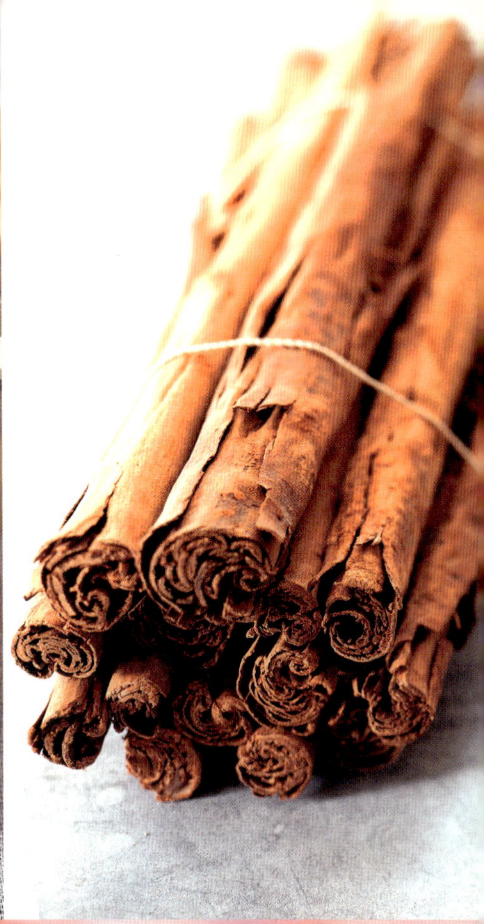
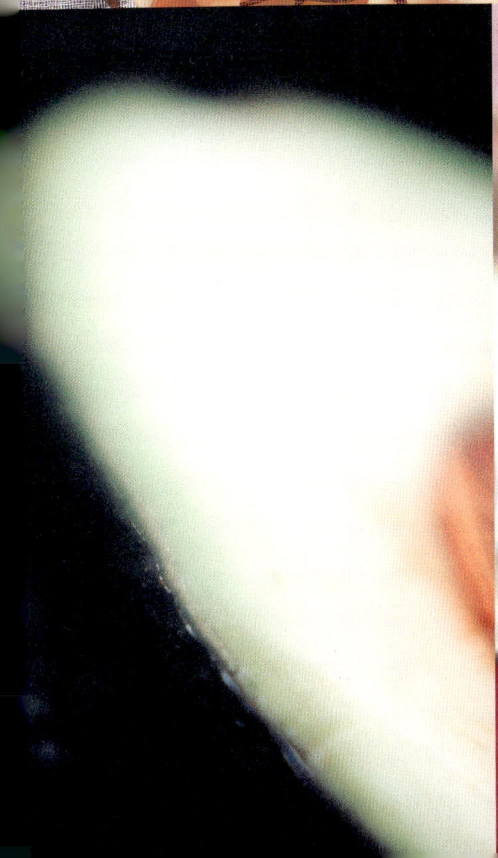
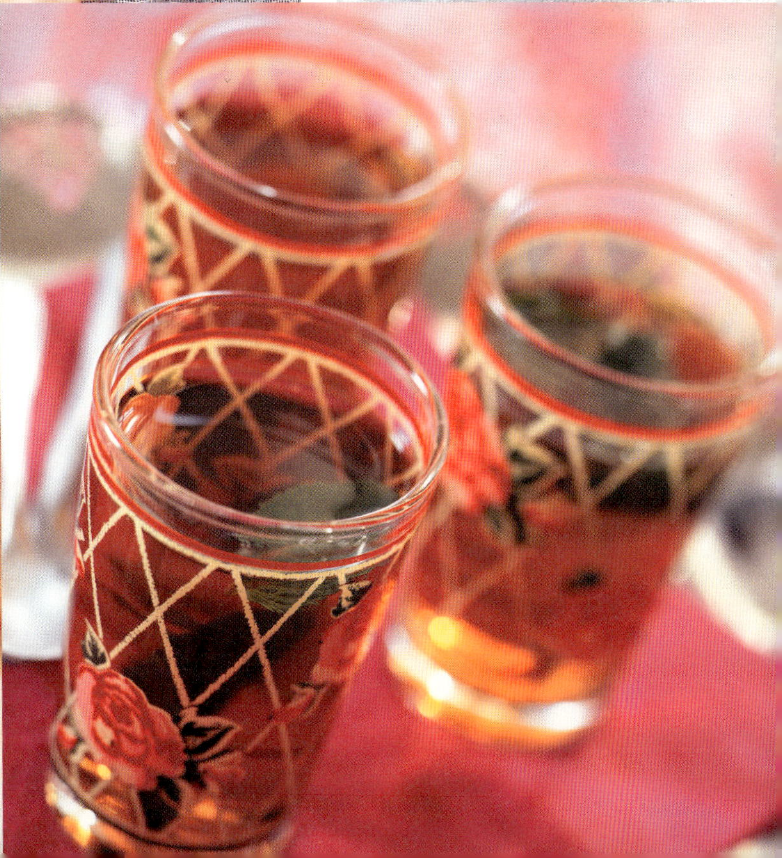

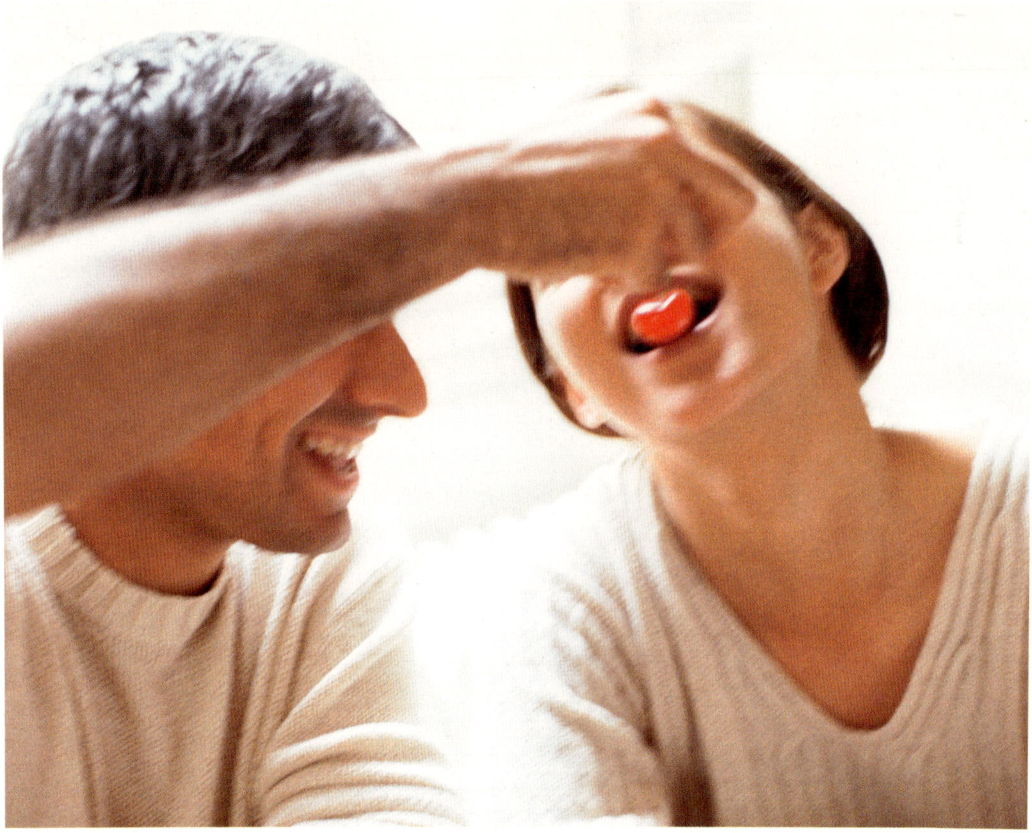

AUSTERN MIT AROMATISCHEN KRÄUTERN

Austern gehören zu den erprobtesten Aphrodisiaka.
Acht Austern öffnen und das Fleisch herausnehmen, abseihen und die Flüssigkeit auffangen. Petersilie, Kerbel und Dill hacken und mit je einem Esslöffel Semmelbrösel, Öl und geriebenen Parmesan, dann mit ein paar Tropfen Cognac und Tabasco sowie einer Prise Tafelsalz mischen und mit dem Austerwasser verrühren. Jede Auster in ihre Schale legen und mit der Mischung übergießen, 10 Minuten überbacken und auf einer Platte in einem Bett von grobem Salz servieren.

SEXDRINK

Dieses Getränk macht angeblich aus jeder Nacht ein Erlebnis. Wenn ihr aber schon auf die Entfesslung der Leidenschaft gefasst seid, wirkt ein Gläschen natürlich noch stärker. Zutaten: Gin, Kokosmilch (frisch oder aus der Dose), frisch geriebener Ingwer und Pernod. Mischt und dosiert die Zutaten so, wie's euch am besten schmeckt.

Ambiente für guten Sex

Wer einen neuen Schauplatz für guten Sex sucht, braucht seine Wohnung nicht zu verlassen. Mit ein bisschen Fantasie macht ihr viele Reisen, die kaum etwas kosten. Ich war mal in einem Hotel, wo das Bett im Zimmer von einem Moskitonetz umgeben wurde. Das schuf eine eindrucksvolle Atmosphäre. Nicht, dass es dort viele Insekten gegeben hätte; es war wohl nur ein Einfall des Innenarchitekten. Nach meiner Heimkehr kaufte ich sofort ein Moskitonetz für mein Bett. Wenn ich mich in eine andere Umwelt versetzen möchte, hänge ich es auf.

Das Liebesleben am französischen Hof. Sicher ist nicht alles wahr, was vom zügellosen Liebesleben erzählt oder in Büchern und Filmen wie *Gefährliche Liebschaften* gezeigt wird. Uns interessiert weniger die historische Wahrheit als die Fantasie, die uns raffinierte Vergnügungen in Königspalästen vor Augen stellt. Unter Ludwig XIV. dekorierten die französischen Kurtisanen ihre Räume für jede sexuelle Begegnung komplett neu und änderten sogar Design und Duft ihrer Bettwäsche, um den Wünschen ihrer Liebhaber zu entsprechen.

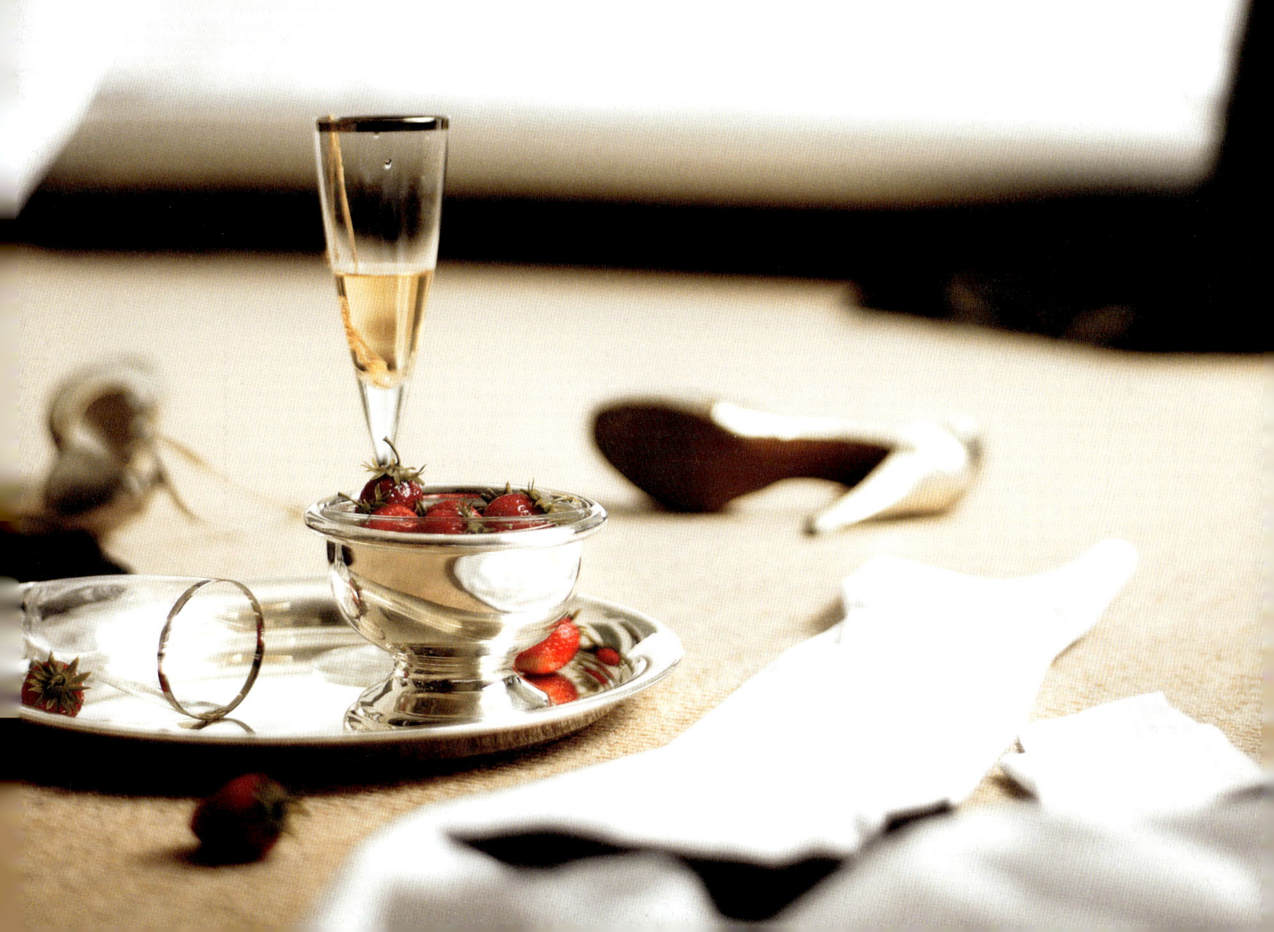

Raus mit dem Familienfoto mit Hund. Du bist voller Eifer beim Sex, und dein Blick fällt auf das Bild der Familie, inklusive Großeltern und Hund. Das solltest du durch Fotos von euch beiden in kräftigeren Farben ersetzen: nackt, in erotischer Pose oder direkt beim Sex ... Hänge ruhig viele Bilder an die Wand – Digitalfotografie macht's möglich.

Diwan aus Tausendundeine Nacht. Zugegeben, eigentlich weiß ich nicht, wie die Wohnräume in dieser Märchensammlung eigentlich aussehen. Da wir aber nun einmal vom Orient fasziniert sind, gehe ich davon aus, dass da schöne arabische Teppiche und enorme Kissen sind, sowie seidene Laken in allen Farben. Und betäubender Wohlgeruch!

»Roxanne, you don't have to put on the red light!« Was auch immer man gegen käufliche Liebe einwenden kann, sie hat auch etwas Positives: die Beleuchtung. Es ist unvorstellbar, wie viele Veränderungen im Raum so ein paar farbige Leuchten an strategisch richtigem Ort bewirken. Für den Anfang empfehle ich das klassische rote Licht und ein bisschen Jazzmusik.

Der Garten der Lüste. Vielleicht kennst du das: Wann immer ich an einem Blumengeschäft vorbeikomme, fühle ich mich erotisiert durch die vielen Düfte. Der Teil meines Gehirns, der den Geruchssinn beherbergt, scheint direkt neben dem zu liegen, von dem mein sexueller Appetit ausgeht. Verwandle deine Wohnung in einen Garten der Lüste. Das heißt nicht, dass du einen vollgestopften Blumenladen daraus machst. Such ein paar Schmuckpflanzen und zwei, drei Blumensorten für den Duft. Mein Vorschlag: Rosen und Gladiolen.

Die Reise zum Sex in 80 Laken. Würdest du Unterwäsche mit Holzfällerkaro tragen? Nein, oder? Jede Stoffart hat ihren Ort und ihre Zeit, deshalb lohnt es sich, für aufregende Nächte ein paar Seidenensembles in verschiedenen Farben bereitzuhalten – z. B. rot, schwarz und weiß. Und wenn die sexuellen Bedürfnisse ganz dringend sind, warum solltest du Zeit mit Lakenwechseln vertrödeln? Lass es bleiben!

Macht aus eurem Schlafzimmer die **Bühne eurer Leidenschaft.** Ihr selbst bestimmt Inhalt und Bühnenbild!

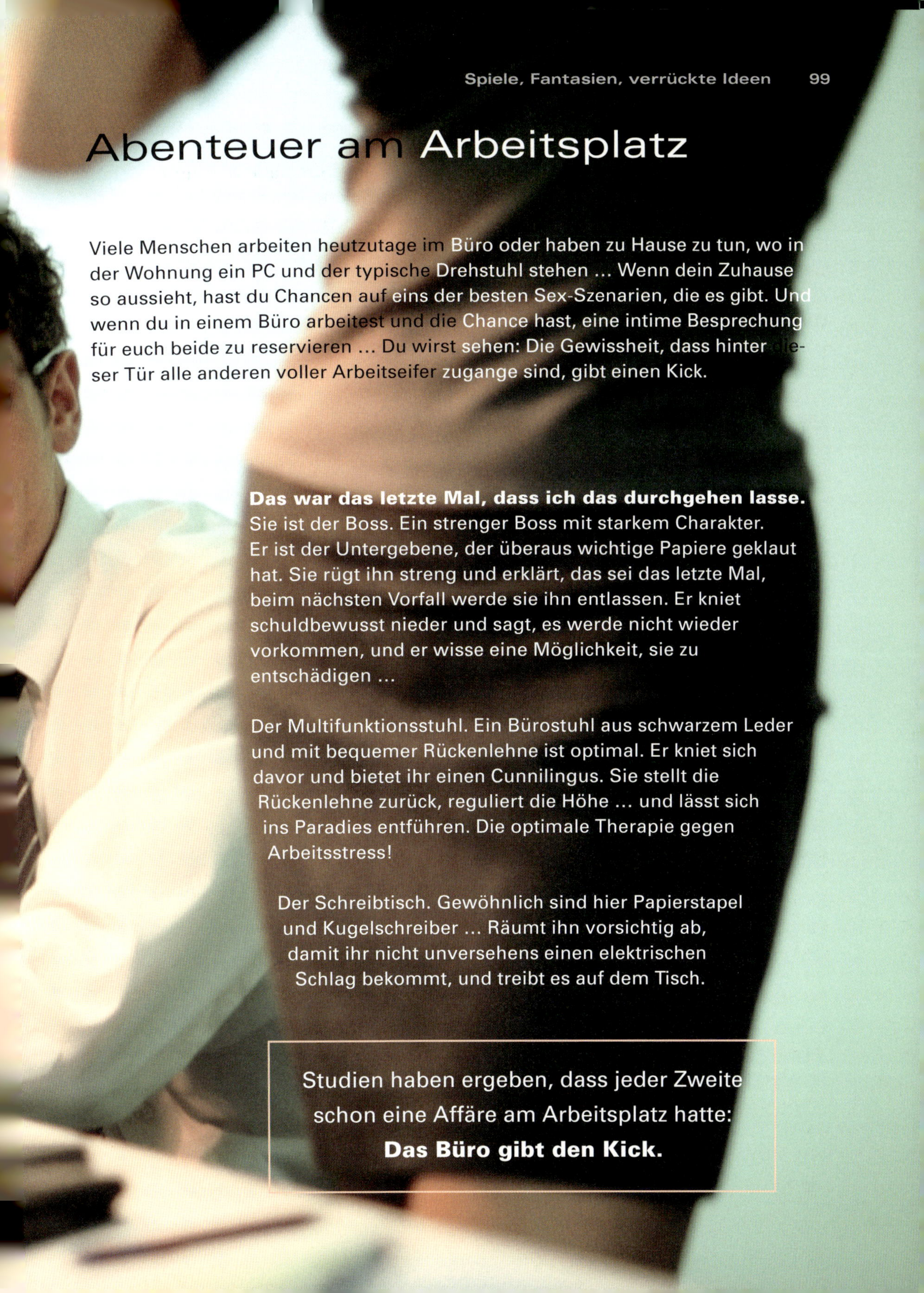

Abenteuer am Arbeitsplatz

Viele Menschen arbeiten heutzutage im Büro oder haben zu Hause zu tun, wo in der Wohnung ein PC und der typische Drehstuhl stehen … Wenn dein Zuhause so aussieht, hast du Chancen auf eins der besten Sex-Szenarien, die es gibt. Und wenn du in einem Büro arbeitest und die Chance hast, eine intime Besprechung für euch beide zu reservieren … Du wirst sehen: Die Gewissheit, dass hinter dieser Tür alle anderen voller Arbeitseifer zugange sind, gibt einen Kick.

Das war das letzte Mal, dass ich das durchgehen lasse. Sie ist der Boss. Ein strenger Boss mit starkem Charakter. Er ist der Untergebene, der überaus wichtige Papiere geklaut hat. Sie rügt ihn streng und erklärt, das sei das letzte Mal, beim nächsten Vorfall werde sie ihn entlassen. Er kniet schuldbewusst nieder und sagt, es werde nicht wieder vorkommen, und er wisse eine Möglichkeit, sie zu entschädigen …

Der Multifunktionsstuhl. Ein Bürostuhl aus schwarzem Leder und mit bequemer Rückenlehne ist optimal. Er kniet sich davor und bietet ihr einen Cunnilingus. Sie stellt die Rückenlehne zurück, reguliert die Höhe … und lässt sich ins Paradies entführen. Die optimale Therapie gegen Arbeitsstress!

Der Schreibtisch. Gewöhnlich sind hier Papierstapel und Kugelschreiber … Räumt ihn vorsichtig ab, damit ihr nicht unversehens einen elektrischen Schlag bekommt, und treibt es auf dem Tisch.

Studien haben ergeben, dass jeder Zweite schon eine Affäre am Arbeitsplatz hatte: **Das Büro gibt den Kick.**

Der Wunderkoffer

Je mehr Geheimnisse beim Sex mitspielen, desto aufregender wird er … Schließe die Augen und lass deine Fantasie schweifen. Du kommst heim und findest einen Wunderkoffer am Fußende deines Bettes. Wenn du ihn öffnest, siehst du dich selbst als Protagonisten deiner heißesten Fantasien. Vergiss nie: **Der beste Wunderkoffer ist deine Vorstellungskraft**. Dieses Spiel gelingt am besten, wenn ihr als Schatztruhe einen hübschen Koffer benutzt, den jeder nach seinem Geschmack ausschmücken kann.

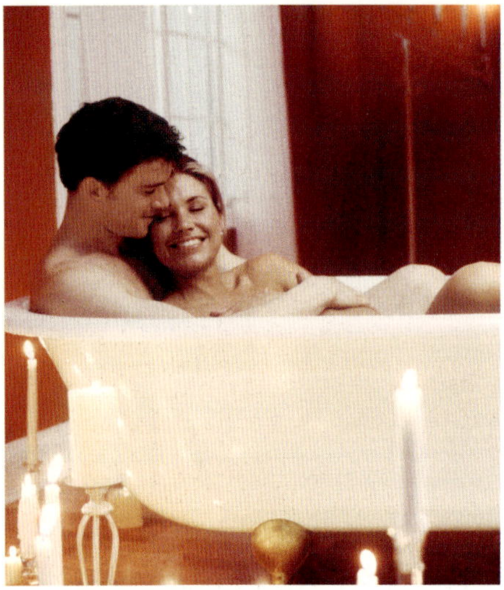

EINE KERZE FÜR JEDE LIEBKOSUNG

Du bist Chef. Dein Partner soll sich hinlegen. Ziehe ihn langsam aus. Er darf dich nicht berühren. Dazu spielt z. B. indische oder eine andere geheimnisvolle, sinnliche Musik. Du bleibst angezogen. Nimm eine Kerze aus dem Koffer, zünde sie an und lösche das Licht. Nimm eine zweite Kerze, zünde sie an und küsse deinen Partner lange und tief. Und so weiter: Für jede Kerze, die du anzündest, gibst du eine Zärtlichkeit, lässt dich aber nicht berühren. Du wirst mindestens 30 Kerzen brauchen, die du im Raum verteilst. Mit dem Anzünden der letzten steigerst du dich.

DIE SCHATZTRUHE DER FANTASIEN

Passen alle Stellungen, Zärtlichkeiten und Küsse, die du geben und empfangen möchtest, in eine Truhe? Kaufe Pergamentpapier und schreibe alle Fantasien auf, die dir einfallen, jede auf ein Blatt. Es gibt keine Obergrenze für die Zahl. Hebe die Pergamentbögen in der Schatztruhe auf und … Auch wenn du sie nie hervorholst, diese Truhe enthält einen Schatz.

SPIELESAMMLUNG

Du träumst von einem Koffer voller Fantasieobjekte: ein paar Nebenfrauen, ein Vibrator aus Spezialmaterial …? Schreibt einzeln die Fantasien auf, die ihr als Paar gern ausprobieren würdet und die mit einem Gegenstand zu tun haben, z. B. mit einer roten Seidenfessel. Ihr könnt ausmachen, dass jeder in den nächsten 10 Tagen Gegenstände besorgt, die in den Fantasien des anderen auftauchen. Wenn der Tag da ist: Auf geht's! Danach benehmt euch wie brave Kinder und räumt die Spielsachen wieder in den Koffer bis zum nächsten Spieleabend.

Spielzeug für Erwachsene

»Der Mensch ist nur da ganz Mensch, wo er spielt«, sagt der Dichter Friedrich Schiller. Ob er dabei an Sex gedacht hat, weiß niemand, aber eines ist gewiss: Sex muss keineswegs immer todernst sein. Wenn die Grundbedürfnisse der Fortpflanzung und des Überlebens befriedigt sind, kommen die Gemeinsamkeit, die Spiele … alles, was aus Sex ein Zeugnis der Lebensbejahung macht. Heute schon findet sich Sexspielzeug in den Schränken vieler Paare, als Möglichkeit, am Sex mehr Spaß zu haben.

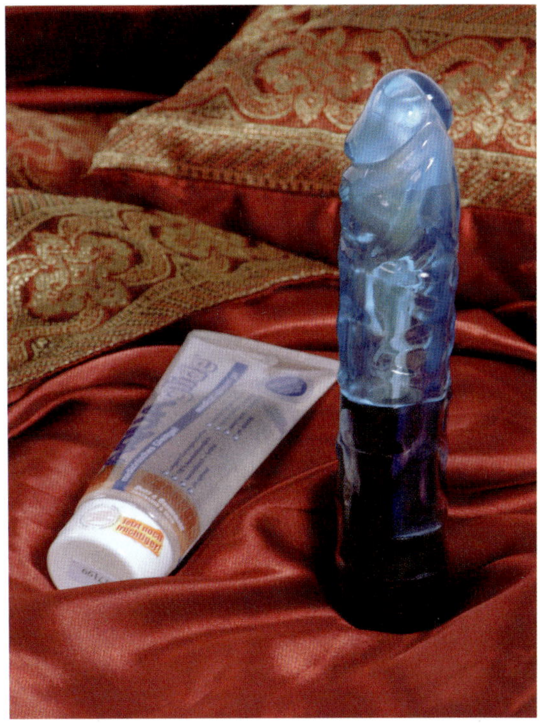

SPIELZEUG FÜR SIE

Vibratoren. Der Inbegriff des Sexspielzeugs: ein vibrierendes Gerät in Penisform. Einfach, aber wirkungsvoll. Wenn kein Partner da ist, ist der Vibrator ein treuer Gefährte. Er lässt sich aber auch lustvoll in der Aufwärmphase anwenden oder um einen Orgasmus herbeizuführen, wenn der Partner früher kommt. Es gibt ihn in vielen Formen und Farben. Zu manchen gehört auch ein Anhängsel, das die Klitoris stimuliert. Andere haben zwei Spitzen, um die gleichzeitige Penetration der Vagina und des Anus zu ermöglichen.

Dildos. Von gleichem Aussehen wie Vibratoren, aber ohne Vibration.

Chinakugeln. Das »Hände-frei« unter den Sextoys. Diese Kugeln werden von der Frau in die Vagina eingeführt. Ihre Bewegungen führen zu superangenehmen Gefühlen. Du kannst sie vor einem Spaziergang einführen oder wenn du mit deinem Liebsten ausgehst. Wie auch immer, sei vorsichtig. Jeden Augenblick kann dich ein wahnsinniges Verlangen unberechenbar machen.

Analspiele. Vibratoren und Dildos für den Analbereich sind anders als die für die Vagina. Sie sind gewöhnlich kleiner und haben eine breiteres Ende, damit sie nicht ganz in den Anus gleiten.

Federn. Die zärtlichste aller Liebkosungen und wohl das Lieblingsspielzeug aller Frauen: eine Feder, die ihre intimsten Körperteile streichelt.

SPIELZEUG FÜR IHN

Männer sind vielleicht zögerlicher bei der Verwendung von Sextoys, weil sie selbst die Hauptrolle behalten möchten. Wer es aber einmal versucht hat, reserviert ein Fach im Schrank für seine Spielsachen.

Penisring. Dieses Spiel verlängert die Lust für beide. Der Ring umfasst die Peniswurzel und hält den Blutfluss vom erigierten Penis zurück. Zu manchen Modellen gehört ein Anhängsel, das die Klitoris während der Penetration stimuliert.

Spezialkondome. Für ihn ein Spielzeug, für sie ein echtes Geschenk. Verschiedene Formen und Oberflächen stehen zur Auswahl – sie wird bald ihren Favoriten finden.

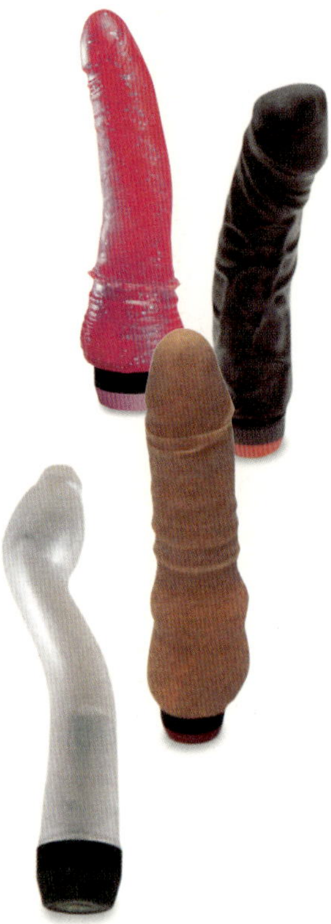

Ein Sexshop zu Hause

Die Sextoys, die ich eben vorgestellt habe, gehören zu den typischen Utensilien, die man im Sexshop kaufen kann. Sie sind sozusagen die Basisausstattung für die Schatztruhe eines Paares, das spielen und neue Empfindungen ausprobieren möchte. Vielleicht möchtest du nach einiger Spielerfahrung deine Spielzeugsammlung erweitern. Vielleicht hast du mit einem simplen Vibrator angefangen und versuchst es bald mit einem Schmetterling usw. Hier folgen einige weitere Sexspielsachen.

SCHNELLE UND DISKRETE VIBRATOREN

Ein gutes Beispiel für diesen Vibratorentyp ist der Fukuoku 9000. Das Besondere an ihm ist seine Anpassung an das letzte Fingerglied. Deshalb empfiehlt er sich vor allem für Frauen, die sehr schnell masturbieren müssen.

Es gibt auch Vibratoren und Dildos mit Sternzeichen, mit Überraschungen, in allen Größen und Oberflächenstrukturen, unterschiedlich in Tempo und Wirkung, für innere oder äußere Anwendung und noch viel mehr.

SCHMETTERLINGE

Kleine Gelatine-Schmetterlinge werden mit Gummibändern fixiert (Vorsicht, dass sie nicht drücken). Ohne Zuhilfenahme der Hände stimulieren sie die Klitoris, die Schamlippen oder die Vagina. Das Tempo variiert, der Spaß ist immer da.

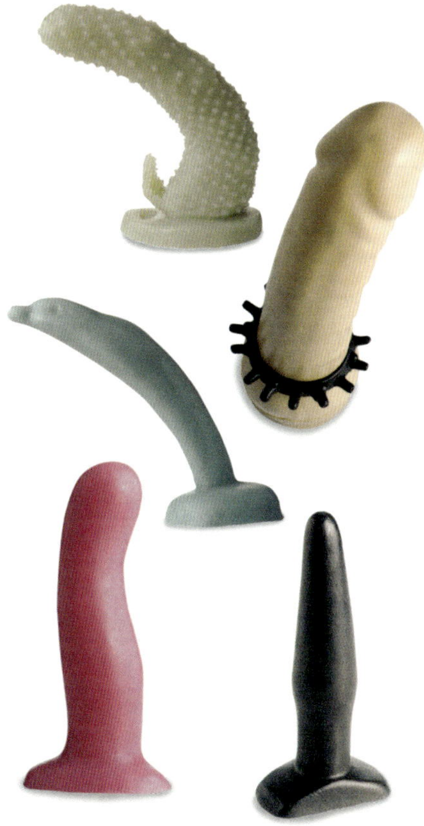

Der vibrierende Schmetterling *Venus penis* kann für eine Frau zum lieben Schoßhündchen werden. Wie ein kleiner Penis dringt er in die Vagina ein, wobei einige Anhängsel Klitoris und Anus liebkosen.

Diese Spielsachen sind sicher das Interessanteste, das ein Sexshop bietet. In Japan sind die Leute verrückt danach. Dort sind Vibratoren in Tierform beliebt, weil es früher tabu war, Sexspielsachen die Gestalt menschlicher Geschlechtsorgane zu geben.

SCHMETTERLING CALL ME

Der Umschnallschmetterling beginnt bei jedem Handysignal, ob Anruf oder SMS, zu vibrieren. Die Wirkung hält 20 Sekunden länger als die Verbindung an. Dabei reagiert der eingebaute Funkempfänger auf jedes Handy im Umkreis von 2 m. So wird der Stadtbummel zu einem ganz besonderen Erlebnis.

THE SECRET SEX SPOTTER

Zu den multifunktionalen Vibratoren gehört *The secret sex spotter*. Er erforscht ihre intimsten Zonen und stimuliert gleichzeitig Klitoris, Vagina und Anus. Dabei ist die Einstellung auf 10 Vibrationsvarianten möglich.

ANAL-WAHNSINN

Vibratoren haben alles Mögliche im Angebot, z. B. Analvibratoren, die aus Kugeln bestehen. Die kleinste bildet die Spitze und wird von immer größeren gefolgt. Die Geschwindigkeit lässt sich beim Eintritt jeder Kugel steigern.

DOPPELSPIEL

Warum nicht mal einen sanften Gelatine- Dildo mit zwei Enden ausprobieren? Durch seine weiche Konsistenz lässt er sich in jede beliebige Form bringen, um beide Partner zu penetrieren. Sehr verwegen (und nur für Männer, die keine Angst vor Analsex haben).

EIN PAAR LINKS

Das Internet bietet Hunderte von Möglichkeiten für alle, die Informationen über Sextoys suchen. Die Adressen ändern sich häufig. Trotzdem sollen einige genannt werden, unter denen ihr verheißungsvolle Spielsachen findet.

www.orion.de
www.eis.de
www.shop.magic-x.com
www.pointoferotic.com
www.beate-uhse.com
www.sinshop.de
www.erotic-toys.de

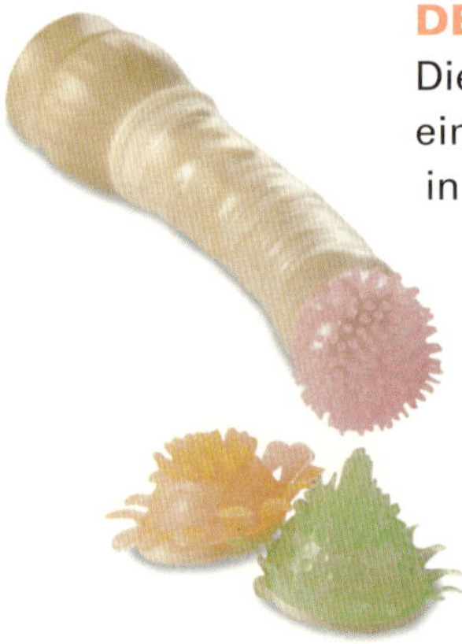

DER KLITORIS-STIMULATOR

Dieses Spielzeug besteht aus einem Penis, der mit zwei Hoden einherkommt. Alles ist mit kleinen Anhängseln ausgestattet, die in den Zonen von Klitoris und Anus wahre Wunder bewirken.

FERNBEDIENUNG

Vibrator-Slip mit Fernbedienung – gib deiner Partnerin das Ding in die Hand, und das Spiel geht los … Warum nicht in einem Restaurant? Oder auf der Straße, heimlich und ohne Ankündigung? Das hängt nur von euch und euren Vorlieben ab.
Unten seht ihr Kugeln in Erdbeerform und drei Fingerspielzeuge.

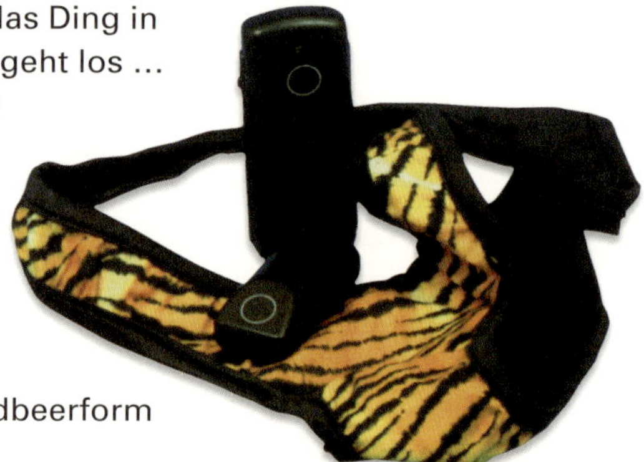

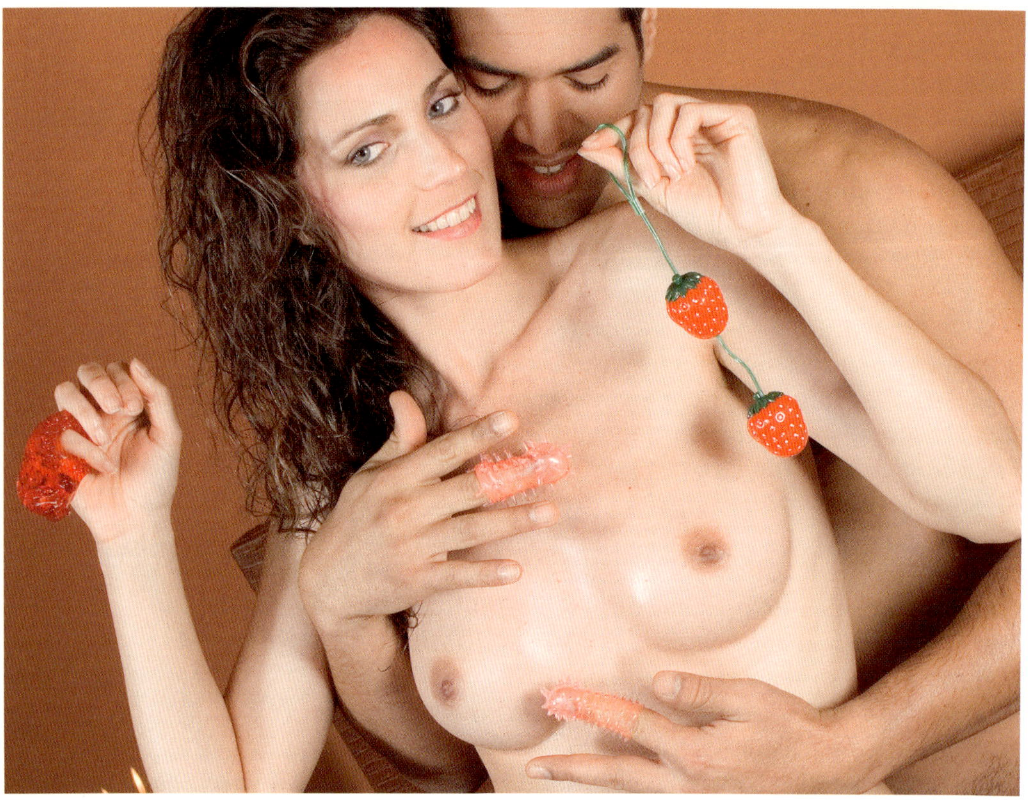

GELATINEKUGELN

Bei manchen Ketten variieren Zahl und Größe der Kugeln. Bei einer werden z. B. die 10 Kugeln immer größer und ermöglichen die Entscheidung, mit wie vielen man spielen will. Mit Gleitmittel und Gefühl ist alles möglich. Wer sie langsam einführt, bewirkt stärkere Stimulation. Wer sie im Augenblick des Orgasmus schnell einführt, macht ihn noch intensiver.

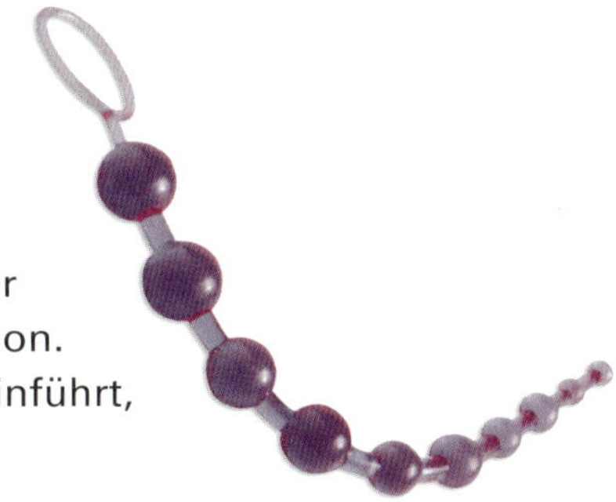

SÜSSER SAUG-VIBRATOR

Dieser Vibrator wurde für die Körperteile der Frau geschaffen, die auf Vibrationen reagieren, z. B. Brustwarzen und Klitoris. Sie lassen sich auch für die Penisspitze verwenden. Spielt abwechselnd damit und erlebt euer blaues Wunder.

KRIBBELNDE BRUSTKLAMMERN

Stelle dir vor, dein Liebster beschenkt dich mit einem ausführlichen Oralsex, und gleichzeitig erlebst du Wonneschauer in deinen Brüsten. Es gibt jetzt vibrierende Brustklammern zu kaufen, die dafür ideal sind und auch ihm gefallen werden.

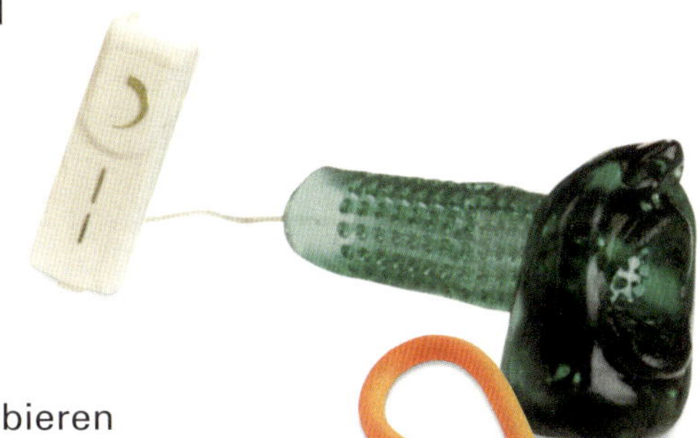

FREUNDSCHAFTSRING

Nur etwas für Männer, die Sextoys ausprobieren wollen. Es gibt unzählige Ringe, die dem Penis ein Maximum an Befriedigung geben sollen. Manche bestehen z. B. aus zwei Silikonringen: Einer wird am Penisschaft platziert, der andere hinter den Hoden. Dazu gehört auch ein Vibrator, der die Klitoris stimuliert und dem Penis Lust bereitet.

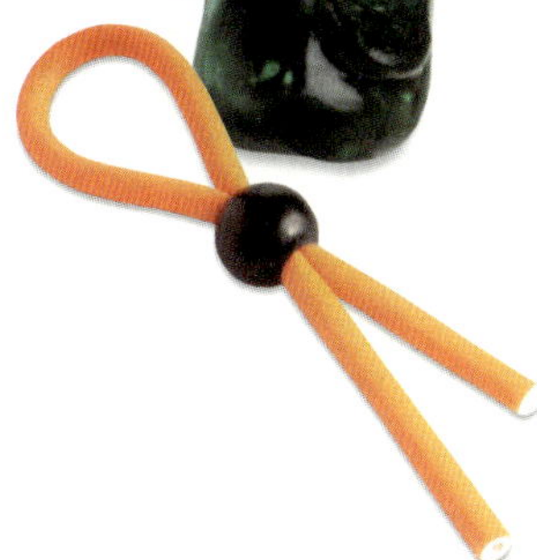

WIE DU ES VERDIENST

Schenke deinem Liebsten einen Vibratorring mit Fernbedienung. Stelle ihm eine schwere Frage und wenn er's nicht weiß, quäle ihn mit Lust, indem du das Ding anstellst. Frage etwas anderes, diesmal was Leichtes, und belohne ihn für die richtige Antwort, indem du den Vibratorring ausschaltest. Ändere die Spielregeln, wie du magst, und treib ihn mit Ein- und Ausschalten zum Wahnsinn.

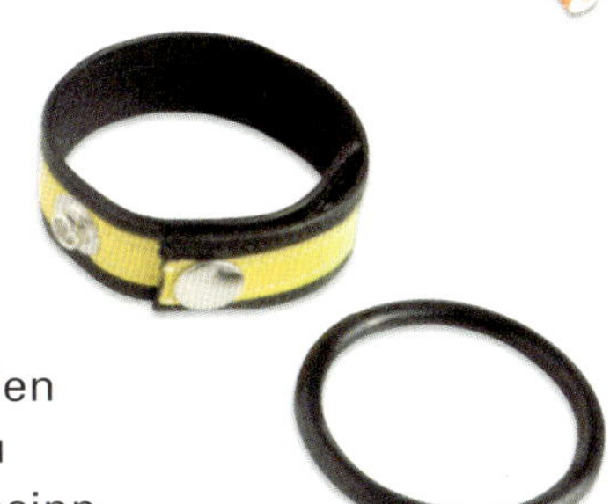

Liebling, was läuft im Fernsehen?

Es ist Samstagabend. Ihr seid ein bisschen müde. Ihr habt gegessen und habt keine Lust zum Ausgehen. Ihr hättet Lust auf eine gute Portion Sex, kommt aber nicht in Fahrt. Ihr könnt das Ambiente durch einen erotischen oder pornografischen Film aufheizen. Die Handlung von Pornofilmen ist gewöhnlich absurd. Die Drehbücher werden oft improvisiert oder richten sich danach, ob der Produzent ein paar Schwesternkittel kriegen kann, bevor die Dreharbeiten losgehen. Ein bisschen Musik stimmt ein, und dann kommt der typische Klempner, der die Rohre freilegen soll, das Bewerbungsgespräch, das als Orgie endet, die Anhalterin und der Lkw-Fahrer ... Sobald sich z. B. der Klempner bückt, um zu sehen, wo es leckt, hebt er der Hausfrau den Rock, und die Handlung rollt ab.

Pornokino gefällt nicht jedem (es richtet sich vor allem an Männer und ist daher oft extrem machohaft), aber ein erotischer Film kann auf sehr unterhaltsame Weise das Eis brechen und einen Übergang zu sexueller Spannung bieten. Man muss ja nicht den ganzen Film ansehen; bei den ersten Sexszenen seid ihr bestimmt selbst in Stimmung. Dann lasst eure Leidenschaft den Rest erledigen.

Sicher gibt es Trillionen von erotischen und pornografischen Filmen. Durch das Internet hat ihre Zahl sich noch einmal unglaublich vermehrt.

FILMVORSCHLÄGE

Einige Filme sind zweifellos bemerkenswert. Sie gehören zu den Klassikern des erotischen oder pornografischen Films.

- *Im Reich der Sinne*, unter der Regie von Nagisa Oshima.
- *Boogie nights*, deutlich erotischer und weniger verzwickt als der vorige Film, zeigt die Abenteuer eines erfolgreichen Pornodarstellers (wobei der enorme Penis von mehr als 30 cm Länge, der am Ende des Films erscheint, eine realistische Plastikimitation ist).
- *Caligula*, unter der Regie von Tinto Brass, mit gewagten Sadomaso-Szenen.
- *Body Heat*, mit Kathleen Turner und William Hurt.
- *Amantes*, mit Jorge Sanz, Maribel Verdú und Victoria Abril.
- *Deep Throat*, ein Klassiker des Pornofilms. Hier erlangt die Schauspielerin Linda Lovelace Befriedigung durch Fellatio, weil ihre Klitoris im Rachen liegt. Prozessiert und von Feministinnen vielfach kommentiert.
- *616 DF.* Ein ungewöhnliches Beispiel von Pornokino von und für Frauen.

Das ist eine winzige Auswahl; sicher hat jeder Leser seine eigene Liste ...

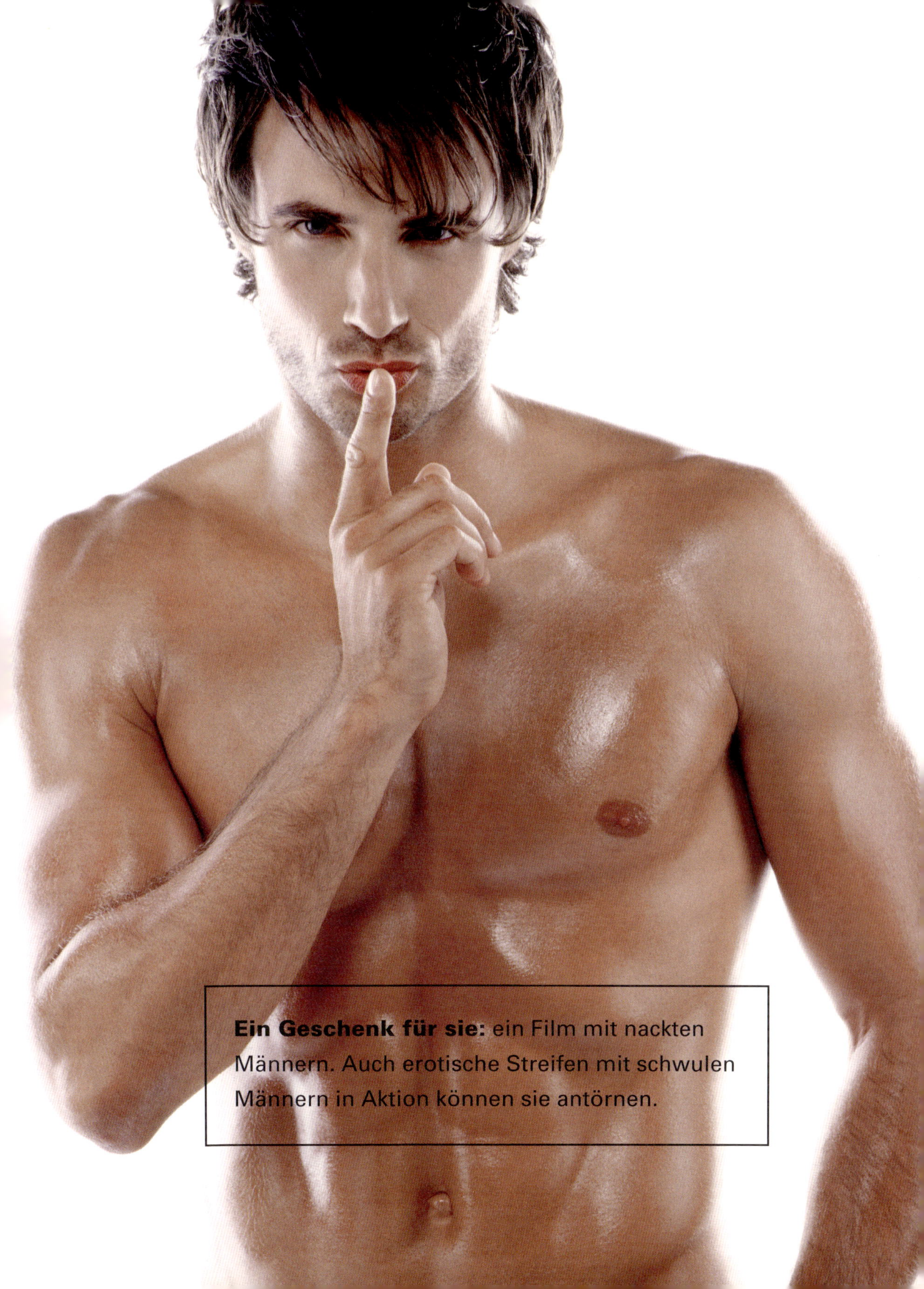

Ein Geschenk für sie: ein Film mit nackten Männern. Auch erotische Streifen mit schwulen Männern in Aktion können sie antörnen.

Tierische Kuriositäten

Diese amüsanten Geschichten aus der Tierwelt können dazu dienen, dass ihr was zu lachen habt, aber ihr könnt sie auch als Fragespiel einsetzen. Lest sie euch abwechselnd vor, und wer falsch tippt, muss ein Kleidungsstück abgeben.

01 **Wer ist der feurigste Liebhaber?** Die männliche Biene, denn sie explodiert bei der Ejakulation. Ihre Genitalien trennen sich vom Körper und bleiben im Körper der Königin.

02 **Welches Tier hat den größten Penis im ganzen Tierreich?** Der Wal. Das erigierte Glied eines Wals kann zwei Meter lang sein.

03 **Welches Weibchen ist am schwersten zu befriedigen?** Die Löwin. Wenn sie in Hitze kommt, braucht sie alle halbe Stunde Sex und das über vier oder fünf Tage und Nächte.

04 **Welches Tier hat zwei Penisse?** Der Hai.

05 **Der kleinste aller Liebhaber?** Das Männchen der grünen Seidenraupe ist winzig neben seiner Geliebten. Er lebt in einer Tasche ihres Körpers und verbringt sein Leben damit, ihre Eier zu befruchten.

06 **Die höchste Promiskuität unter allen Weibchen?** Die Schimpansin. Eine kopulierte innerhalb von fünfzehn Minuten mit acht Männchen.

07 **Welches Tier produziert das größte Sperma?** Relativ zur Körpergröße: Die Fruchtfliege. Bei 3 mm Länge produziert sie Spermatozoiden von 58 mm, also fast 20-mal so groß wie sie selbst.

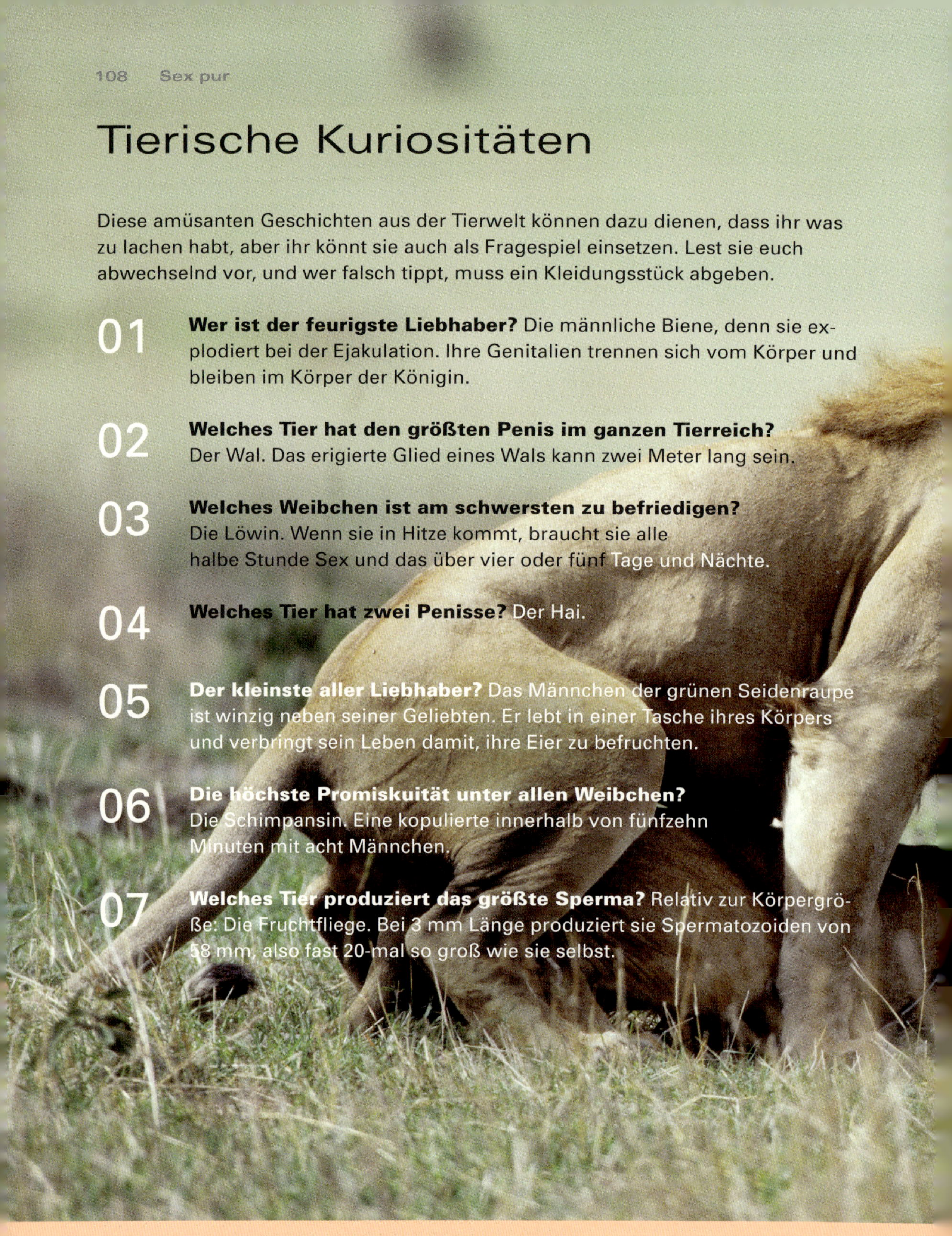

08 **Welches Männchen hat die größten Hoden?** Der Glattwal hat die relativ größten Hoden aller Säugetiere. Jeder von ihnen wiegt ca. 525 Kilo.

09 **Welche Tiere haben den längsten Coitus?** Die Schlangen. Sie bleiben normalerweise 6–12 Stunden beieinander, aber es wurden auch schon Vereinigungen von 23 Stunden beobachtet.

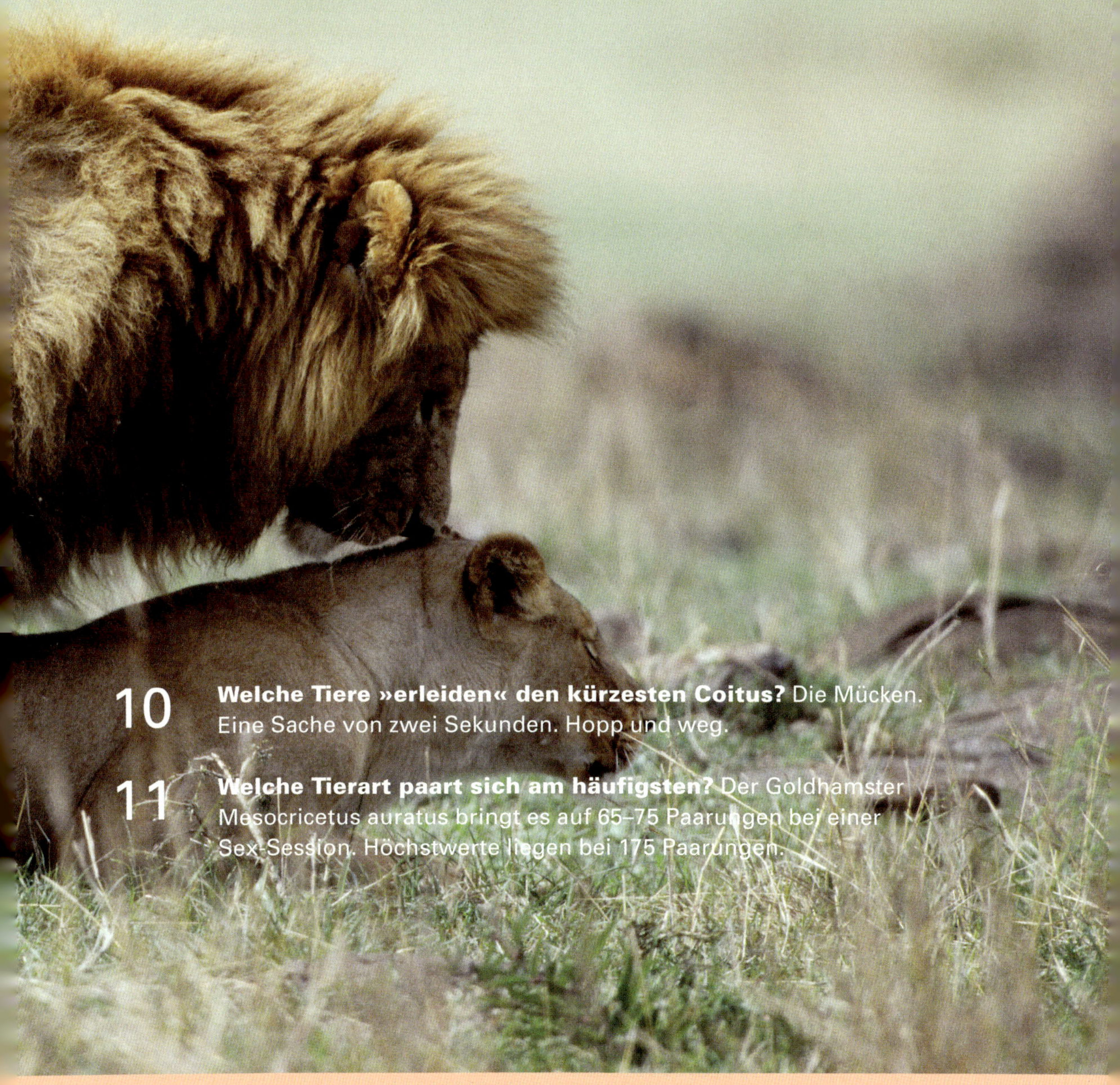

10 **Welche Tiere »erleiden« den kürzesten Coitus?** Die Mücken. Eine Sache von zwei Sekunden. Hopp und weg.

11 **Welche Tierart paart sich am häufigsten?** Der Goldhamster Mesocricetus auratus bringt es auf 65–75 Paarungen bei einer Sex-Session. Höchstwerte liegen bei 175 Paarungen.

Striptease

Beim Striptease kommt jeder in Fahrt. Wer sich für den Partner auszieht, weckt den Exhibitionisten in sich. Beim Zuschauer befriedigt es den Voyeur-Instinkt, wenn sich jemand für ihn auszieht.

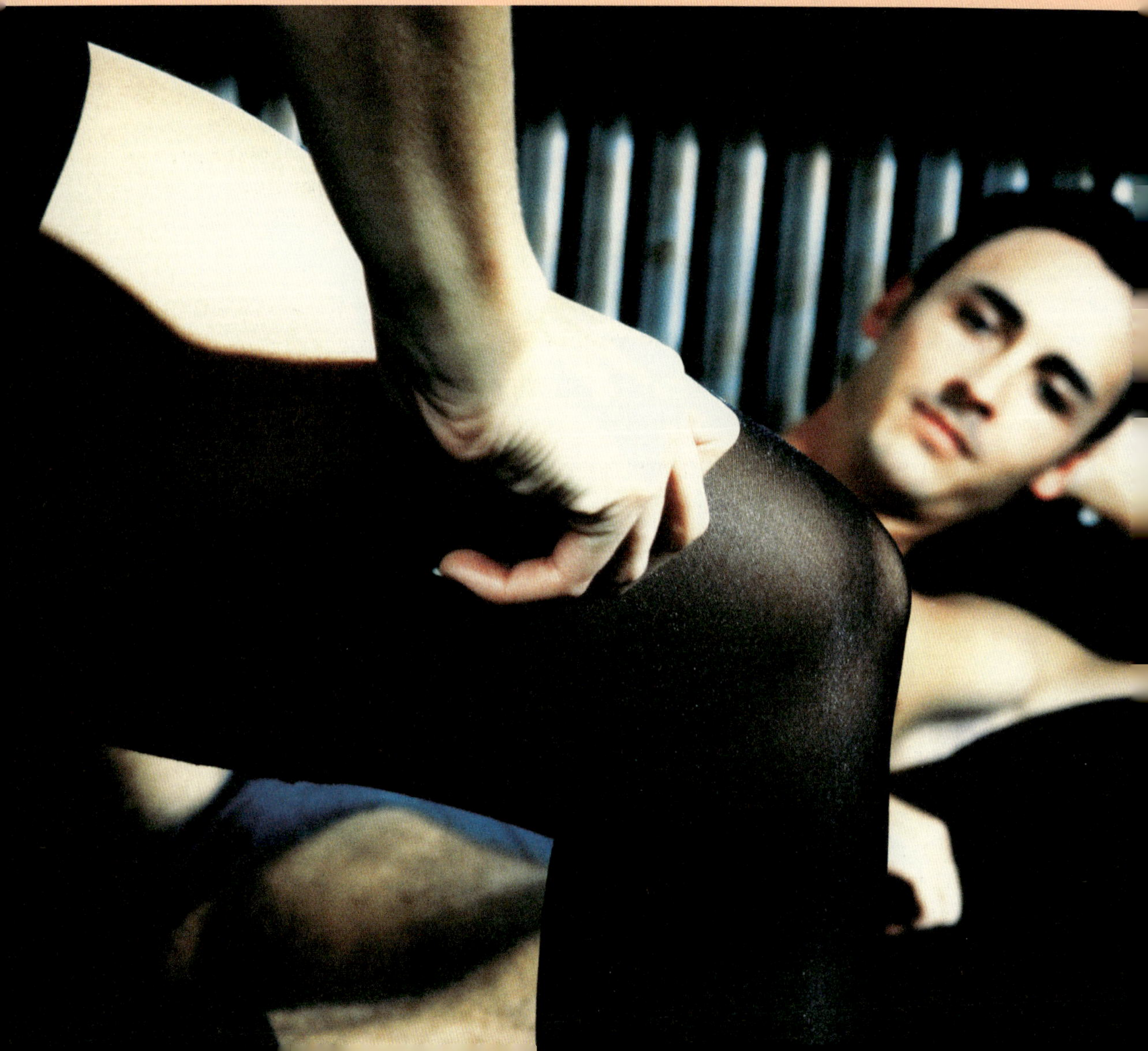

Die Kunst, sich auszuziehen

SETZ DICH, LIEBLING, HIER KOMMT DEIN GESCHENK

Ein Striptease ist eine wunderbare Art zu gratulieren. Er kostet nichts und vertieft die Gemeinsamkeit. Ihr könnt damit zu einem besonderen Anlass gratulieren und den Tag auf diese Weise unvergesslich machen: »Weißt du noch, wie du mir damals mit einem Striptease gratuliertest und ich dich dann packte und ...«

Mit oder ohne Musik, du hast die Wahl. Die zweite Option ist vielleicht besser, weil sie mehr Atmosphäre schafft. Man sagt, dass Männer besonders scharf auf Striptease sind. Mir scheint, oft sind es die Frauen. Gerade weil Männer im Bett meistens direkter auf ihr Ziel losgehen, entdecken Frauen die männliche Sinnlichkeit oft eher, wenn sie sehen, wie sein Hintern und sein Paket im Rhythmus der Musik schwingen.

Mein Tipp: Ein Striptease wird umso besser gelingen, je weniger Ehrgeiz ihr habt. Dein Partner gehört nicht in die Jury, die Mr. oder Miss Striptease wählt. Er oder sie will einfach zusehen, wie du dich bewegst und deine Kleider abwirfst. Abgesehen von der Auswahl der Musik und deiner Kleidung, musst du nur dein Strip-Talent zur Entfaltung bringen.

Das Wichtigste: Bleibe du selbst bei jeder Bewegung: eine Persönlichkeit mit vielen Facetten, fröhlich, entspannt, glücklich und ohne Ängste ...

Überraschungs-Striptease: Du kommst von der Arbeit, sagst kein Wort und fängst an, dich auszuziehen, bis zu deiner sexy Unterwäsche und dem Darunter.

WAS ZIEHE ICH ZUM STRIPTEASE AN?

Du brauchst jetzt kein Vermögen für Kleidung auszugeben, aber vielleicht ist dies der Augenblick für die Einweihung von ein paar außergewöhnlichen Dessous. Dein Auftrittskostüm muss nichts Besonderes sein. Für einen Striptease sind die Dessous wichtiger, und ein paar Accessoires: eine Korsage, ein String-Tanga, High Heels, ein Sombrero wie im Kabarett, eine Matrosenmütze, eine Federboa, eine lange Perlenkette ...

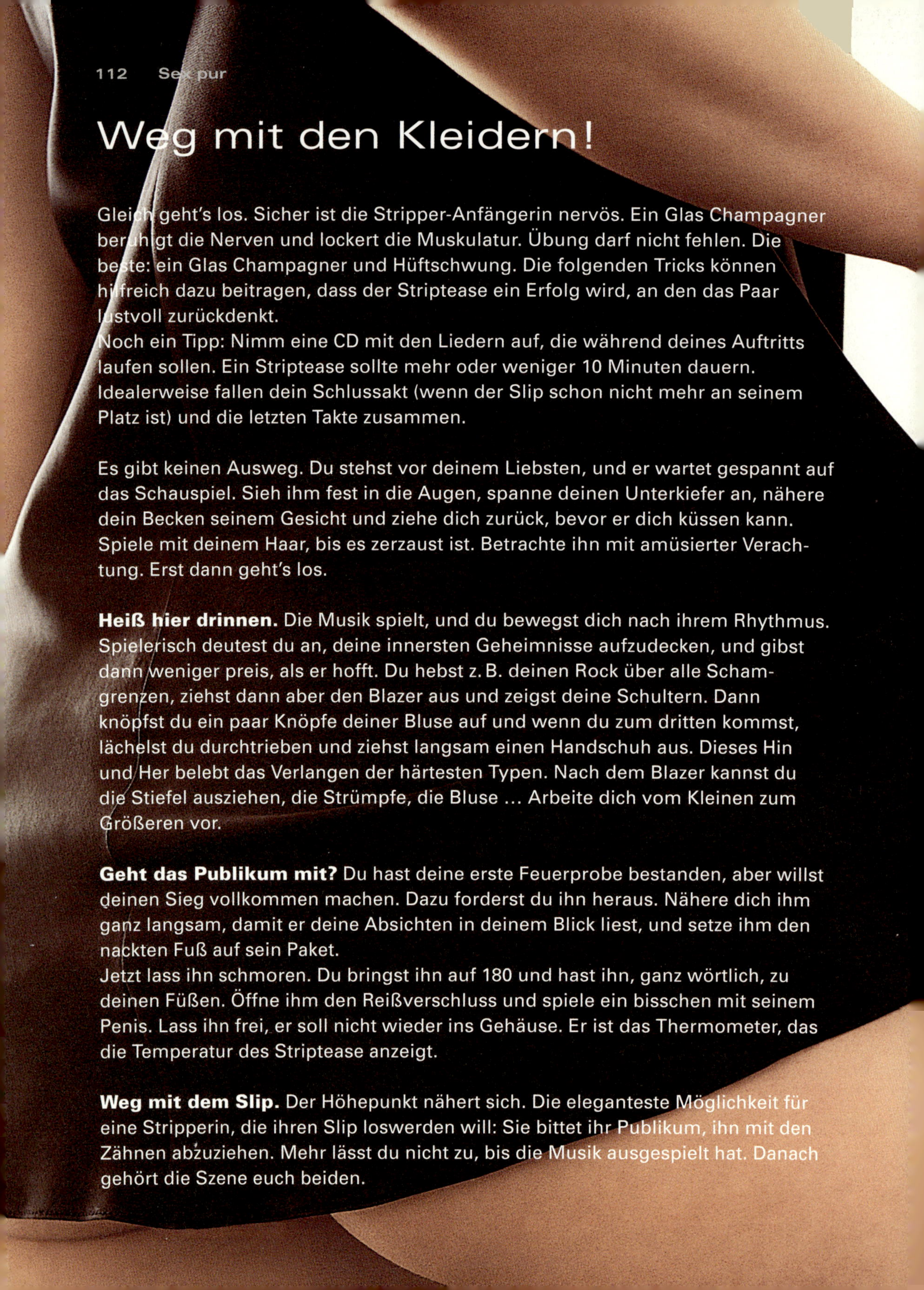

Weg mit den Kleidern!

Gleich geht's los. Sicher ist die Stripper-Anfängerin nervös. Ein Glas Champagner beruhigt die Nerven und lockert die Muskulatur. Übung darf nicht fehlen. Die beste: ein Glas Champagner und Hüftschwung. Die folgenden Tricks können hilfreich dazu beitragen, dass der Striptease ein Erfolg wird, an den das Paar lustvoll zurückdenkt.
Noch ein Tipp: Nimm eine CD mit den Liedern auf, die während deines Auftritts laufen sollen. Ein Striptease sollte mehr oder weniger 10 Minuten dauern. Idealerweise fallen dein Schlussakt (wenn der Slip schon nicht mehr an seinem Platz ist) und die letzten Takte zusammen.

Es gibt keinen Ausweg. Du stehst vor deinem Liebsten, und er wartet gespannt auf das Schauspiel. Sieh ihm fest in die Augen, spanne deinen Unterkiefer an, nähere dein Becken seinem Gesicht und ziehe dich zurück, bevor er dich küssen kann. Spiele mit deinem Haar, bis es zerzaust ist. Betrachte ihn mit amüsierter Verachtung. Erst dann geht's los.

Heiß hier drinnen. Die Musik spielt, und du bewegst dich nach ihrem Rhythmus. Spielerisch deutest du an, deine innersten Geheimnisse aufzudecken, und gibst dann weniger preis, als er hofft. Du hebst z. B. deinen Rock über alle Schamgrenzen, ziehst dann aber den Blazer aus und zeigst deine Schultern. Dann knöpfst du ein paar Knöpfe deiner Bluse auf und wenn du zum dritten kommst, lächelst du durchtrieben und ziehst langsam einen Handschuh aus. Dieses Hin und Her belebt das Verlangen der härtesten Typen. Nach dem Blazer kannst du die Stiefel ausziehen, die Strümpfe, die Bluse … Arbeite dich vom Kleinen zum Größeren vor.

Geht das Publikum mit? Du hast deine erste Feuerprobe bestanden, aber willst deinen Sieg vollkommen machen. Dazu forderst du ihn heraus. Nähere dich ihm ganz langsam, damit er deine Absichten in deinem Blick liest, und setze ihm den nackten Fuß auf sein Paket.
Jetzt lass ihn schmoren. Du bringst ihn auf 180 und hast ihn, ganz wörtlich, zu deinen Füßen. Öffne ihm den Reißverschluss und spiele ein bisschen mit seinem Penis. Lass ihn frei, er soll nicht wieder ins Gehäuse. Er ist das Thermometer, das die Temperatur des Striptease anzeigt.

Weg mit dem Slip. Der Höhepunkt nähert sich. Die eleganteste Möglichkeit für eine Stripperin, die ihren Slip loswerden will: Sie bittet ihr Publikum, ihn mit den Zähnen abzuziehen. Mehr lässt du nicht zu, bis die Musik ausgespielt hat. Danach gehört die Szene euch beiden.

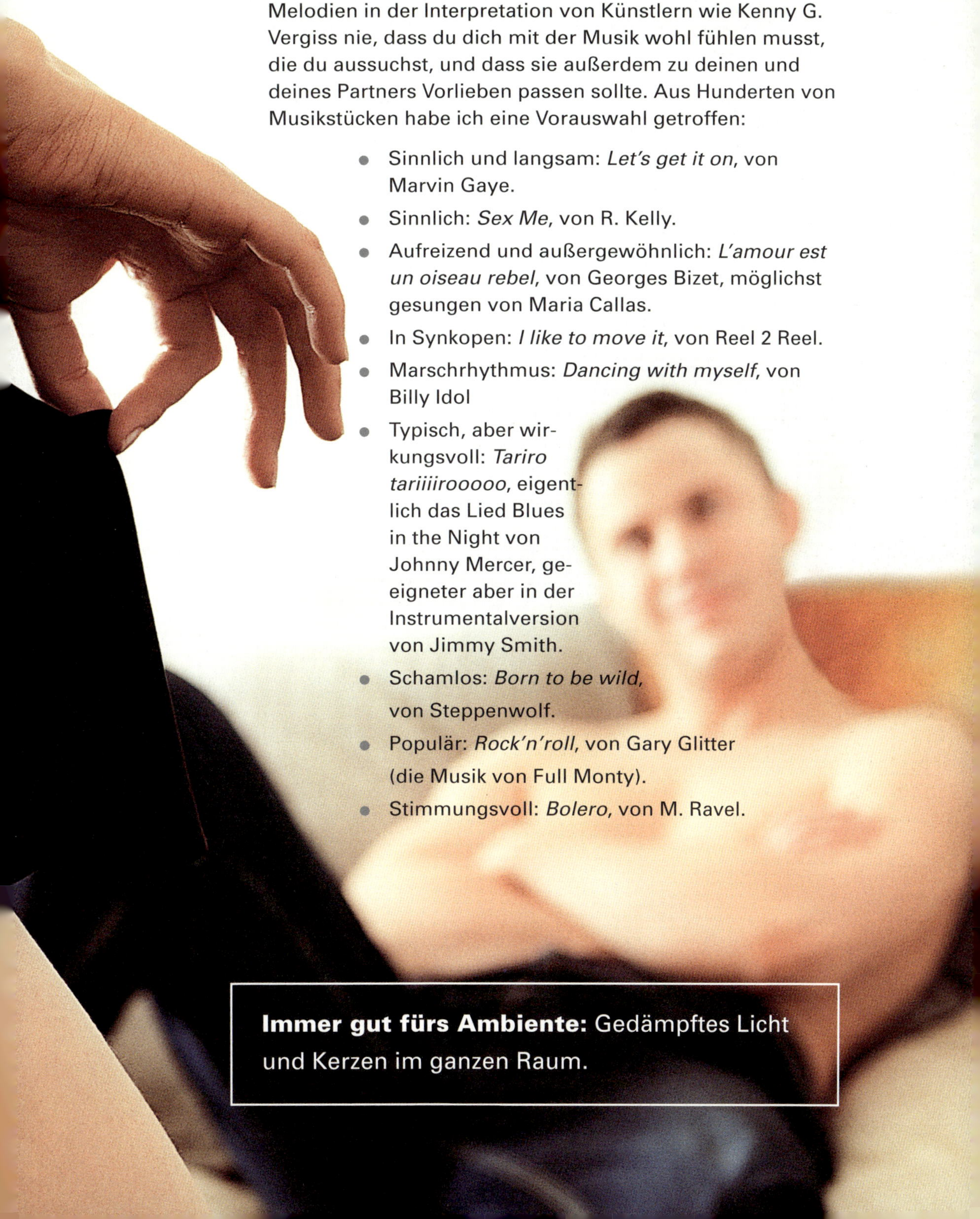

Die Musik. Blasmusik funktioniert im Allgemeinen gut, z. B. Melodien in der Interpretation von Künstlern wie Kenny G. Vergiss nie, dass du dich mit der Musik wohl fühlen musst, die du aussuchst, und dass sie außerdem zu deinen und deines Partners Vorlieben passen sollte. Aus Hunderten von Musikstücken habe ich eine Vorauswahl getroffen:

- Sinnlich und langsam: *Let's get it on*, von Marvin Gaye.
- Sinnlich: *Sex Me*, von R. Kelly.
- Aufreizend und außergewöhnlich: *L'amour est un oiseau rebel*, von Georges Bizet, möglichst gesungen von Maria Callas.
- In Synkopen: *I like to move it*, von Reel 2 Reel.
- Marschrhythmus: *Dancing with myself*, von Billy Idol
- Typisch, aber wirkungsvoll: *Tariro tariiiiroooo*, eigentlich das Lied Blues in the Night von Johnny Mercer, geeigneter aber in der Instrumentalversion von Jimmy Smith.
- Schamlos: *Born to be wild*, von Steppenwolf.
- Populär: *Rock'n'roll*, von Gary Glitter (die Musik von Full Monty).
- Stimmungsvoll: *Bolero*, von M. Ravel.

Immer gut fürs Ambiente: Gedämpftes Licht und Kerzen im ganzen Raum.

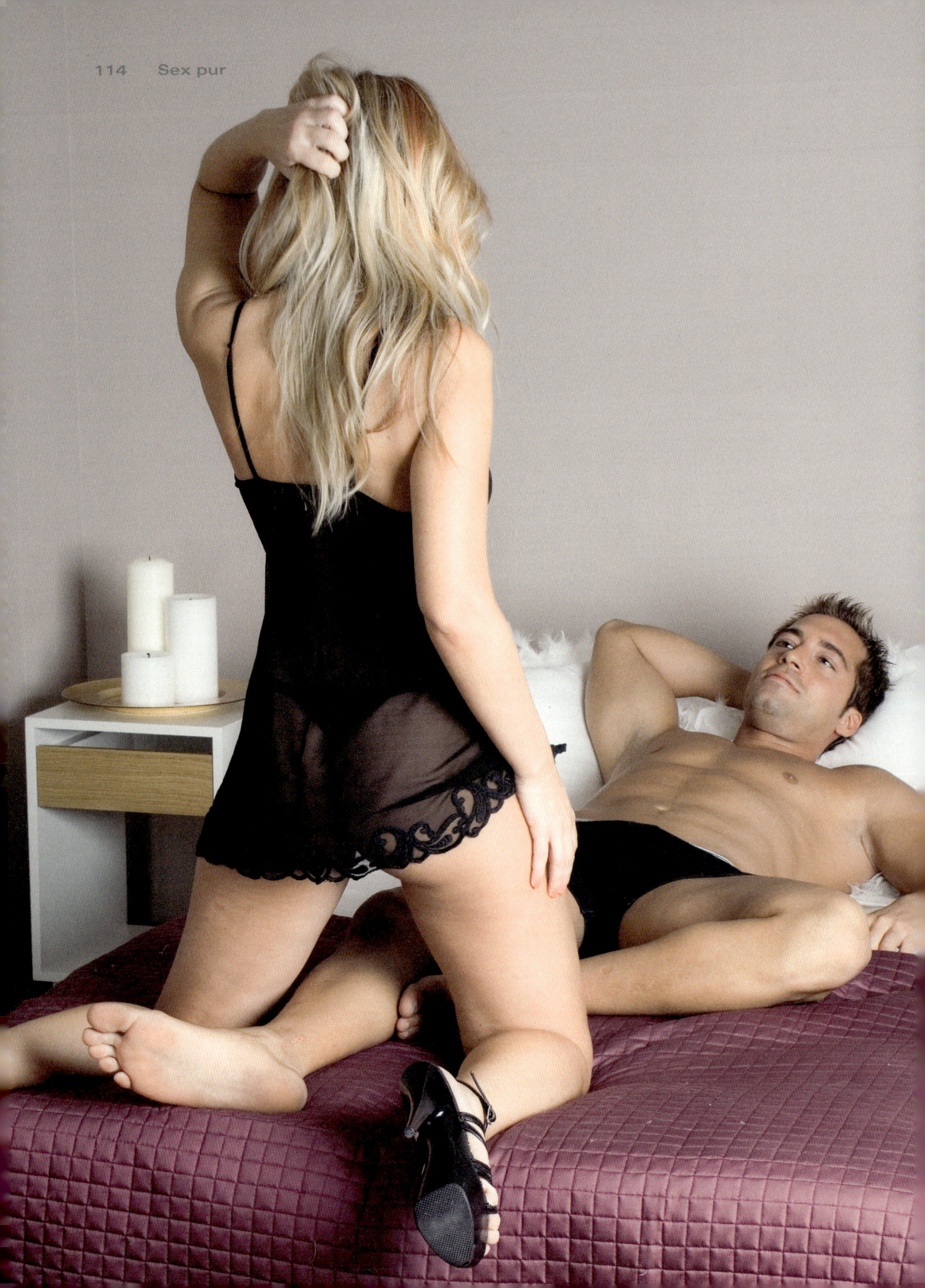

Hier kommt der harte Typ

Du machst Striptease und erfindest eine Persönlichkeit dazu: den harten Typ, den Neuling, den Playboy … (die Rolle des harten Typs gibt oft am meisten Sicherheit). Du siehst deine Liebste an, als wärst du Striptease-Weltmeister, mit dem Blick eines Berufsmodels, halb Geringschätzung, halb Mitleid. **Suche einen sexy Tanga aus**, der zu dem unterhaltsamen Anlass passt: Wenn du die Hose ausziehst, wird ihr Blick auf eine ganz bestimmte Stelle fallen. Drücke auf Play, und die Musik fängt an.

Der Macho an der Macht. Um einen Schuh auszuziehen, brauchst du die Hilfe des anderen Fußes. Bloß keinen Fuß heben, sonst kommst du als Laie leicht ins Schwanken und landest mit deinen Knochen auf dem Boden. Ein fundamental wichtiger Rat: Bloß keine Socken! In der DNA von Frauen muss etwas sein, das nackte Männer in Socken für sie prinzipiell unsexy macht. Führe deine Bewegungen in Ruhe aus, beschleunige sie auf keinen Fall. Langsamkeit ist deine Waffe.

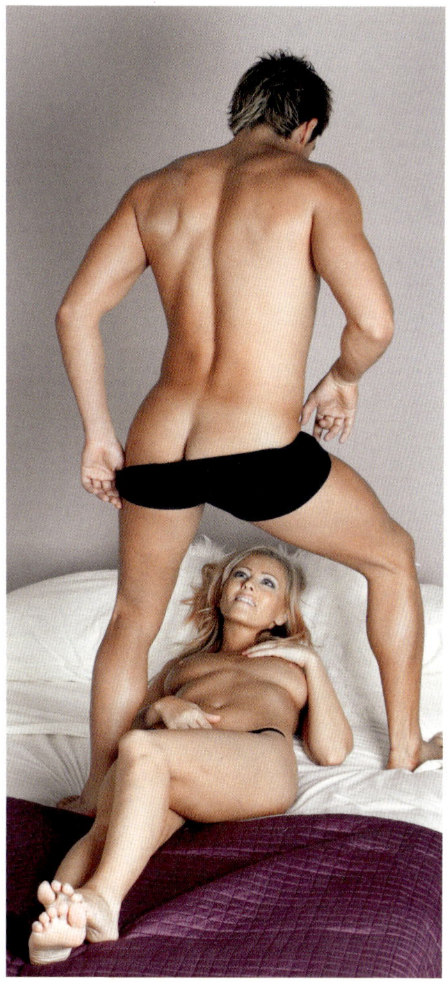

Hier befehle ich. Sie darf dich nicht anfassen, aber du kannst ihre Reizpunkte berühren. Das Geheimnis besteht darin, niemals über die Andeutung hinauszugehen: Du streifst die Brustwarzen, tippst mit der Zunge auf den Venushügel, umfährst mit ihr leicht den Rand ihrer Lippen … So funktioniert Striptease: Weniger ist mehr.

Was ist unter dieser Hose? Das ist es, was sie sich fragen wird, wenn du nur eine Krawatte um den Hals trägst und deine Hose etwas offen lässt. Das beste Ende vom Striptease ist dein Anblick in einem maskulinen, sexy Tanga. Der ist nicht teuer und sicher eine der besten Investitionen im Leben. Denke nicht darüber nach, ob du dich im Tanga komisch fühlst. Sie wird durchdrehen, wenn sie sieht, dass dein Paket ihr direkt ins Auge zu fallen scheint.

Dressed to kill

Es stimmt nicht, dass Männer an Kleidung kaum interessiert sind. Die Vielfalt der Kleidungsstücke, die beim weiblichen Striptease eingesetzt werden, ist viel wichtiger als alles, was der Mann beim Striptease trägt. Er kann eine Hose anziehen, die er sich mit einem Ruck vom Leib reißt, einen Tanga, eine Lederjacke ... Und die Frauen? Da gibt's viel ...

Unter deinem seriösen Blazer offenbarst du **offene Strumpfhosen, die Geschlecht und Po darbieten**, halterlose Strümpfe, einen Spezialtanga, ein tangaartiges Kettchen, einen durchsichtig-schamlosen Slip ...

Bringe ein **schwarzes Nachthemd** ins Spiel. Es lohnt sich.

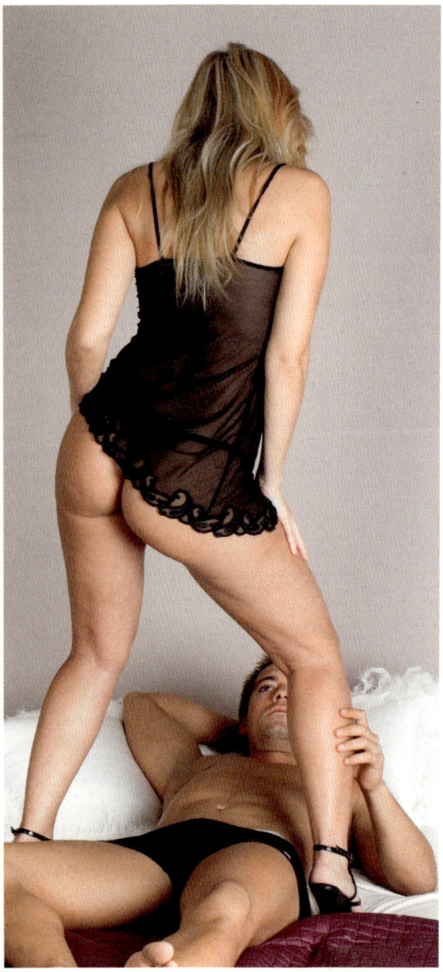

Ködere ihn mit einem **Kleidungsstück aus Latex**: einem Rock, einem Bustier, einem Body ... Clevere Frauen kaufen Flüssiglatex und kreieren ihr eigenes Design.

Traue dich mit nichts als einem **hautengen Trikot**.

Lösche das Licht und werde zur Erscheinung **im fluoreszierenden Slip**.

Ein Hauch Sadismus: Erscheine vor ihm in etwas echt Ungewöhnlichem: **Slip und Top aus schwarzem Leder**.

Pailletten an Top und Slip. Diese Kleidung professioneller Disko-Stripper garantiert den Erfolg.

Mach's wie in dem Lied von Joe Cocker: **Lass den Hut auf.**

Niemals ganz nackt: Slip, Strümpfe und BH sollten (mehr oder weniger) an ihrem Platz bleiben.

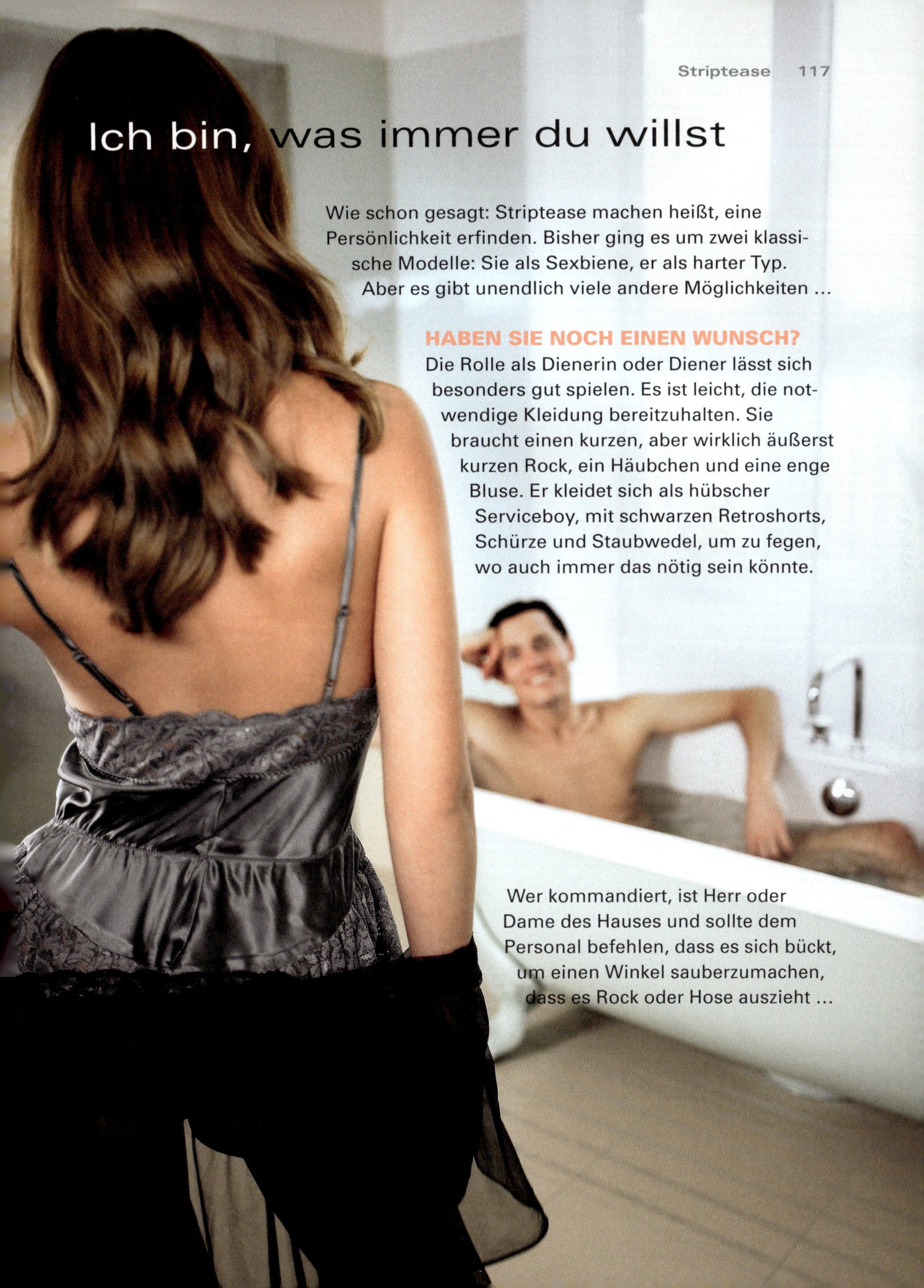

Ich bin, was immer du willst

Wie schon gesagt: Striptease machen heißt, eine Persönlichkeit erfinden. Bisher ging es um zwei klassische Modelle: Sie als Sexbiene, er als harter Typ. Aber es gibt unendlich viele andere Möglichkeiten …

HABEN SIE NOCH EINEN WUNSCH?

Die Rolle als Dienerin oder Diener lässt sich besonders gut spielen. Es ist leicht, die notwendige Kleidung bereitzuhalten. Sie braucht einen kurzen, aber wirklich äußerst kurzen Rock, ein Häubchen und eine enge Bluse. Er kleidet sich als hübscher Serviceboy, mit schwarzen Retroshorts, Schürze und Staubwedel, um zu fegen, wo auch immer das nötig sein könnte.

Wer kommandiert, ist Herr oder Dame des Hauses und sollte dem Personal befehlen, dass es sich bückt, um einen Winkel sauberzumachen, dass es Rock oder Hose auszieht …

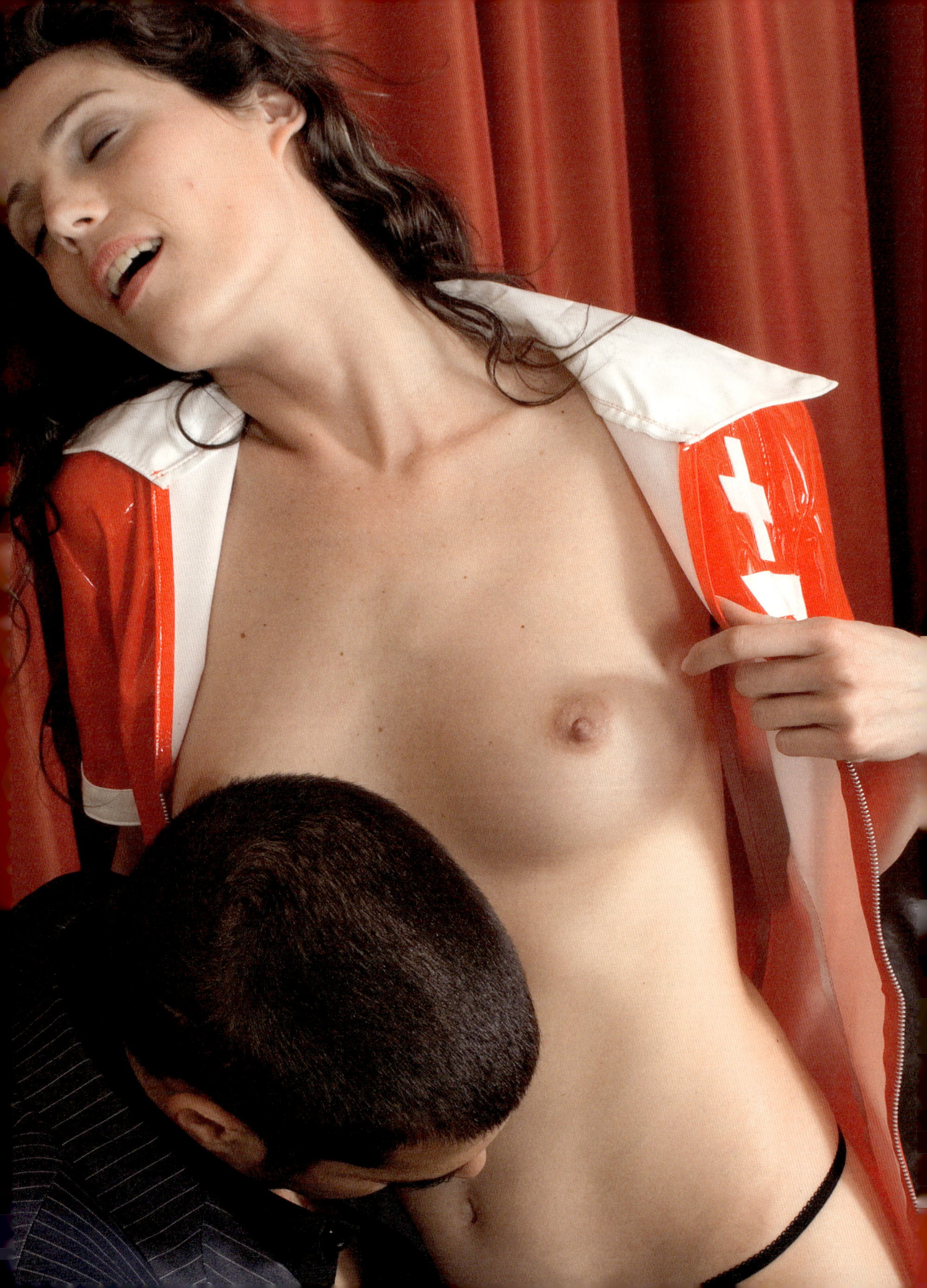

HERR DOKTOR, ICH BIN SO NERVÖS

Doktorspiele sind immer unterhaltsam und interessant. Sie ist die Patientin. Sie fühlt sich generell schlecht. »Herr Doktor, ich bin so nervös, so unruhig, was können Sie mir geben?« Der Doktor sagt, er müsse eine gründliche Untersuchung vornehmen und bittet sie, die Bluse auszuziehen, die Schuhe, den Rock … bis er die Ursache ihrer Nervosität findet und natürlich gleich die Arznei verabreicht, die sie heilt.

DU ZAHLST, DU BEFIEHLST

Sie: Superkurzer Rock, schwarze Strümpfe, übertriebenes Make-up, etwas Modeschmuck …

Er: Enge Jeans, gegeltes Haar, nach hinten gekämmt, mehrere dicke Ringe … Du merkst schon, worauf dieser Striptease hinausläuft. Der Kunde zahlt, der Kunde befiehlt, das ist die Grundlage jedes Geschäfts. Wenn das Bezahlen bei dir liegt, sag deiner Partnerin, dass und wie sie sich ausziehen soll. Macht einen Preis aus und bezahle sie. Mit dem Geld geht ihr essen. Es gibt Paare, die dieses Spiel noch weitertreiben, sich auf der Straße treffen und dort miteinander verhandeln, um dann zusammen fortzugehen. Kein Kommentar.

LEHRER UND SCHÜLERIN

Sicher gehört die Kunst des Striptease nicht zum Lehrplan. Aber du bist Lehrer und entscheidest, dass deine Schülerin nach dem Unterricht dableiben muss. Deine Liebste soll sich als Schulmädchen verkleiden und als Strafe für schlechtes Betragen einen Striptease vorführen.

STRIPTEASE WIE IM FILM

Du hast keine Ideen für einen Striptease? Oder hast schon alle Rollen durch, auch Diener und Arzt …? Wenn ihr Anregungen für euren Striptease sucht, könnt ihr auf die berühmtesten, unterhaltsamsten und spannendsten Kino-Nackten zurückgreifen. Ich rufe euch einige ins Gedächtnis.

9 ½ Wochen. Der weltberühmte Film enthält Szenen, die ihr nachspielen könnt, z. B. den Striptease mit Musik von Joe Cocker und der Jalousie im Hintergrund: Kaum eine Szene der Filmgeschichte wurde so oft gesehen. Aber auch andere Szenen sind nachahmenswert, wie das Festessen, bei dem Kim Basinger raten will, was ihr Liebhaber ihr zu probieren gibt.

Die Königin des Vaudeville. Zwar kein Starkstrom-Striptease, aber nicht ohne Grazie, und die Protagonistin selbst ist sehr sehenswert: Natalie Wood. Ihr könnt damit der Hollywoodlegende der 60er-Jahre huldigen.

Gilda. Nie wurde mit mehr Kleidung, die nicht ausgezogen wird, ein so wirkungsvoller Striptease hingelegt. Rita Hayworth tanzt, und Glenn Ford bekommt Glupschaugen. Ein Rat für Frauen: Wenn du einen Handschuh so ausziehen kannst wie die Hayworth, ist dir der Erfolg sicher.

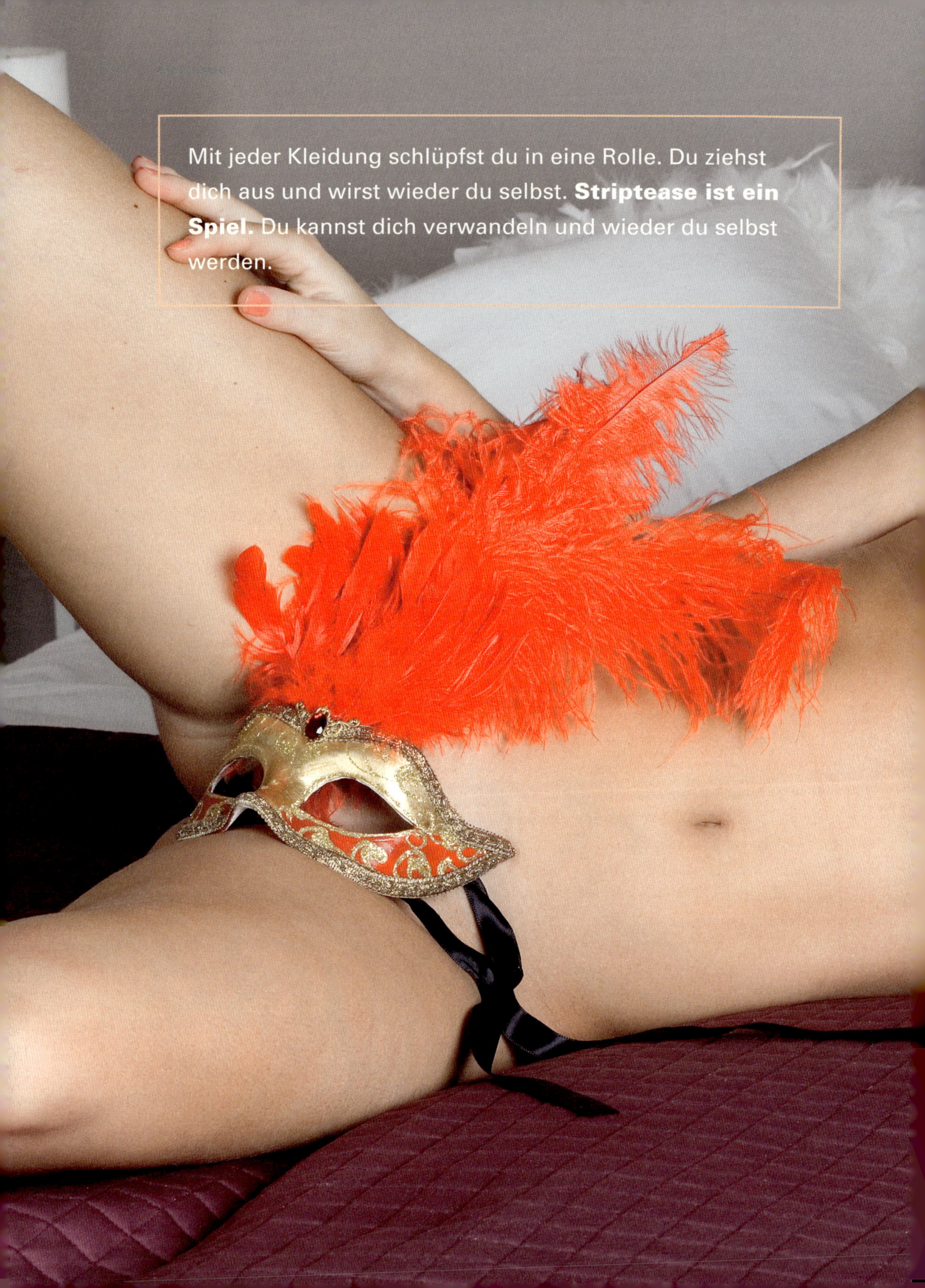

Mit jeder Kleidung schlüpfst du in eine Rolle. Du ziehst dich aus und wirst wieder du selbst. **Striptease ist ein Spiel.** Du kannst dich verwandeln und wieder du selbst werden.

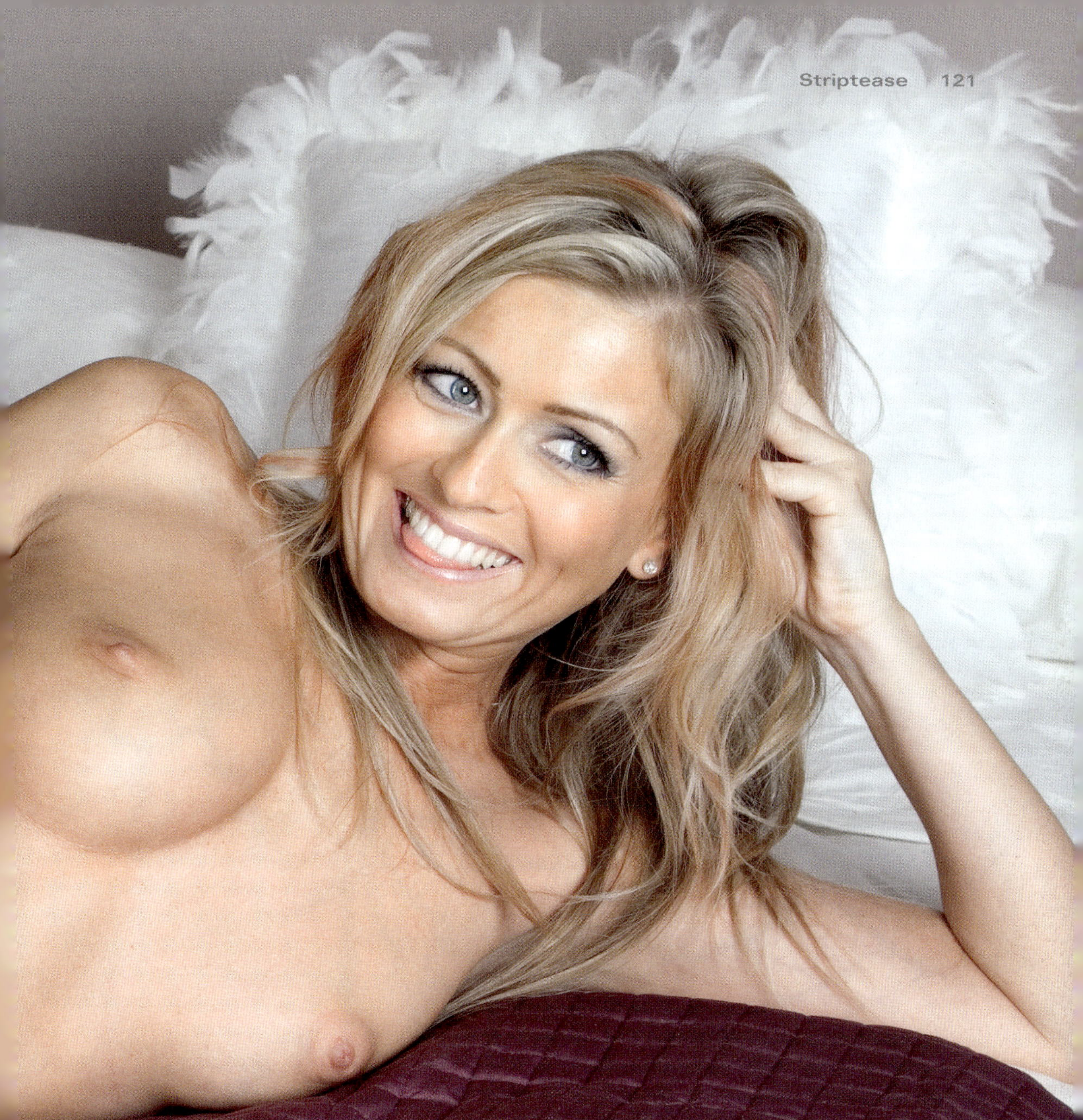

True Lies. Ein beispielhaft geiler, unterhaltsamer Striptease. Muskelprotz Arnold Schwarzenegger sieht seiner Frau, der wunderbaren Jamie Lee Curtis, beim sinnlich-lustigen Striptease zu. Genial und einmalig.

Ganz oder gar nicht. Einer der modernsten Striptease-Filmklassiker. Arbeitslose Metaller beschließen auf eigene Faust, ihr Geld in Zukunft als Stripper zu verdienen. Ich frage mich, ob ein Mann seine Freunde (arbeitslos oder nicht) zu einer Gruppe einladen möchte, die sich auszieht …

Striptease. Was Demi Moores großer Film sein sollte, wurde fast zum Ende ihrer Karriere. Aber die Striptease-Szenen sind wirklich gut.

Handarbeit

Masturbation ist ein Spiel für Erwachsene. Ein Paar, das gemeinsam masturbiert, jeder für sich, ist ein gesundes Paar. Frauen sagen, sie machten »so was wie Masturbation« ab und zu, in Durststrecken und als letztes Mittel. Im Gegenzug bezeugen die Statistiken, dass Männer sich viel häufiger und auf unterschiedliche Arten selbst befriedigen.

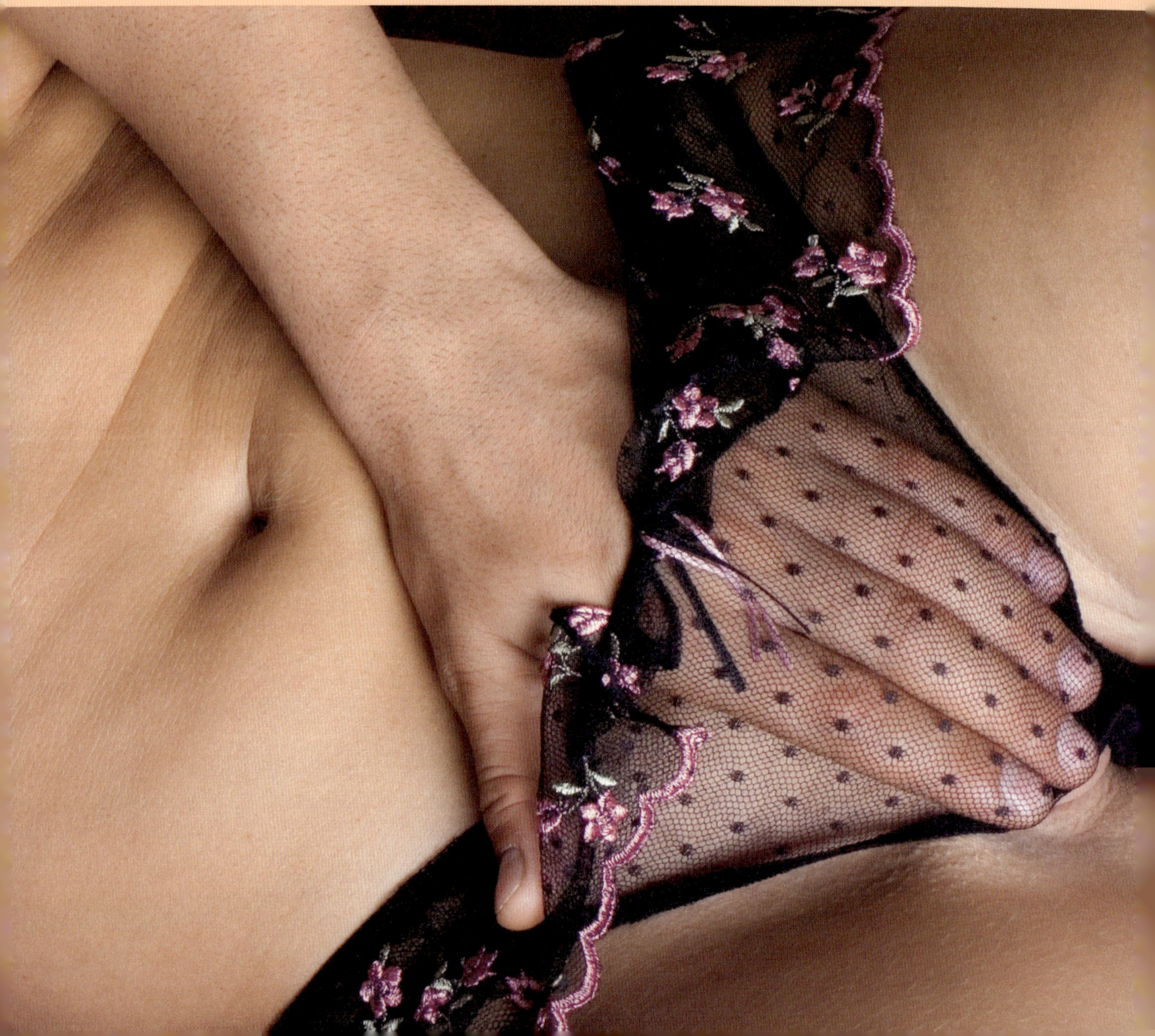

Viele Menschen, die in einer Paarbeziehung leben, meinen, damit müsse die Selbstbefriedigung ganz oder fast ganz aufhören. Vielleicht halten sie diese allzu sehr für eine Begleiterscheinung der Pubertät. Mit 13, 14 Jahren ist Masturbation natürlich die häufigste Form von Sex. Wer die Freude am gemeinsamen Sex einmal entdeckt hat, meint häufig, nur in Notfällen sei Selbstbefriedigung noch angebracht. Manche halten sie sogar für egoistisch, weil Sex aus Geben und Nehmen bestehe. Das ist Meinungssache. Ich glaube, dass die Beziehung zur eigenen Lust eine wundervolle Möglichkeit ist, den Sex zu zweit zu verbessern.

Das Beste ist: Diese Handarbeit gehört zur Skala der Sexualität. Manchmal lassen wir uns allzu sehr durch den Zauber komplizierter Sexspiele hinreißen und vergessen – warum auch immer, vielleicht durch pure Voreingenommenheit – die einfachen Vergnügen. In diesem Kapitel wollen wir in die Pubertät zurückgehen.

Erinnerst du dich noch an den Moment, in dem du die Lust entdecktest, die deine Hände dir schenken? Es lohnt sich, dazu zurückzukehren und sich mit derselben begeisterten Neugier zu befriedigen, die deine spielerischen Hände damals hatten.

Masturbation für Frauen

Niemand käme auf den Gedanken, Auto zu fahren, ohne vorher zu üben. Die Selbstbefriedigung ist mehr als nur eine angenehme Tätigkeit, du lernst dich durch sie auch besser kennen: dein Tempo und die erregbarsten Punkte deines Körpers. Im Folgenden erkläre ich einige Methoden, die dir neue Freuden vermitteln. Variiere deine Technik: Probiere aus, die Lust langsam kommen zu lassen, bremse ab und beschleunige, variiere die Art der Stimulation … Sei erfinderisch, denn davon hängt deine sexuelle Befriedigung ab. Nur keine Eile, schaffe dir eine Umgebung, in der du dich entspannt und angeregt fühlst.

KLASSISCHE MASTURBATION

Du liegst mit gespreizten Beinen auf dem Rücken. Anfangs führst du leichte, reibende Bewegungen über der Vaginalzone aus. Wenn die Erregung ansteigt, gehst du zur Liebkosung der Klitoris mit den Fingerspitzen über. Sobald du sehr erregt bist, lass dich zum Orgasmus kommen, indem du schnelle, rhythmische Bewegungen auf der Klitoris ausführst.

Setze dich mit gespreizten Beinen in einen bequemen Sessel. Deine Finger reiben um die Basis der Klitoris und wenn du zum Orgasmus kommst, führst du sie kreisförmig um den oberen Teil der Klitoris. Mit der anderen Hand kannst du deine Brüste streicheln.

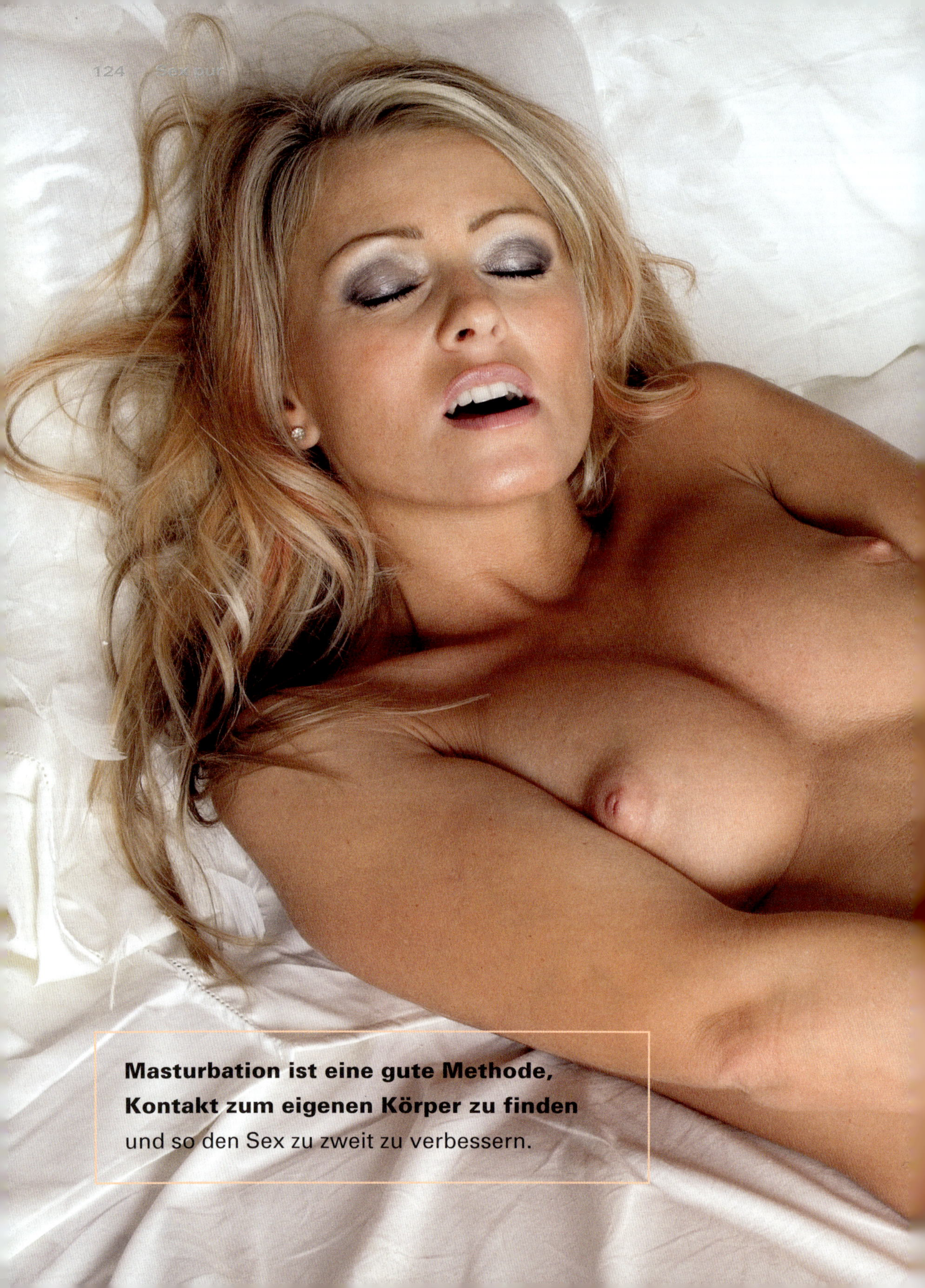

Masturbation ist eine gute Methode, Kontakt zum eigenen Körper zu finden und so den Sex zu zweit zu verbessern.

SPIEGELSPIEL

Begib dich vor einen großen Spiegel und sieh dir zu, während du dich berührst. Denke, du tust etwas Perverses, oder: wie dein Partner dich nehmen würde, wenn er jetzt käme, oder: du wärst im Umkleideraum der Schule und dieser strenge Lehrer käme … Ein anderer Tipp: Befriedige dich auf diese Weise selbst, wenn du von der Dusche kommst und tropfnass bist. Richte vorher den Wasserstrahl auf deine intimsten Körperteile.

Stelle einen Spiegel auf den Boden und hocke dich vor ihm nieder. Beobachte deinen Körper während der Masturbation aus diesem Winkel. Lass deine Fantasie schweifen und konzentriere dich auf die Punkte, die du am liebsten berührst. Das gibt erstklassige Informationen für deinen Partner.

DER WUNDERFINGER

Lege dich auf den Rücken, beuge die Knie und öffne die Beine weit. Der Mittelfinger stimuliert und reibt die Klitoris. Mit der anderen Hand ziehst du die Schamlippen von der Vagina nach hinten, das gibt eine sanfte Spannung über der Klitoriszone. Wechsle zwischen schnellem Klitoris-Reiben und leichtem Klopfen. Sage deinem Partner, dass dein Mittelfinger ab heute »Wunderfinger« heißt.

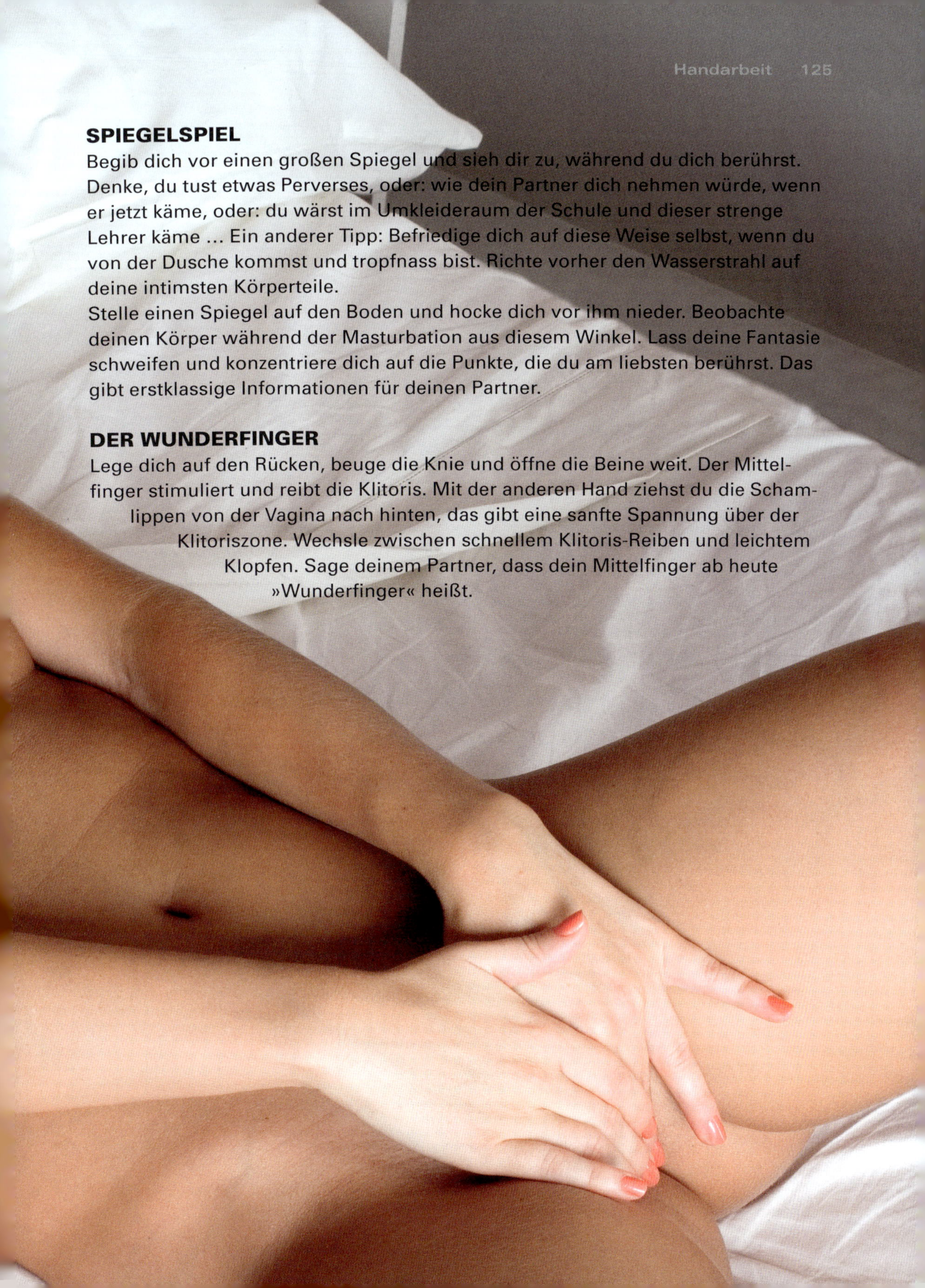

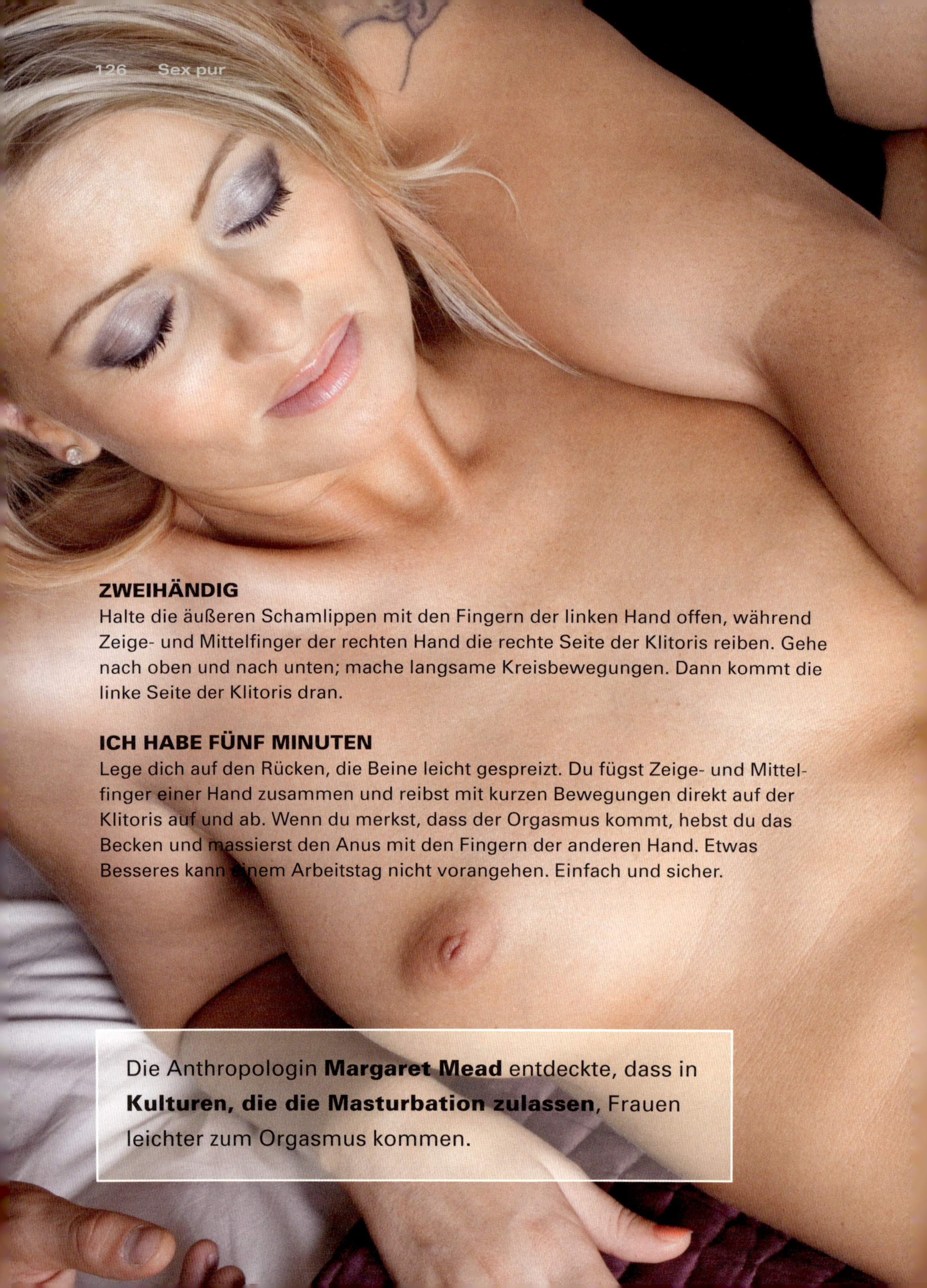

ZWEIHÄNDIG

Halte die äußeren Schamlippen mit den Fingern der linken Hand offen, während Zeige- und Mittelfinger der rechten Hand die rechte Seite der Klitoris reiben. Gehe nach oben und nach unten; mache langsame Kreisbewegungen. Dann kommt die linke Seite der Klitoris dran.

ICH HABE FÜNF MINUTEN

Lege dich auf den Rücken, die Beine leicht gespreizt. Du fügst Zeige- und Mittelfinger einer Hand zusammen und reibst mit kurzen Bewegungen direkt auf der Klitoris auf und ab. Wenn du merkst, dass der Orgasmus kommt, hebst du das Becken und massierst den Anus mit den Fingern der anderen Hand. Etwas Besseres kann einem Arbeitstag nicht vorangehen. Einfach und sicher.

Die Anthropologin **Margaret Mead** entdeckte, dass in **Kulturen, die die Masturbation zulassen**, Frauen leichter zum Orgasmus kommen.

ICH HABE ALLE ZEIT DER WELT

Anstatt sofort die Genitalien zu liebkosen, versuche es mit der Stimulation anderer Körperzonen (Brüste, Schultern, Po, Gesicht, Bauch …) und lass die Erregung langsam, ja schleichend ansteigen. Wenn du sehr erregt bist, führe zwei Finger in die Vagina ein und stimuliere deinen Anus. Wenn deine Zeit nicht knapp wird, bitte deinen Partner, andere Körperteile zu stimulieren, ehe er sich deinen Genitalien zuwendet. Er wird dieses Vorgehen verstehen und schätzen, wenn du beim Orgasmus vor Lust schreist.

SPIELEN MIT DEM VIBRATOR

Versuch's mal mit einem Vibrator in realistischer oder Metall-Ausführung, was kalte, angenehme Empfindungen auslöst, oder zu Hause z. B. mit einem gewaschenen Gemüse, dem du ein Präservativ überziehst. Von Zucchini kannst du zwar nicht schwanger werden, aber sie können dich infizieren.

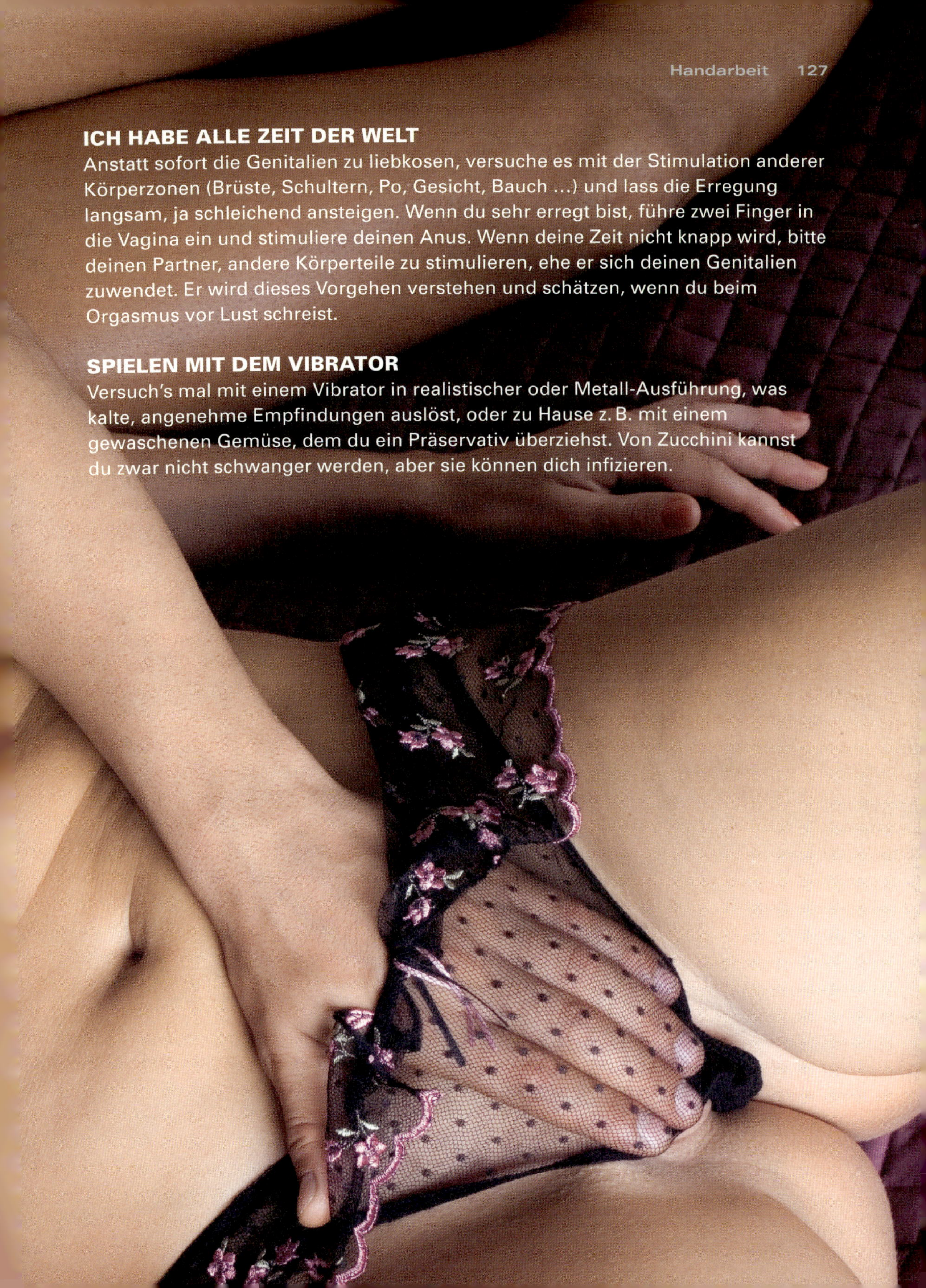

Die Jungs spielen allein

Seit der Kindheit, in der du die Masturbation und ihre Variationen entdecktest, hast du unzählige Male die Gefühle erlebt, die damit verbunden sind. Natürlich neigt man dazu, Erfahrungen zu wiederholen, aber es ist interessant, neue Formen der Stimulierung und Selbstbefriedigung auszuprobieren; damit lernst du deine Reaktionen besser kennen.

Ohne Hast, doch ohne Pause. Vielleicht kannst du in zwei Minuten zum Orgasmus kommen, aber die Kunst besteht im Gegenteil: die Lust so weit wie möglich auszukosten und zu verlängern. Schließlich musst du nicht mehr befürchten, dass deine Mutter eintritt oder an die Tür vom Badezimmer bollert, damit du endlich rauskommst. Jetzt masturbierst du zugunsten deiner Partnerschaft und für euer Sexualleben. Es lohnt sich, Gleitmittel zu nehmen. Das wirkt wirklich erregend.

Stifttechnik. Fasse deinen Penis, als ob er ein Stift wäre, mit Zeige- und Mittelfinger sowie dem Daumen. Masturbiere über die gesamte Länge des Penis. Vielleicht dauert es ein bisschen, bis du die Technik beherrschst, aber danach wird sie sicher zu deinen Favoriten gehören.

Rückhand. Eigentlich ist das die traditionelle Technik, aber hier umgekehrt, mit dem Daumen nach oben ausgeführt. Ein guter Einstieg, wenn du die klassische Version verlassen und zu Neuerungen übergehen willst.

Beidhändig. Verschränke die Finger beider Hände und lege den Penis zwischen die Handflächen. Er sollte viel Gleitmittel bekommen, weil du mit dieser Methode mehr Druck ausüben und intensivere Lust auslösen kannst.

Crescendo. Lege eine Hand um die Peniswurzel und halte sie in Position. Die andere lässt du über die gesamte Penislänge auf- und abwandern. Bei der Aufwärtsbewegung erhöhst du den Druck. Nach langsamem Start beschleunigst du den Rhythmus so, wie deine Erregung steigt.

Männliche Klitoris. Unwiderstehlich, wenn du schon wie ein Streichholz kurz vorm Brennen bist. Atme tief und gönne dir eine kurze Pause. Wiederhole das noch einmal, speichle deine Finger ein und lege sie auf den unteren Teil des Penis, auf die auch Frenulum oder »männliche Klitoris« genannte Region. Ein Echo des brennenden und feuchten Sex-Zentrums der Partnerin kann überwältigende Gefühle wachrufen (s. S. 136–139).

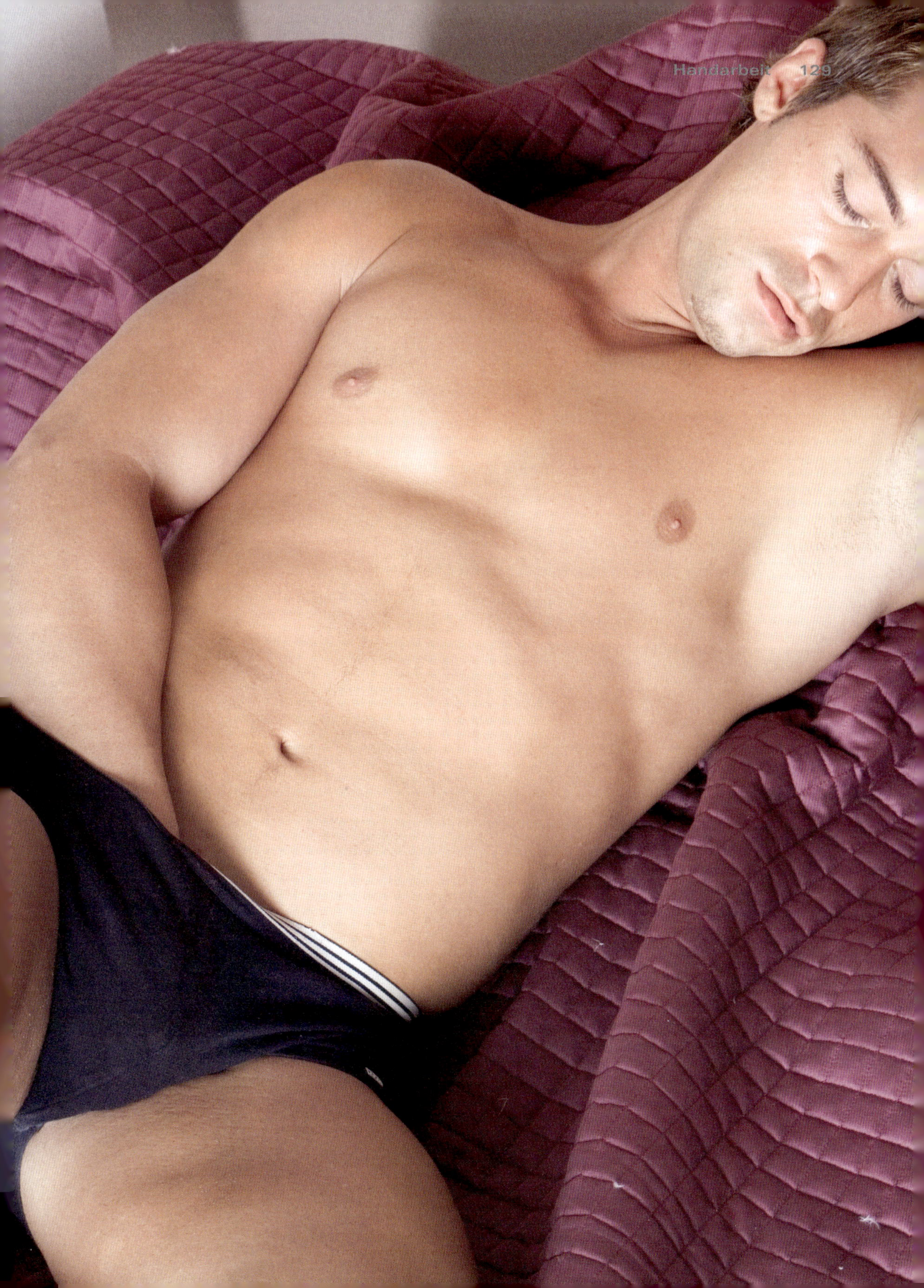

Sie ist dran

Der wichtigste Rat für jeden Mann: »Lass dir Zeit, damit sie schneller zum Orgasmus kommt.« Sicher kannst du als Mann, der seinen Penis zum Stand bringt, in wenigen Minuten ans Ziel kommen, wenn du masturbierst und an eine Kollegin denkst. Aber deine Liebste will keinen Preis für »schnellen Orgasmus und schmerzhafte Klitoris« gewinnen. Also sei sanft. Wenn sie dem Orgasmus nahe kommt, möchte sie wahrscheinlich deinen Rhythmus beschleunigen und die Handfläche fühlen.

Gehe nicht direkt zum Tor, fange zärtlich an. Streichle ihren Bauch, um die Durchblutung anzuregen (1). Küsse ihre Brüste, streichle den Nacken, die Schenkel ... Nähere dich später den Geschlechtsteilen mit kreisenden Bewegungen (2). Spiele mit den äußeren und inneren Schamlippen (3).

Fahre sacht über die Region der Klitoris, nicht über die Klitoris selbst, sondern oberhalb ihres Kopfes und um sie herum (4). Ja, es ist kompliziert, aber wenn du weißt, was die Klitoris ist, kennst du auch die Klitorisregion: einfach ihre Umgebung. Mit Ansteigen der Erregung setzt du deine Finger um die Klitoris und bewegst sie rhythmisch auf und ab (5). Die Stärke des Drucks hängt vom Geschmack deiner Liebsten ab.

Lege deine Hand auf den Venushügel und reibe zwei bis drei Minuten; danach öffne die Schamlippen und fahre mit einem feuchten Finger über die Länge der Vagina. Führe einen Finger ein und lass ihn drin, um ihr Freude zu machen, dann einen zweiten. Bewege die Finger sanft (6).

Suche die Klitoris mit den Fingern einer Hand und massiere sie mit ringförmigen Bewegungen. Führe einen Finger derselben Hand in die Scheide ein und lege einen der anderen Hand auf den Anus (7). Wenn die Erregung wächst, lass den Finger vor dem Anus herumspielen und führe ihn leicht ein (8 und 9).

Sie geht auf alle Viere, und du massierst ihr von hinten den Venushügel. Dann führst du deine Handflächen zusammen und setzt sie zwischen ihre Pobacken. Reibe deine Hände und lass sie dabei auf- und abwärts wandern (10). Diese originelle Methode lässt dich als Meister der geheimen Masturbationstechnik dastehen und macht der Frau Spaß.

Du reibst die Klitoris mit einem Finger von der Seite auf- und abwärts. Führe einen Finger in die Vagina hinein und wieder hinaus, mit schraubender Bewegung. Dann führ zwei Finger in die Vagina ein und bewege sie zur Seite, wobei du gleichzeitig die Klitoris stimulierst (11).

1

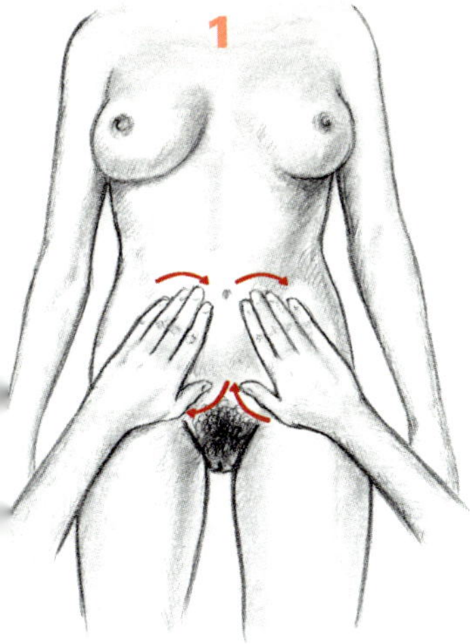

2

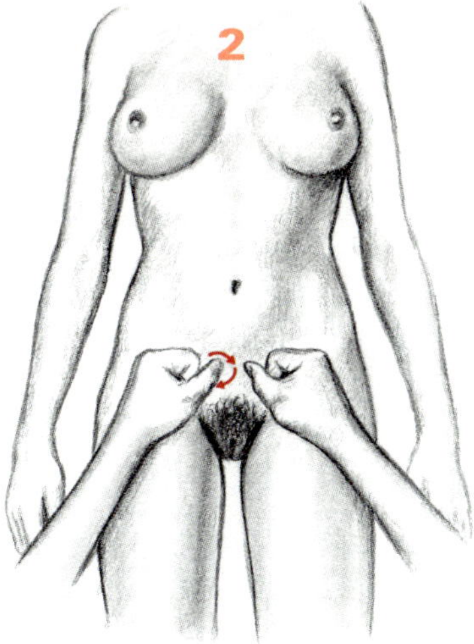

3

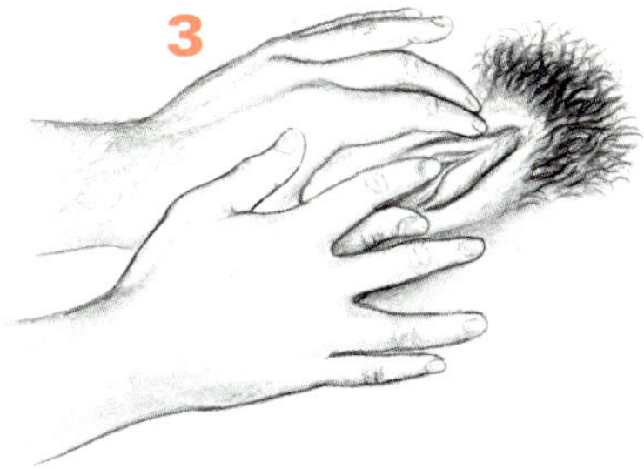

4

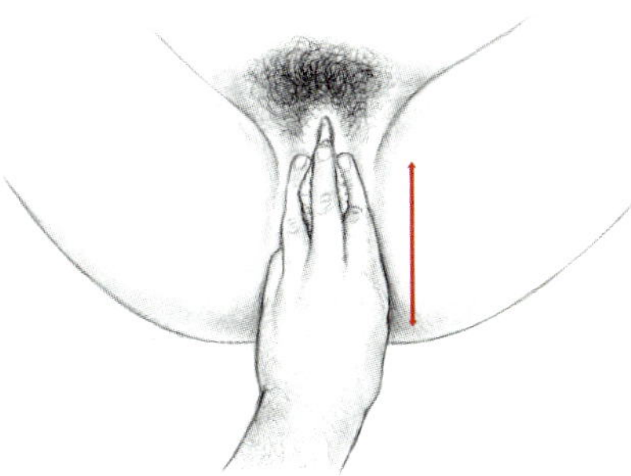

5

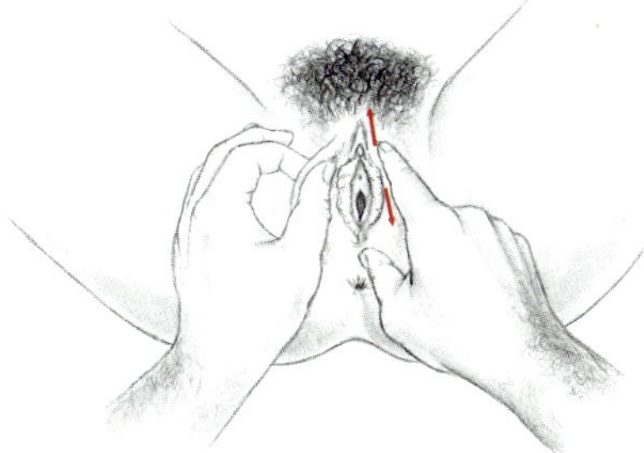

6

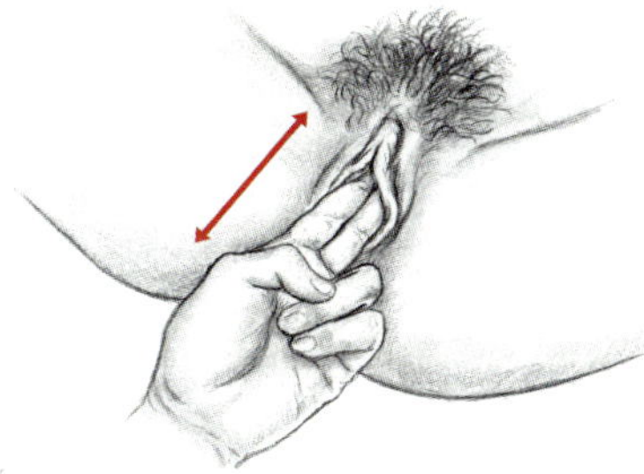

7

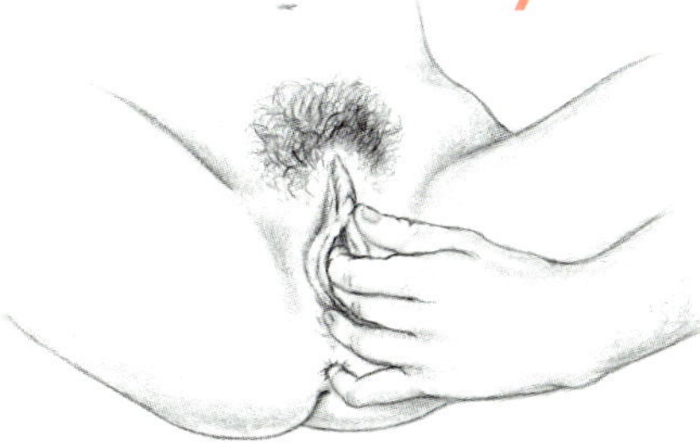

8

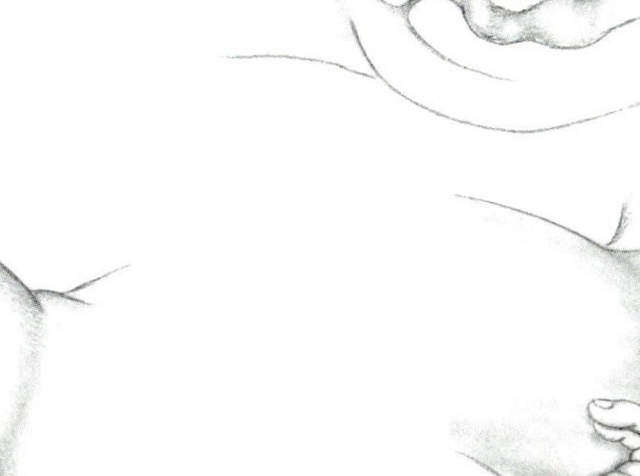

9

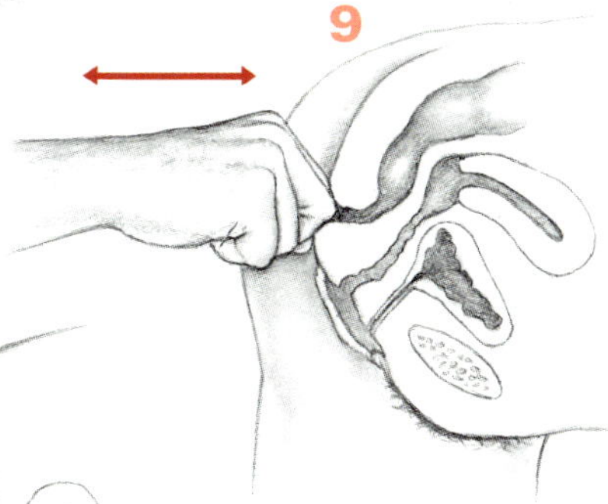

10

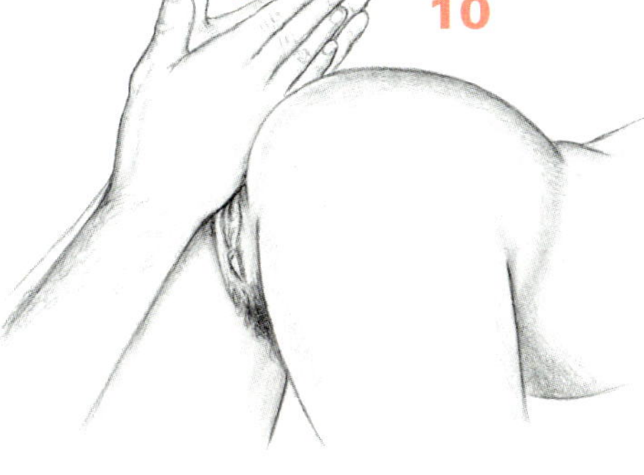

11

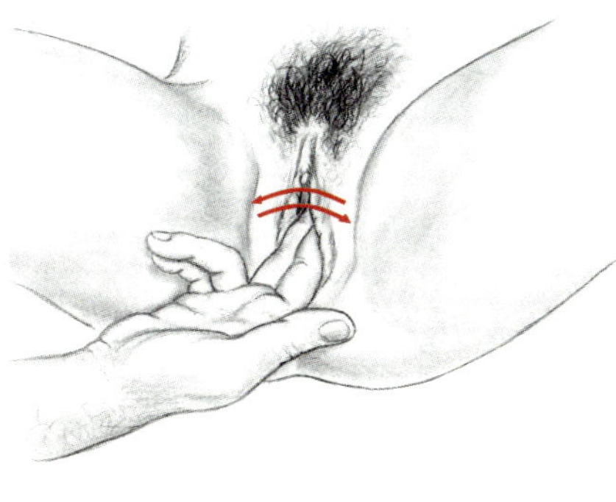

Er ist dran

Der Penis gehört ihm, aber deine Hände lernen schnell. Wusstest du, dass das Wort *Faszination* vom lateinischen *fascinum* kommt und mit Phallus oder Penis zu tun hat? Und ist nicht der Anblick eines erigierten Penis wirklich faszinierend? Aber das soll dich nicht einschüchtern.

Die traditionelle Masturbation besteht im Umfassen des Penisschafts mit einer Hand und in der rhythmischen Bewegung der Haut von oben nach unten (1). Tempo, Dauer und Druck sind Geschmackssache.

Du kannst viele Tricks anwenden, um neue Empfindungen hervorzurufen. Du kannst z. B. deinen Liebsten auffordern, unter die Dusche zu gehen und der Penisspitze einen guten Schwall lauwarmes Wasser zu gönnen (2).

Setze vier Finger einer Hand, ohne den Daumen, parallel auf den Penis und streichle ihn auf- und abwärts. Dann umfasse ihn mit der Hand von oben (3). Wiederhole diese Folge mehrmals.

Verschränke die Hände und nimm den Penis zwischen die Handflächen. Reibe ihn so nach oben und unten, dass du die gesamte Penisspitze liebkost (4). Du kannst beim Erreichen der Eichel auch die Hände kreisen lassen (5). Diese Technik wird ihn an den Rand des Orgasmus bringen.

Ein guter Start: Du nimmst den Penis zwischen die Handflächen und reibst ihn auf- und abwärts. Damit stimulierst du den Blutfluss (6).

Mit eingebauter Massage: Er legt sich auf den Rücken, die Beine leicht gespreizt. Du liebkost den inneren Teil seiner Schenkel und führst die Massage fort, bis du den Penis massierst. Fange bei den Knien an und lass die Strecke kürzer werden, bis du nur noch den Penis stimulierst (7).

Spiele mit der Eichel. Nimm viel Gleitmittel, halt den Penisschaft fest und stimuliere die Eichel mit den Fingerkuppen, als ob du sie aufschrauben wolltest (8). Spiele nicht allzu lange, weil du die Zone überreizen könntest. Dies ist besonders wirksam, wenn die Erregung erst beginnt.

Mit eingebauter Überraschung. Masturbiere mit jeder Methode, die dir einfällt, und wenn er sehr erregt ist, streichle seinen Hodensack (9). Danach besuchst du seinen Anus und massierst ihn. Wenn er das mag, führe einen Finger leicht ein, den du mit Gleitmittel versehen hast (10).

1

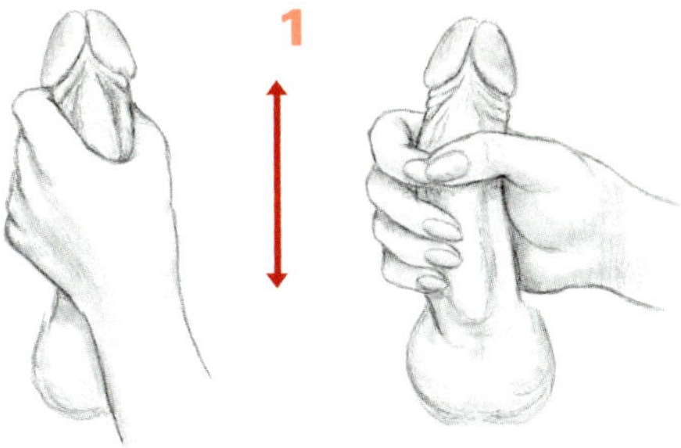

2

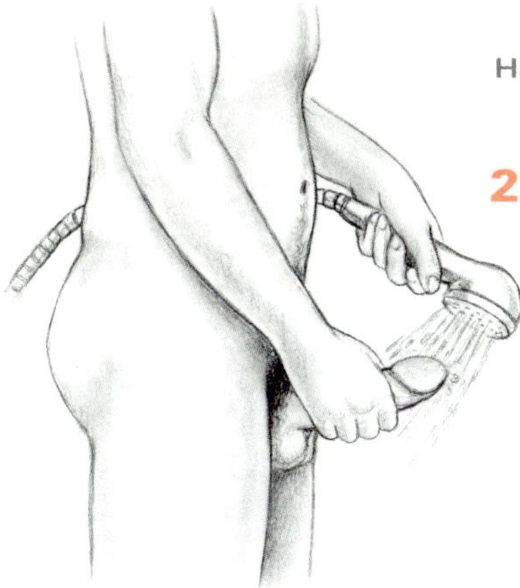

3

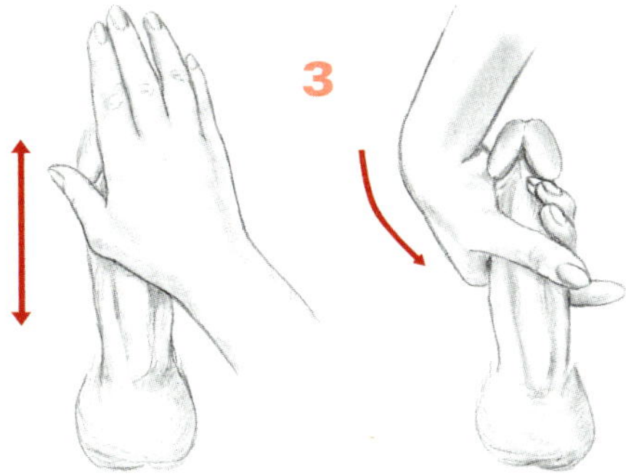

4

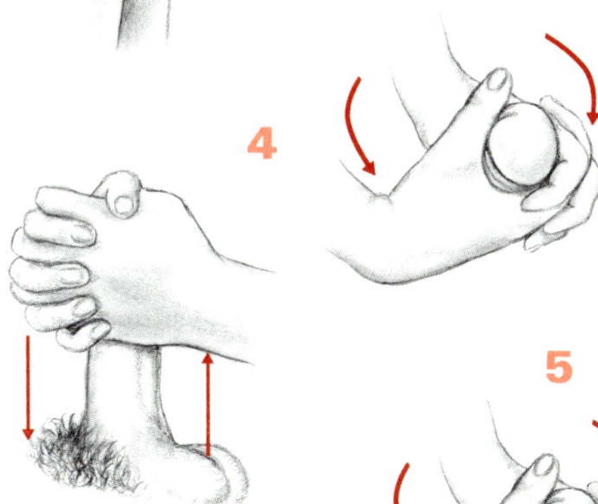

5

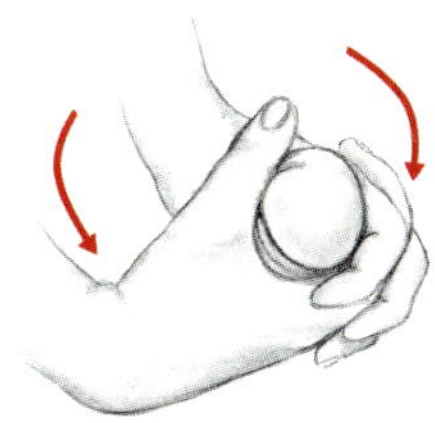

6

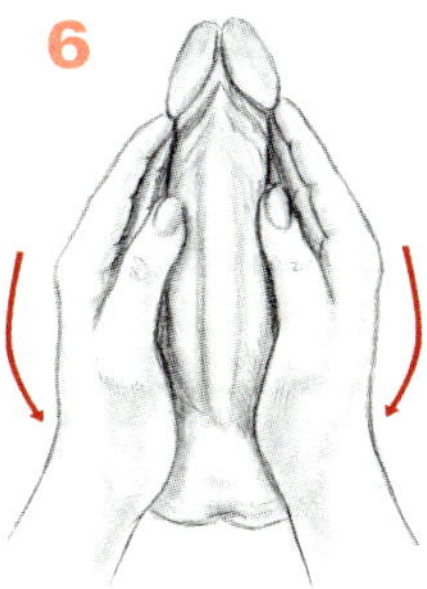

7

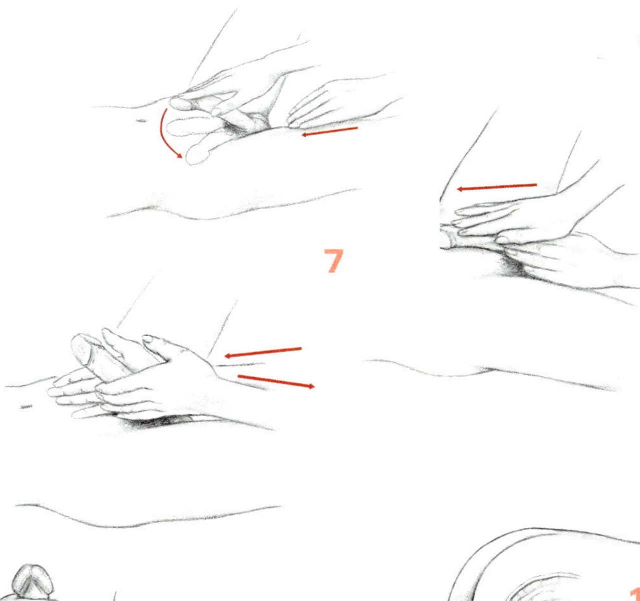

8

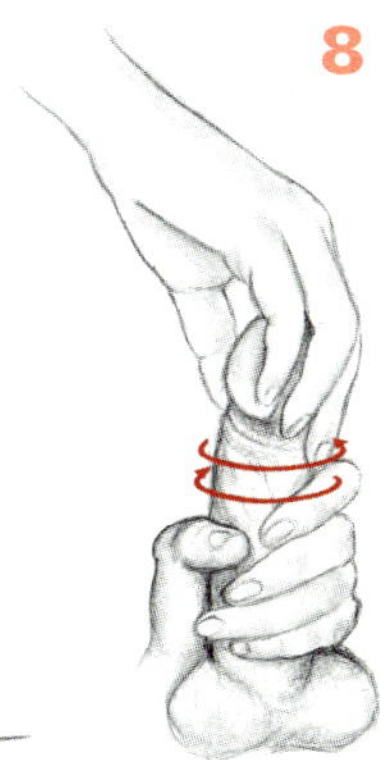

9

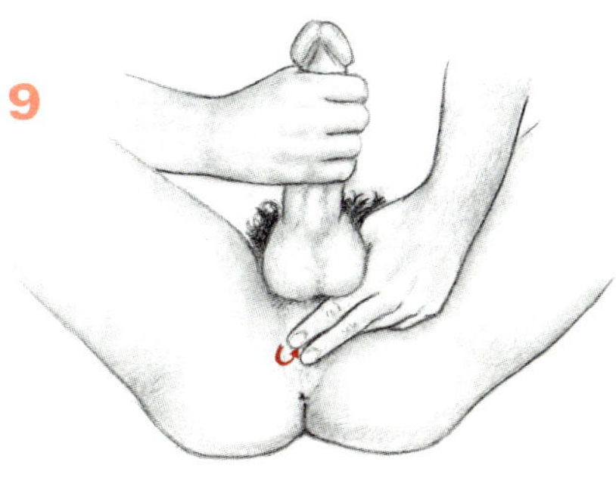

10

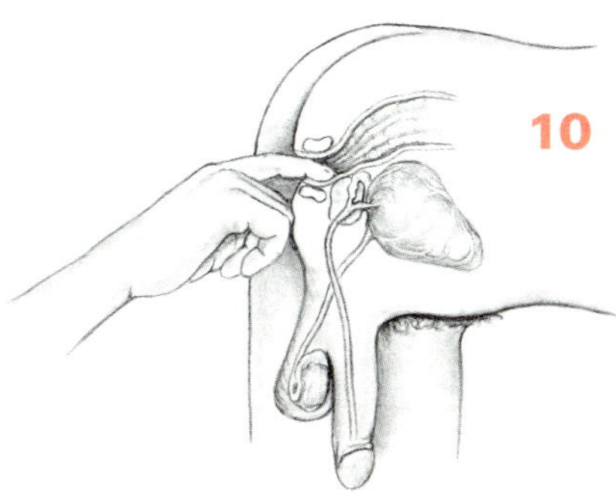

Sie ist dran, aber ihr gefällt's nicht

Die Alarmglocken läuten, und du siehst schon dich selbst, wie du den zweifelhaften Preis als schlechtester Masturbator der Stadt entgegennimmst ... Nichts davon. Es gibt immer eine Gelegenheit, das Thema wieder aufzunehmen und von Null aus neu zu starten. Erzähl mal, was los ist.

»Sie scheint sich zu langweilen.« Natürlich, lieber Watson. Sie wirkt gelangweilt, weil's weder gut noch schlecht läuft. Daran hat niemand Schuld, euch fehlt nur die Kommunikation. Vergiss deine Routine und gehe auf ihre innere Verfassung ein. Versuche zwei, drei Methoden, die ich in diesem Buch schon vorgeschlagen habe (sanftere, weniger sanfte oder eine subtile Kombination von beiden). Und wenn ihr Gesicht immer noch teilnahmslos ist, frage sie, worauf sie Lust hat.

»Sie beklagt sich, dass ich ihr wehtue.« Weibliche Geschlechtsteile sind hochempfindlich wie elektronische Sensoren. Eine goldene Regel: Sei langsam und sanft. Verfahre nach der cartesianischen Methode: Hinterfrage immer noch einmal Tempo und Druck. Dann geht die Hand nicht mit dir durch. Du gerätst leicht in ungewollte Beschleunigung, weil du selbst erregt wirst und das Spiel beginnen willst.

»Ich kriege einen Krampf!« Wenn du sie masturbierst, nimmst du wahrscheinlich eine unbequeme Haltung ein. Auch wenn du entspannt anfängst, bewegt sie sich vielleicht vor Wonne und schon ist dein Arm unter ihrem Körper eingeklemmt und der andere von Ellenbogen bis Schulter verdreht. Du hast zwei Auswege: Sie bitten, sich anders hinzulegen, oder den Arzt rufen. Oder, eleganter: Du sagst ihr, du würdest gern eine Pause machen und ihr einen Cunnilingus bieten. Jedes Übel hat gute Seiten.

»Ich hab wohl einen Geheimschalter berührt, denn auf einmal ging sie ab.« Darum geht's doch, oder? Am besten machst du mit den Bewegungen weiter, die du bisher ausgeführt hast. Wenn du den Plan der Muster-Masturbation durchziehen willst, riskierst du, dass ihr Orgasmus »absäuft«.

Das Geheimnis der guten Masturbation für sie:
dass der Mann sie auch genießt.

Er ist dran, aber ihm gefällt's nicht

Du kannst nicht mehr, du weißt nicht, ob du zu langsam oder zu schnell arbeitest und meinst, er sucht jetzt eine Fantasie, um zum Orgasmus zu kommen … Wenn die Masturbation nicht läuft wie geplant, suchst du leicht die Schuld bei dir. Angeblich ist der Mechanismus des Penis ja so simpel, aber auch da gibt's Geheimnisse. Sag mir, was dich bekümmert.

»Ich mache es wohl zu sanft.« Es ist ein Penis, keine Chinavase. Wenn du ihn gut mit Gleitmittel eingerieben hast, kannst du ihm kaum wehtun, es sei denn, du schlägst oder zerkratzt ihn. Vielleicht bist du zu zaghaft. Die meisten Männer wünschen sich ein paar Minuten sanfte Liebkosungen, aber dann fordert der Körper eine lustvolle Masturbation. Feuchtigkeit ist immer angenehm (Speichel, der eigene Schweiß, etwas Massageöl …). Um zum Orgasmus zu kommen, muss der finale Rhythmus meist recht schnell sein.

»Und wenn er schlaff bleibt?« Ein Penis lügt nicht. Wenn er schlaff ist, ist dein Liebster nicht wirklich erregt. Natürlich können andere Faktoren mitspielen, z. B. zu viel Alkohol oder zu viele Sorgen, oder ihr hattet gerade eben erst Verkehr und er ist schon älter. Aber es kann auch einfach so vorkommen. Du masturbierst lange Zeit, und es bringt nichts. Ein Rat: Frage ihn, wie er masturbiert werden möchte. Bevor du seinen Anweisungen folgst, gib ihm zwei, drei Minuten Oralsex. Das wirkt hundertprozentig gegen schlaffe Penisse.

»Jetzt schreit er zum dritten Mal ›Au!‹, aber sagt, alles sei gut.« Eine merkwürdige Mischung von Schamgefühl und Mannesstolz hindert Männer daran, sich bei einer schmerzhaften Masturbation zu beklagen. Es muss sich da um einen Reflex aus der Zeit der Höhlenmenschen handeln. Nimm mehr Gleitmittel und sei vorsichtig mit Armbändern und Ringen.

Eine Frage der Geduld. Ein Mann kann seinen Penis durchschnittlich 40 Minuten lang erigiert halten. Du hast also keine Eile, ans Ziel zu kommen.

Mehr Gefälligkeiten für sie

Deine Partnerin hat dir den Masturbator-Orden verliehen. Du weißt, was zu tun ist und wie du eventuell aufkommende Schwierigkeiten überwindest. Wenn deine Finger und deine Zunge – wie wir sehen werden – deine Liebste mit Wonneschauern überhäufen können, bist du reif für Techniken von fortgeschrittenen Masturbatoren. Das sind Männer, die die Klitorismassage mit Küssen auf die Brustwarzen vereinen können, ohne dabei aus dem Bett zu fallen. Ein Rat: Sage deiner Partnerin später, welche Methode du befolgt hast. Das stärkt deinen Ruf.

SPIEL MIT DREI PUNKTEN

Umfasse ihren Rücken mit einem Arm, um die weiter entfernte Brustwarze zu fassen, lecke mit gesenktem Kopf die andere Brustwarze und streichle die Klitoris mit der freien Hand.

ENTENSCHNABEL

Forme mit den Fingern einer Hand einen Entenschnabel, setze sie über die Klitoris und träufle lauwarmes Massageöl über sie, um die Vulva tropfenweise damit zu befeuchten. Massiere die Klitoris mit schraubenden Bewegungen, erst sanft und dann schneller. Achte darauf, dass das Öl nicht zu kalt ist.

Wenn ihr ein Fest feiern wollt, könnt ihr euch mit Schokolade, Honig oder Karamellsirup verwöhnen.

> Wenn deine Finger und deine Zunge deine Liebste mit Wonneschauern überhäufen können, **wirst du für sie der Gott der Lüste sein**.

DER VENUS-SCHMETTERLING

Diese orientalische Technik ist ganz einfach, aber die Frau muss sehr erregt sein. Du kannst mit etwas Einfacherem anfangen und sie dann mit diesem *Schmetterling* überraschen. Lege die Handflächen aufeinander und führe die beiden Zeigefinger in die Scheide ein. Spiele ein bisschen mit ihnen. Gleichzeitig reiben deine Daumen sanft die Klitoris und die Mittelfinger den Anus. Diese Technik macht dich zum König der Masturbation, weil du gleichzeitig drei sensible Punkte stimulierst.

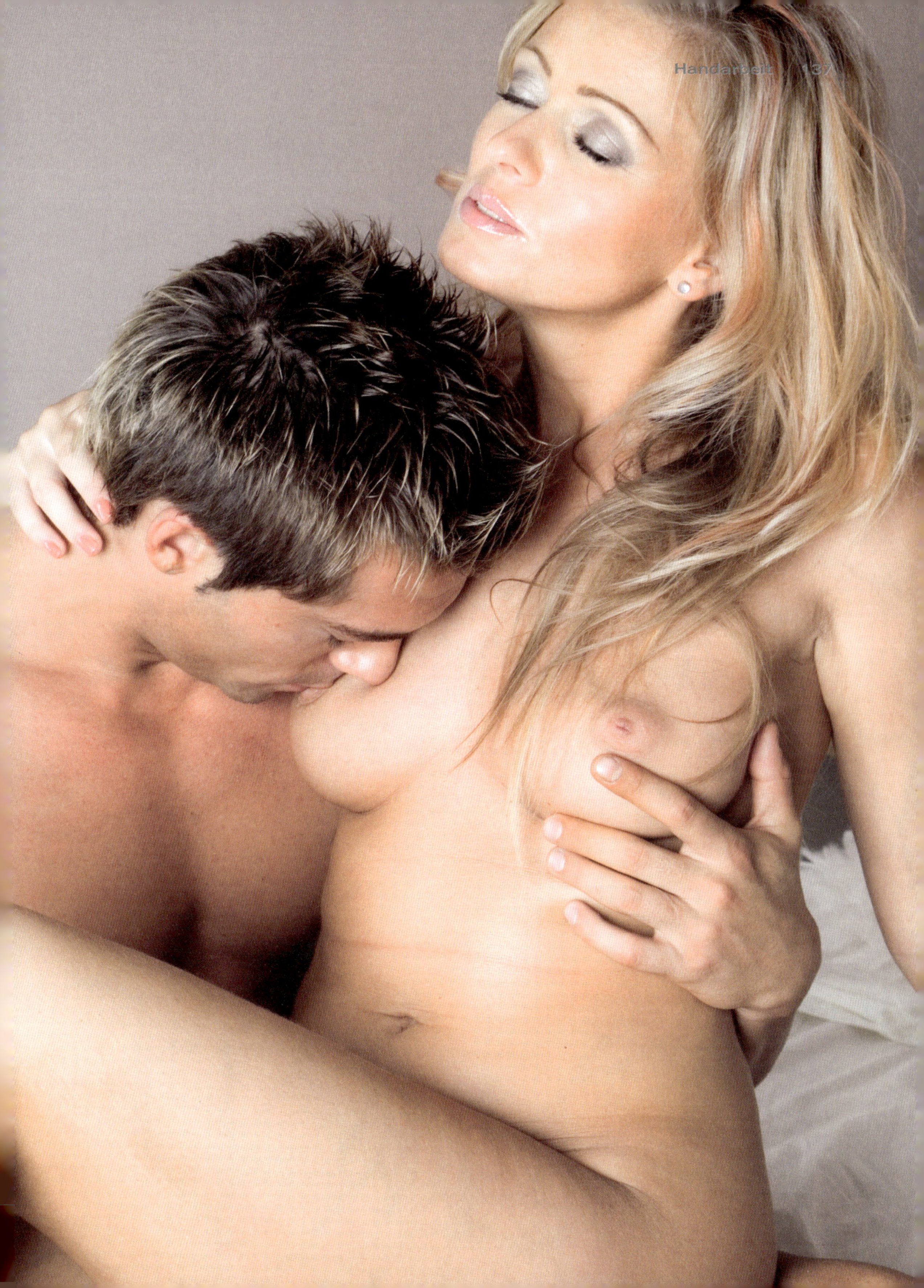

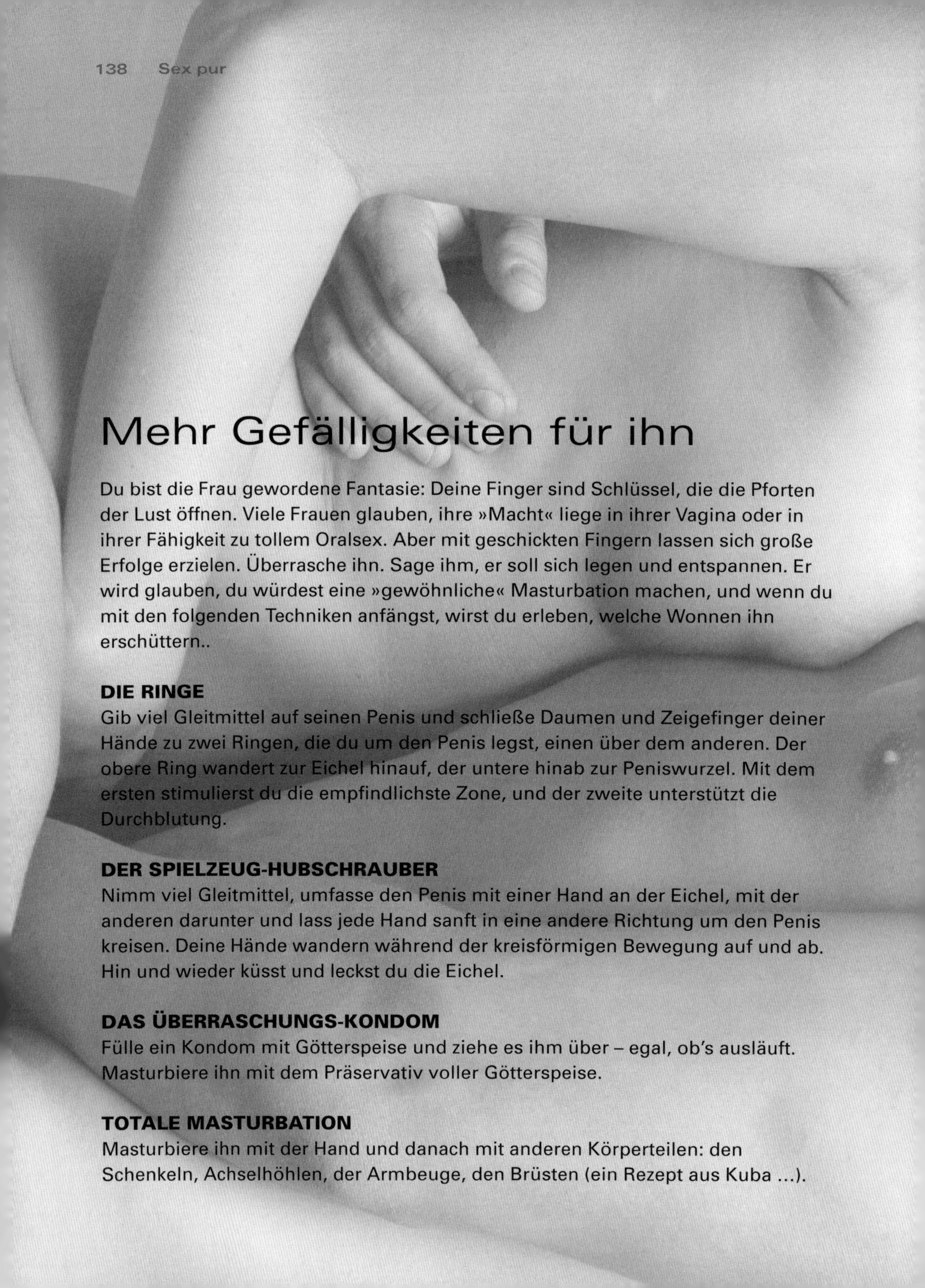

Mehr Gefälligkeiten für ihn

Du bist die Frau gewordene Fantasie: Deine Finger sind Schlüssel, die die Pforten der Lust öffnen. Viele Frauen glauben, ihre »Macht« liege in ihrer Vagina oder in ihrer Fähigkeit zu tollem Oralsex. Aber mit geschickten Fingern lassen sich große Erfolge erzielen. Überrasche ihn. Sage ihm, er soll sich legen und entspannen. Er wird glauben, du würdest eine »gewöhnliche« Masturbation machen, und wenn du mit den folgenden Techniken anfängst, wirst du erleben, welche Wonnen ihn erschüttern..

DIE RINGE
Gib viel Gleitmittel auf seinen Penis und schließe Daumen und Zeigefinger deiner Hände zu zwei Ringen, die du um den Penis legst, einen über dem anderen. Der obere Ring wandert zur Eichel hinauf, der untere hinab zur Peniswurzel. Mit dem ersten stimulierst du die empfindlichste Zone, und der zweite unterstützt die Durchblutung.

DER SPIELZEUG-HUBSCHRAUBER
Nimm viel Gleitmittel, umfasse den Penis mit einer Hand an der Eichel, mit der anderen darunter und lass jede Hand sanft in eine andere Richtung um den Penis kreisen. Deine Hände wandern während der kreisförmigen Bewegung auf und ab. Hin und wieder küsst und leckst du die Eichel.

DAS ÜBERRASCHUNGS-KONDOM
Fülle ein Kondom mit Götterspeise und ziehe es ihm über – egal, ob's ausläuft. Masturbiere ihn mit dem Präservativ voller Götterspeise.

TOTALE MASTURBATION
Masturbiere ihn mit der Hand und danach mit anderen Körperteilen: den Schenkeln, Achselhöhlen, der Armbeuge, den Brüsten (ein Rezept aus Kuba ...).

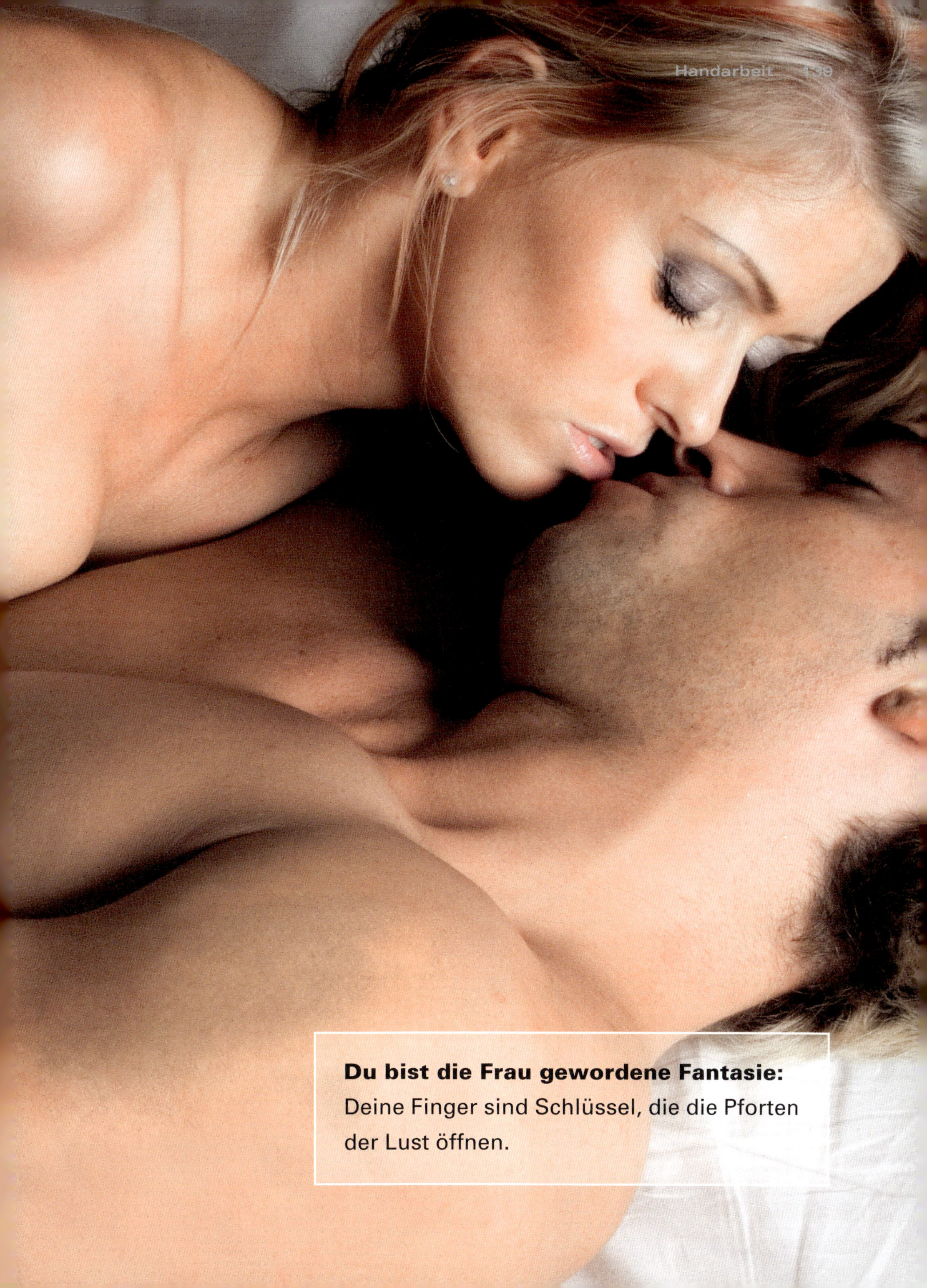

Du bist die Frau gewordene Fantasie: Deine Finger sind Schlüssel, die die Pforten der Lust öffnen.

Hand-in-Hand-Technik

Gegenseitige Masturbation oder Hand-in-Hand-Technik passt immer. Ihr könnt sie am Anfang ausführen oder in voller Aktion oder als Ausklang. Manchmal ist es nicht einfach, die Koordination zu erhalten. Eine sehr erregte Frau kann es z. B. schwierig finden, den Penis nicht aus den Händen gleiten zu lassen und den Rhythmus zu halten. Und ein Partner, der sich stark darauf konzentriert, dem anderen Lust zu verschaffen, kann sich kaum in den Wonnen gehen lassen, die er empfängt.
Ihr könnt euch natürlich abwechseln. Andererseits ist die gegenseitige Masturbation ideal, wenn es mit dem Sex nicht gut läuft. Ihr lernt eure Körper kennen und seid entspannter, weil kein Coitus folgen muss.

ERREGEN ERREGT

Seht euch in die Augen. Sitzt euch gegenüber. Nackt. Berührt einander. Seht im Gesicht des anderen die ersten Symptome der Erregung auftauchen: Keuchen, halbgeschlossene Augen, errötende Wangen ... Was könnte erregender sein, als die Erregung des anderen zu erleben?

NEBENEINANDER

Legt euch auf die Seite, einander zugewandt. Sie masturbiert ihn mit der Hand von oben her, damit sie das Handgelenk nicht verrenken muss. Er liebkost ihr Schamhaar und ihre Klitoris. Der Ruhm gehört beiden.
Ihr könnt immer zur klassischen Stellung zurückkehren und euch nebeneinander auf den Rücken legen. Ihr masturbiert einander. Aber wenn ihr so zum Orgasmus kommen wollt, solltet ihr eure Rhythmen angleichen. Wahrscheinlich muss einer sich ab und zu ein wenig bremsen.

AUF DEM RÜCKEN

Er liegt, sie sitzt rittlings auf ihm. So kann sie seine Genitalien streicheln und er ihren Anus massieren. Dann legt sie sich auf den Rücken, er auf die Seite. Er küsst ihre Brüste, während er sie masturbiert.

Nur kein Schema im Bett!
Gegenseitige Masturbation ist ideal, wenn es mit dem Sex nicht gut läuft. Ihr lernt eure Körper kennen und seid entspannter, weil kein Coitus folgen muss.

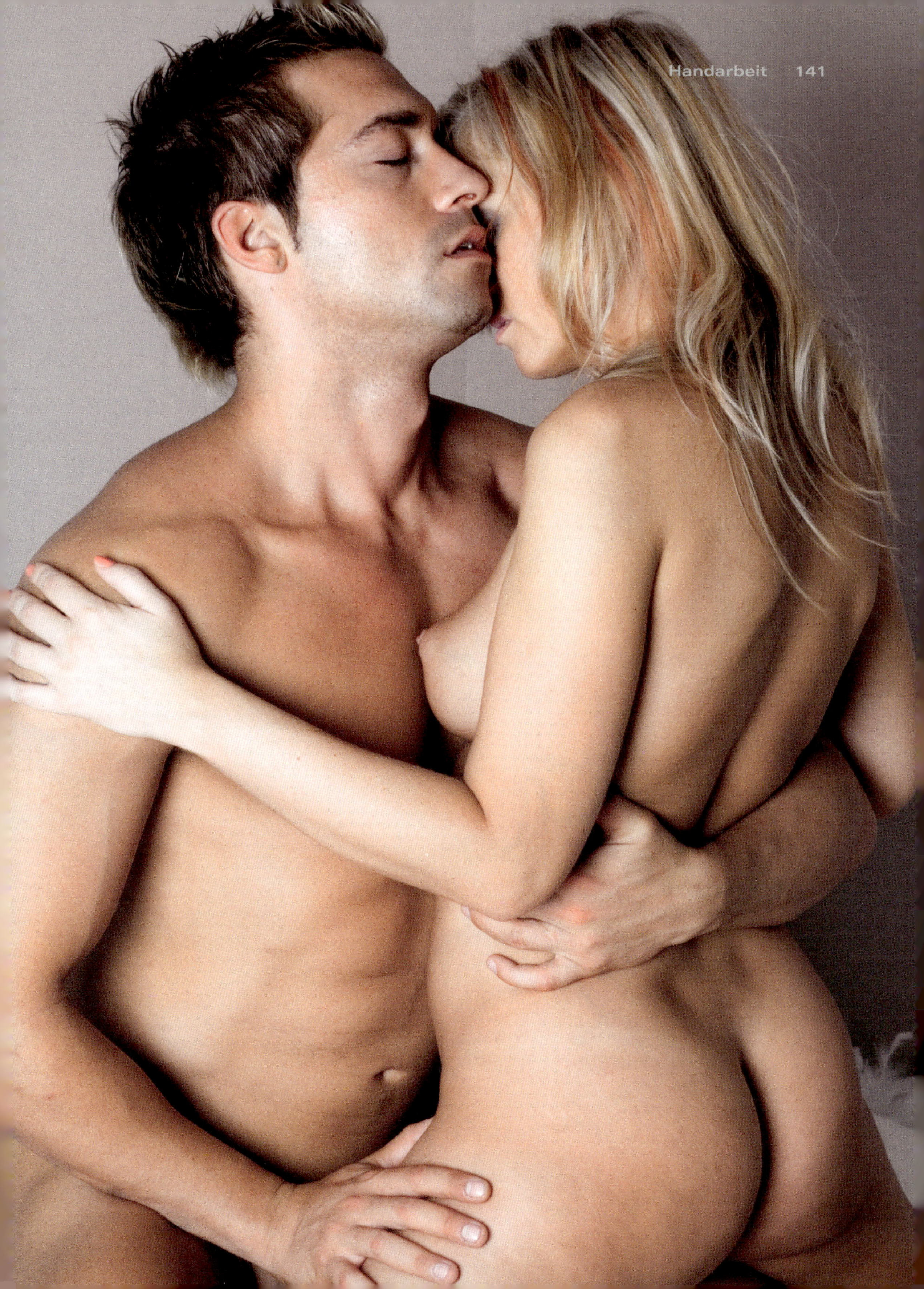

Die besten Stellungen

Auch wenn wir alle unsere Lieblingsstellungen haben: Es ist wichtig, nicht in Routine zu verfallen und sich immer wieder in neue Abenteuer zu stürzen.

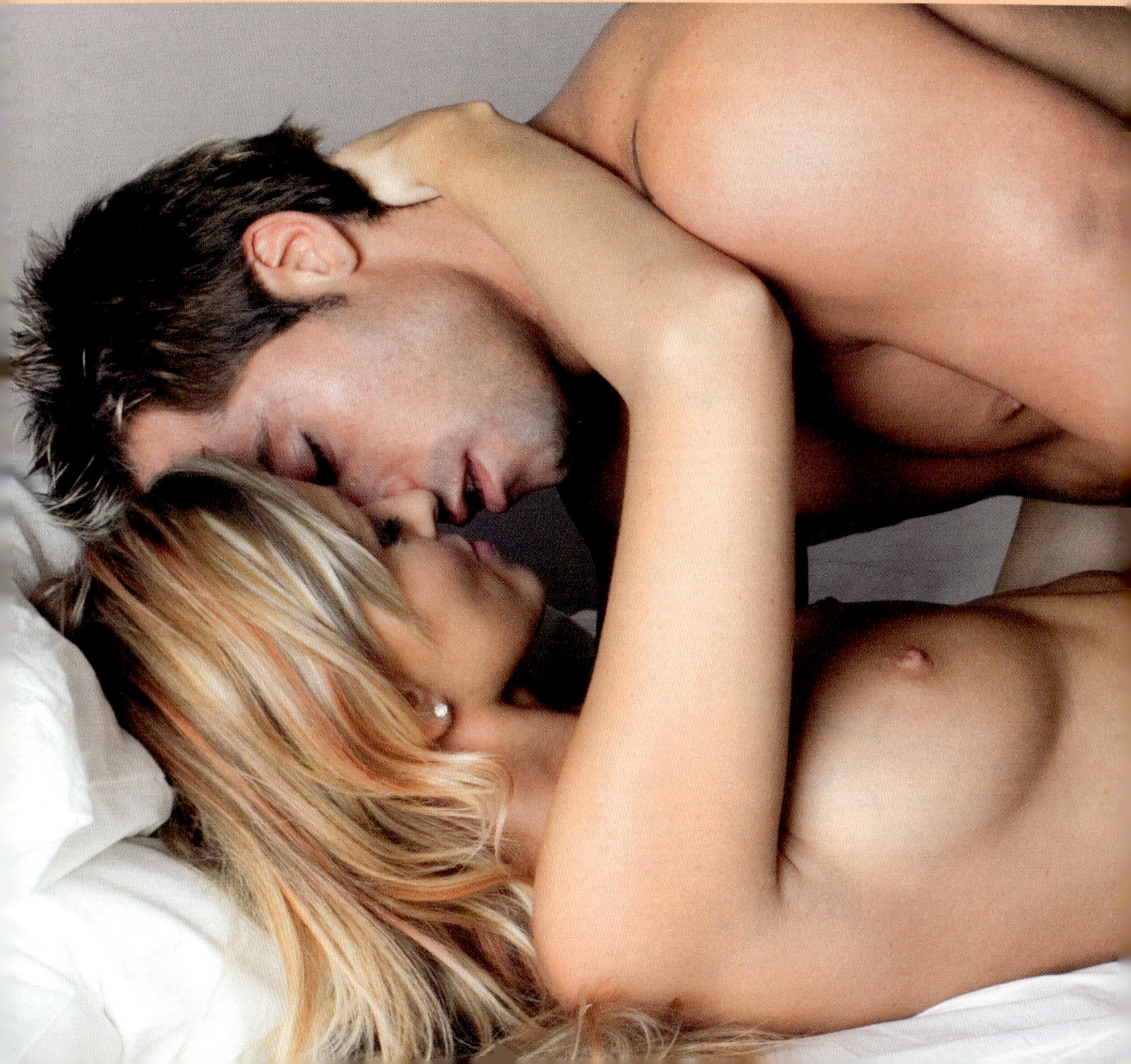

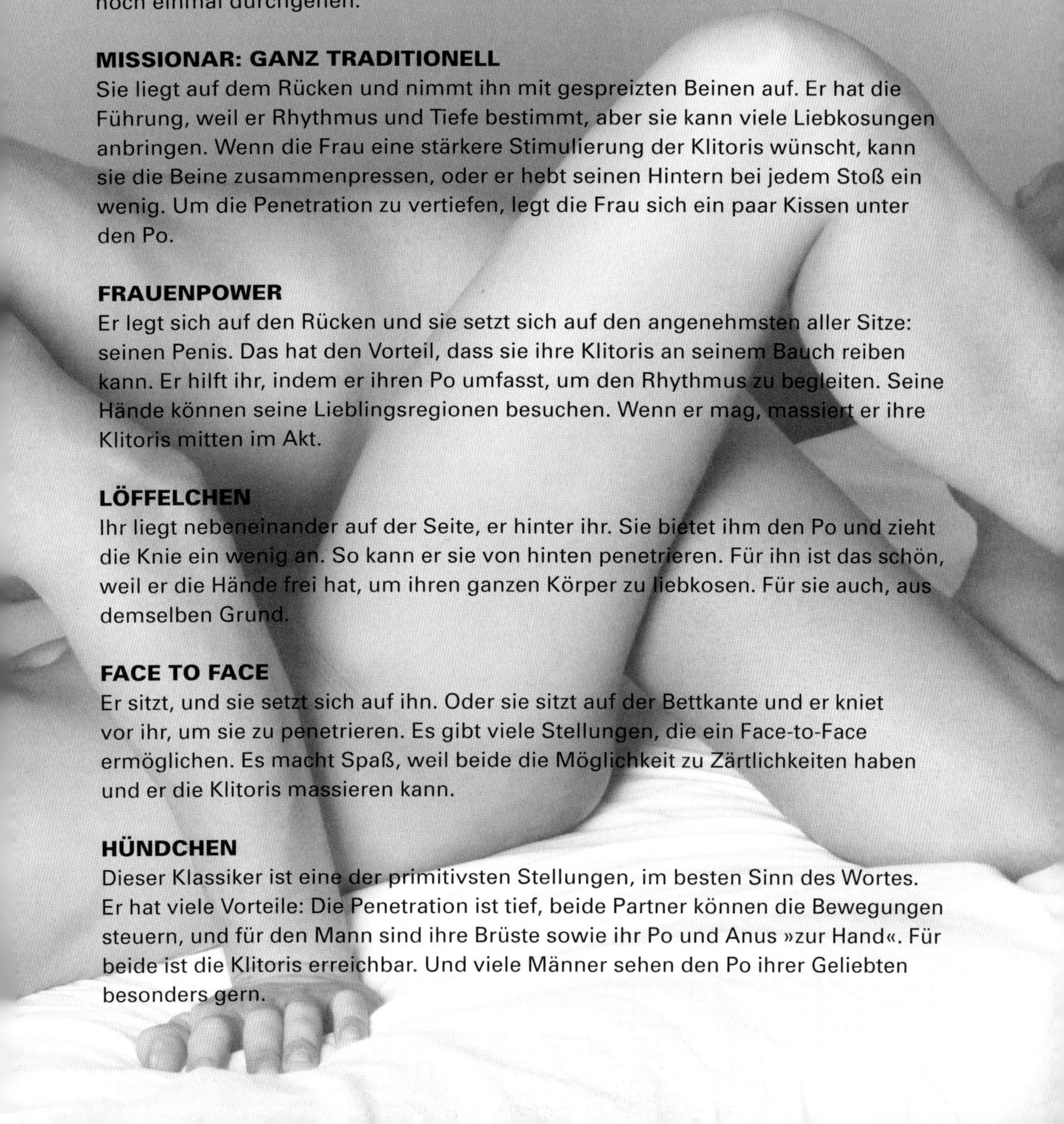

Wie soll ich mich hinlegen?

Jemand hat ausgerechnet, dass es über 600 Sex-Stellungen gibt. Trotzdem wählen viele Paare aus dieser reichhaltigen Speisekarte immer dieselben zwei, drei oder vier Stellungen. Warum wollt ihr auf so viele Möglichkeiten verzichten, Lust zu geben und zu nehmen? Wir wollen zu Anfang die ganz klassischen Stellungen noch einmal durchgehen.

MISSIONAR: GANZ TRADITIONELL

Sie liegt auf dem Rücken und nimmt ihn mit gespreizten Beinen auf. Er hat die Führung, weil er Rhythmus und Tiefe bestimmt, aber sie kann viele Liebkosungen anbringen. Wenn die Frau eine stärkere Stimulierung der Klitoris wünscht, kann sie die Beine zusammenpressen, oder er hebt seinen Hintern bei jedem Stoß ein wenig. Um die Penetration zu vertiefen, legt die Frau sich ein paar Kissen unter den Po.

FRAUENPOWER

Er legt sich auf den Rücken und sie setzt sich auf den angenehmsten aller Sitze: seinen Penis. Das hat den Vorteil, dass sie ihre Klitoris an seinem Bauch reiben kann. Er hilft ihr, indem er ihren Po umfasst, um den Rhythmus zu begleiten. Seine Hände können seine Lieblingsregionen besuchen. Wenn er mag, massiert er ihre Klitoris mitten im Akt.

LÖFFELCHEN

Ihr liegt nebeneinander auf der Seite, er hinter ihr. Sie bietet ihm den Po und zieht die Knie ein wenig an. So kann er sie von hinten penetrieren. Für ihn ist das schön, weil er die Hände frei hat, um ihren ganzen Körper zu liebkosen. Für sie auch, aus demselben Grund.

FACE TO FACE

Er sitzt, und sie setzt sich auf ihn. Oder sie sitzt auf der Bettkante und er kniet vor ihr, um sie zu penetrieren. Es gibt viele Stellungen, die ein Face-to-Face ermöglichen. Es macht Spaß, weil beide die Möglichkeit zu Zärtlichkeiten haben und er die Klitoris massieren kann.

HÜNDCHEN

Dieser Klassiker ist eine der primitivsten Stellungen, im besten Sinn des Wortes. Er hat viele Vorteile: Die Penetration ist tief, beide Partner können die Bewegungen steuern, und für den Mann sind ihre Brüste sowie ihr Po und Anus »zur Hand«. Für beide ist die Klitoris erreichbar. Und viele Männer sehen den Po ihrer Geliebten besonders gern.

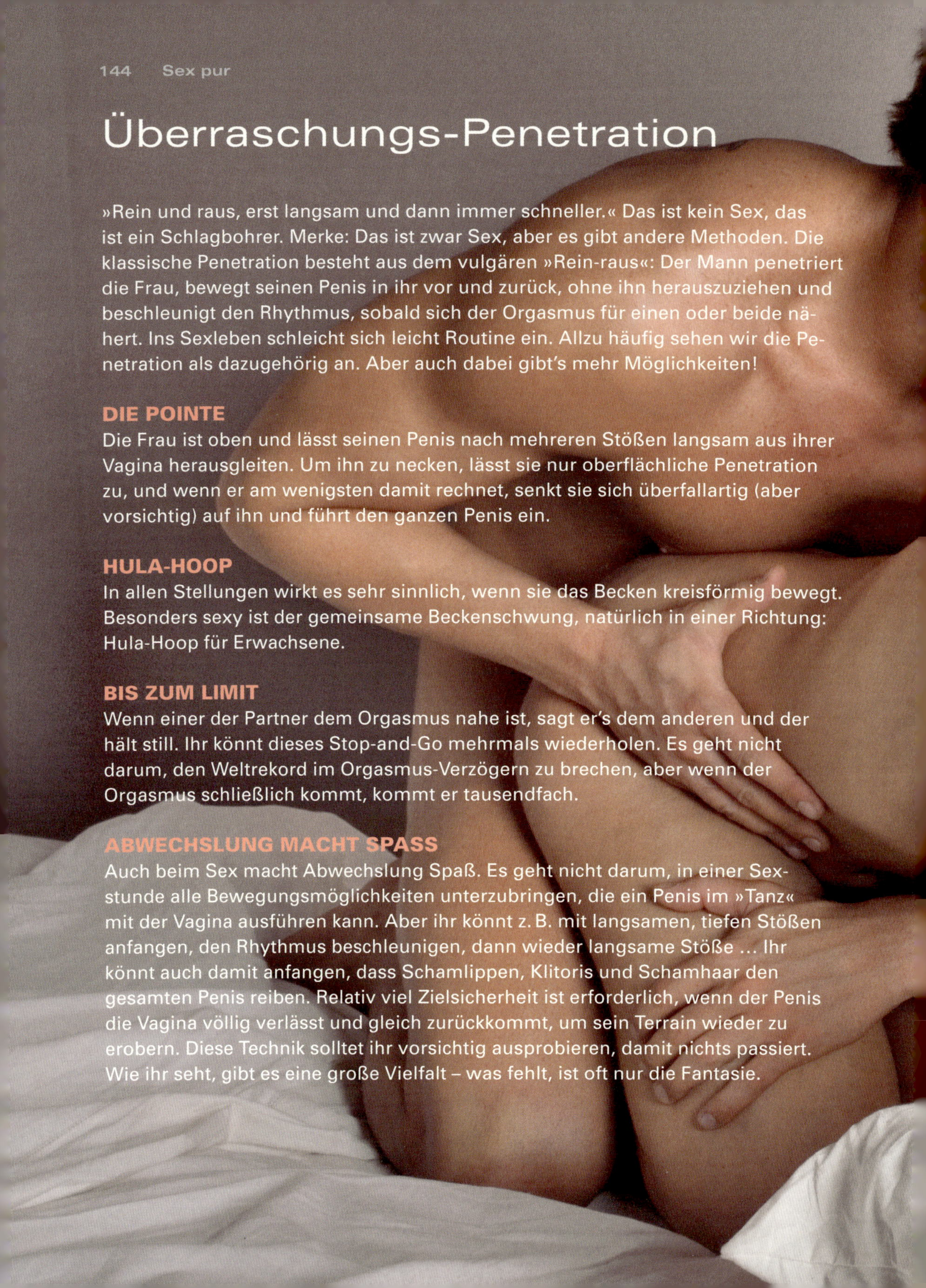

Überraschungs-Penetration

»Rein und raus, erst langsam und dann immer schneller.« Das ist kein Sex, das ist ein Schlagbohrer. Merke: Das ist zwar Sex, aber es gibt andere Methoden. Die klassische Penetration besteht aus dem vulgären »Rein-raus«: Der Mann penetriert die Frau, bewegt seinen Penis in ihr vor und zurück, ohne ihn herauszuziehen und beschleunigt den Rhythmus, sobald sich der Orgasmus für einen oder beide nähert. Ins Sexleben schleicht sich leicht Routine ein. Allzu häufig sehen wir die Penetration als dazugehörig an. Aber auch dabei gibt's mehr Möglichkeiten!

DIE POINTE

Die Frau ist oben und lässt seinen Penis nach mehreren Stößen langsam aus ihrer Vagina herausgleiten. Um ihn zu necken, lässt sie nur oberflächliche Penetration zu, und wenn er am wenigsten damit rechnet, senkt sie sich überfallartig (aber vorsichtig) auf ihn und führt den ganzen Penis ein.

HULA-HOOP

In allen Stellungen wirkt es sehr sinnlich, wenn sie das Becken kreisförmig bewegt. Besonders sexy ist der gemeinsame Beckenschwung, natürlich in einer Richtung: Hula-Hoop für Erwachsene.

BIS ZUM LIMIT

Wenn einer der Partner dem Orgasmus nahe ist, sagt er's dem anderen und der hält still. Ihr könnt dieses Stop-and-Go mehrmals wiederholen. Es geht nicht darum, den Weltrekord im Orgasmus-Verzögern zu brechen, aber wenn der Orgasmus schließlich kommt, kommt er tausendfach.

ABWECHSLUNG MACHT SPASS

Auch beim Sex macht Abwechslung Spaß. Es geht nicht darum, in einer Sexstunde alle Bewegungsmöglichkeiten unterzubringen, die ein Penis im »Tanz« mit der Vagina ausführen kann. Aber ihr könnt z. B. mit langsamen, tiefen Stößen anfangen, den Rhythmus beschleunigen, dann wieder langsame Stöße … Ihr könnt auch damit anfangen, dass Schamlippen, Klitoris und Schamhaar den gesamten Penis reiben. Relativ viel Zielsicherheit ist erforderlich, wenn der Penis die Vagina völlig verlässt und gleich zurückkommt, um sein Terrain wieder zu erobern. Diese Technik solltet ihr vorsichtig ausprobieren, damit nichts passiert. Wie ihr seht, gibt es eine große Vielfalt – was fehlt, ist oft nur die Fantasie.

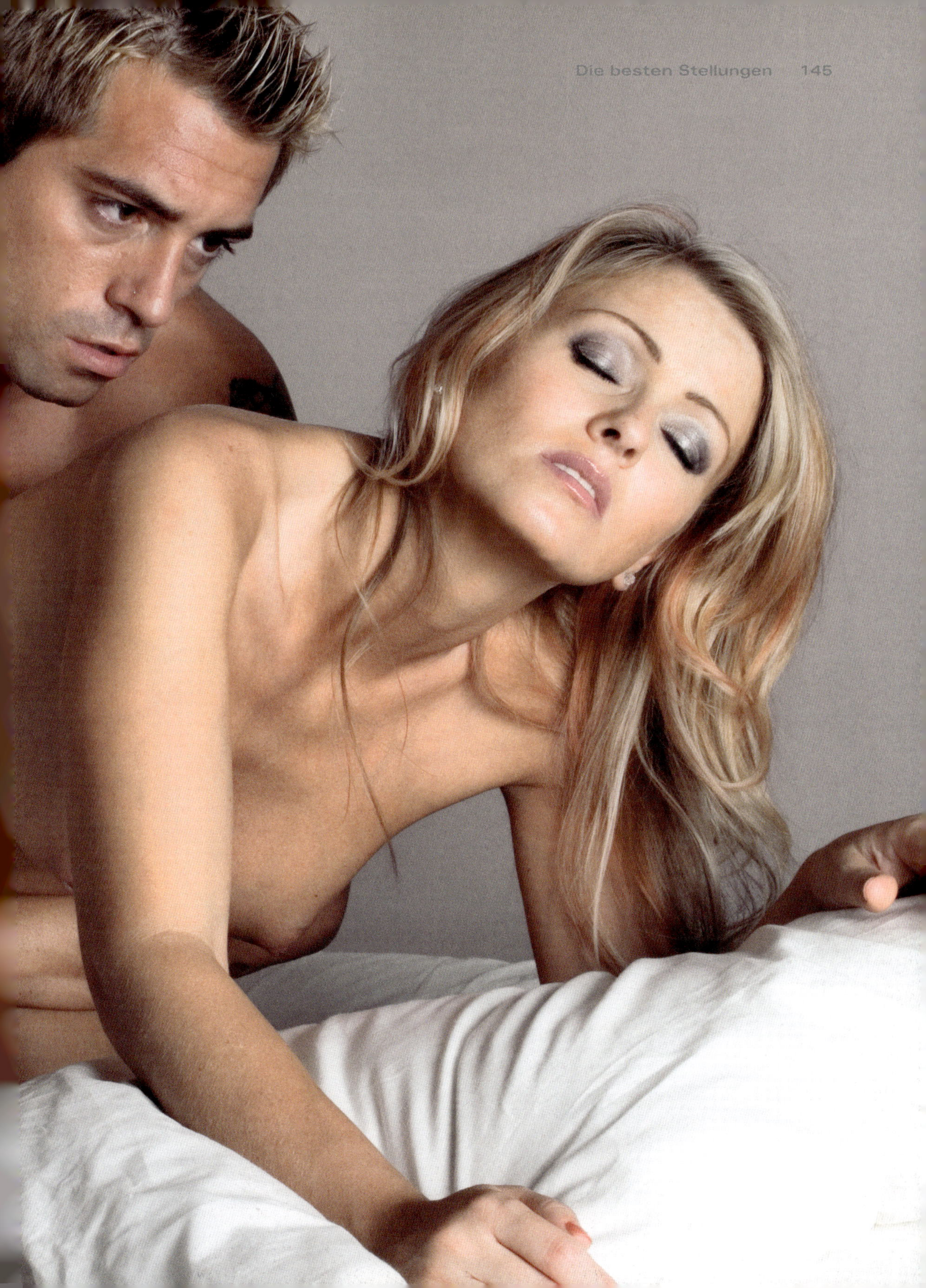

Kamasutra-Penetration

Jedes Paar sollte auf dem Nachttisch und/oder im Handschuhfach seines Autos ein (möglichst illustriertes) Exemplar des Kamasutra haben, um Ideen zu finden oder aufzufrischen. Dieses Kompendium des Sexualwissens aus dem alten Orient beweist uns, dass schon vor vielen Jahrhunderten Sex auf eine Weise praktiziert wurde, die uns bis heute fasziniert.

Neben Hunderten von Stellungen lehrt das Kamasutra uns **sieben Arten der Penetration**, die ein Mann und eine Frau verwirklichen können.

01 **Einfache oder Innen-Penetration.** Sie ist für uns die klassische, sozusagen die typische »Rein-raus«-Penetration. Der Mann führt seinen Penis ein und stößt vor und zurück.

02 **Reibung.** Sie legt sich so, dass er leicht an ihre Vagina herankommt. Dann massiert der Mann mit seinem erigierten Penis ihre Schamlippen.

03 **Durchbohrung**. Sie liegt auf dem Rücken, und der Mann reibt mit seinem Penis den oberen Teil der Vagina.

04 **Druck.** Der Mann drückt seinen Penis einige Minuten lang auf die Vagina.

05 **Stoß.** Diese Art der Penetration sollte ausgeführt werden, wenn die Frau stark erregt ist. Der Mann zieht sich aus der Vagina zurück und dringt mit Kraft von hinten in sie ein. Diese Art der Penetration beschleunigt den Orgasmus der Frau und verlangsamt den des Mannes.

06 **Stoß des Ebers**. Der Mann stößt mit seinem Penis den rechten oder linken Teil der Vagina.

07 **Stoß des Stiers.** Der Penis geht ein und aus. Beim Eintreten stößt er beide Seiten der Vagina.

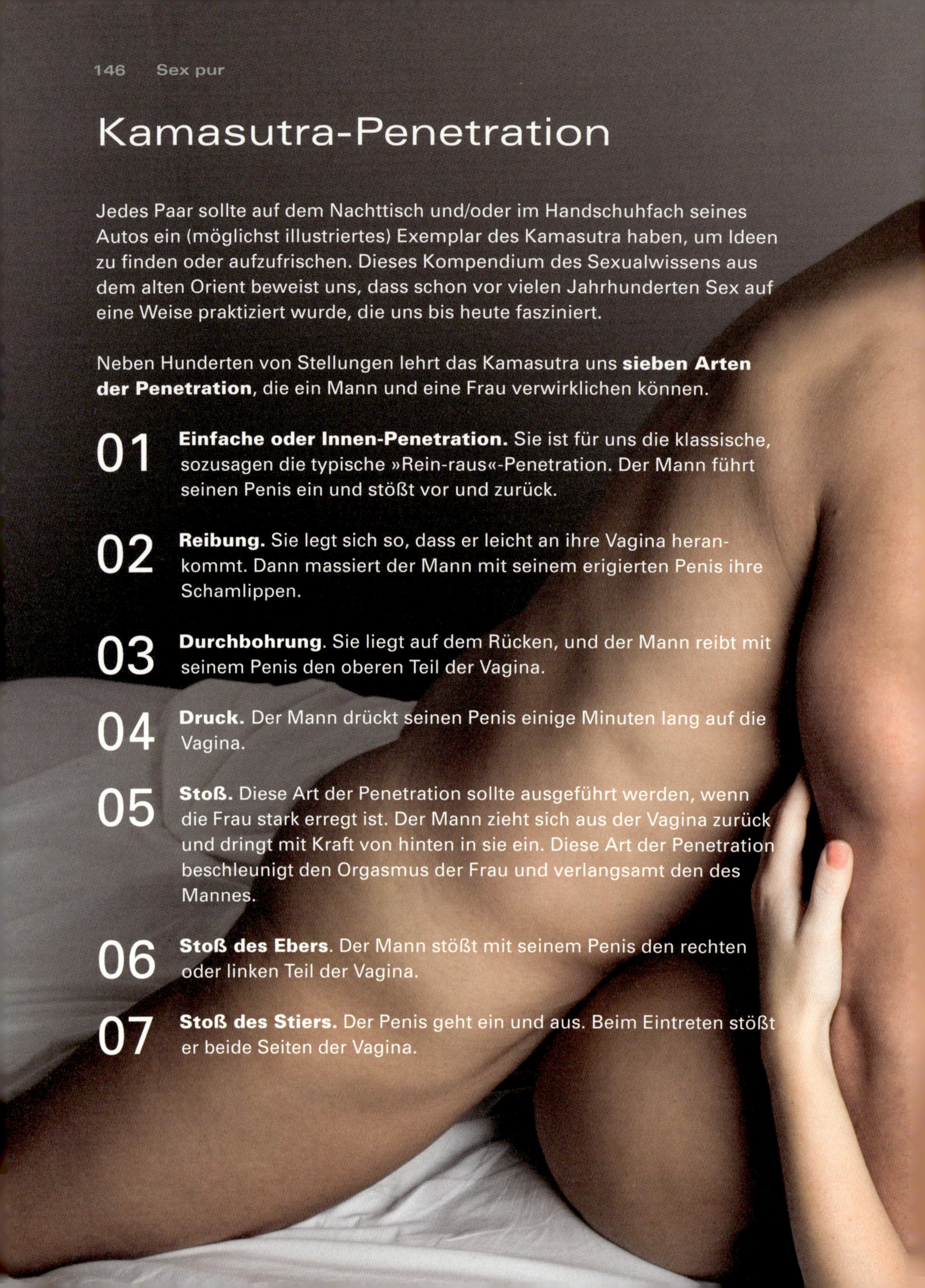

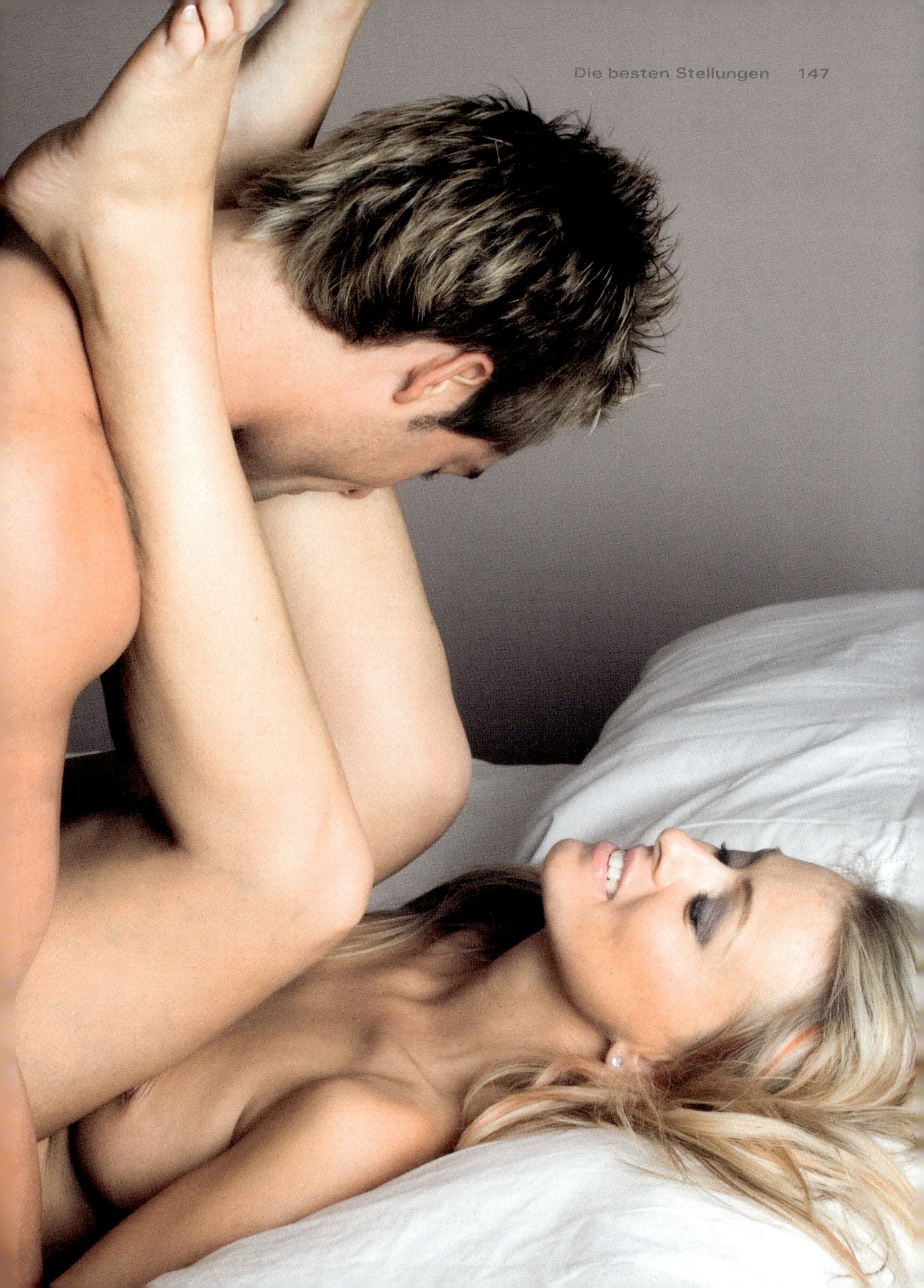

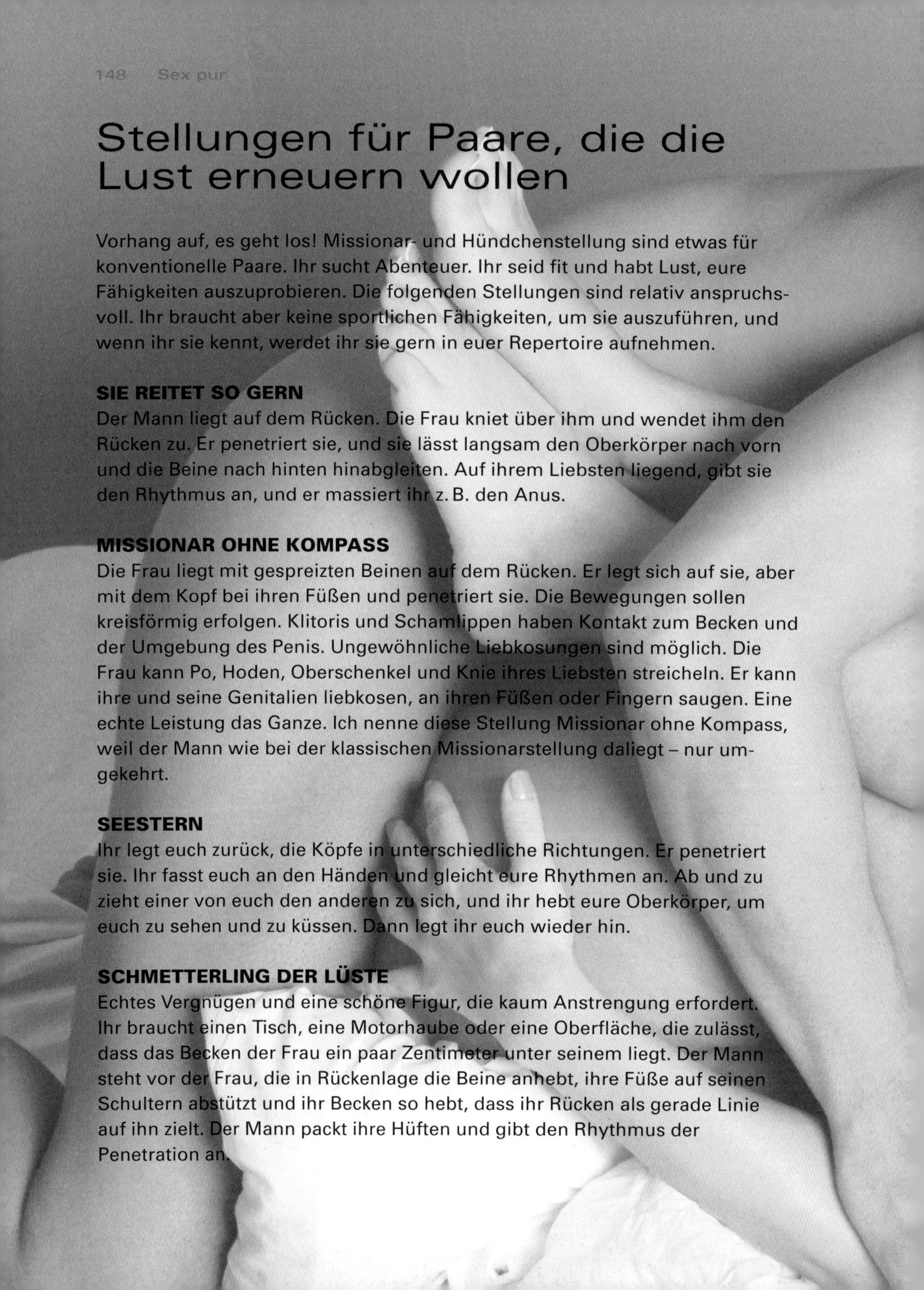

Stellungen für Paare, die die Lust erneuern wollen

Vorhang auf, es geht los! Missionar- und Hündchenstellung sind etwas für konventionelle Paare. Ihr sucht Abenteuer. Ihr seid fit und habt Lust, eure Fähigkeiten auszuprobieren. Die folgenden Stellungen sind relativ anspruchsvoll. Ihr braucht aber keine sportlichen Fähigkeiten, um sie auszuführen, und wenn ihr sie kennt, werdet ihr sie gern in euer Repertoire aufnehmen.

SIE REITET SO GERN
Der Mann liegt auf dem Rücken. Die Frau kniet über ihm und wendet ihm den Rücken zu. Er penetriert sie, und sie lässt langsam den Oberkörper nach vorn und die Beine nach hinten hinabgleiten. Auf ihrem Liebsten liegend, gibt sie den Rhythmus an, und er massiert ihr z. B. den Anus.

MISSIONAR OHNE KOMPASS
Die Frau liegt mit gespreizten Beinen auf dem Rücken. Er legt sich auf sie, aber mit dem Kopf bei ihren Füßen und penetriert sie. Die Bewegungen sollen kreisförmig erfolgen. Klitoris und Schamlippen haben Kontakt zum Becken und der Umgebung des Penis. Ungewöhnliche Liebkosungen sind möglich. Die Frau kann Po, Hoden, Oberschenkel und Knie ihres Liebsten streicheln. Er kann ihre und seine Genitalien liebkosen, an ihren Füßen oder Fingern saugen. Eine echte Leistung das Ganze. Ich nenne diese Stellung Missionar ohne Kompass, weil der Mann wie bei der klassischen Missionarstellung daliegt – nur umgekehrt.

SEESTERN
Ihr legt euch zurück, die Köpfe in unterschiedliche Richtungen. Er penetriert sie. Ihr fasst euch an den Händen und gleicht eure Rhythmen an. Ab und zu zieht einer von euch den anderen zu sich, und ihr hebt eure Oberkörper, um euch zu sehen und zu küssen. Dann legt ihr euch wieder hin.

SCHMETTERLING DER LÜSTE
Echtes Vergnügen und eine schöne Figur, die kaum Anstrengung erfordert. Ihr braucht einen Tisch, eine Motorhaube oder eine Oberfläche, die zulässt, dass das Becken der Frau ein paar Zentimeter unter seinem liegt. Der Mann steht vor der Frau, die in Rückenlage die Beine anhebt, ihre Füße auf seinen Schultern abstützt und ihr Becken so hebt, dass ihr Rücken als gerade Linie auf ihn zielt. Der Mann packt ihre Hüften und gibt den Rhythmus der Penetration an.

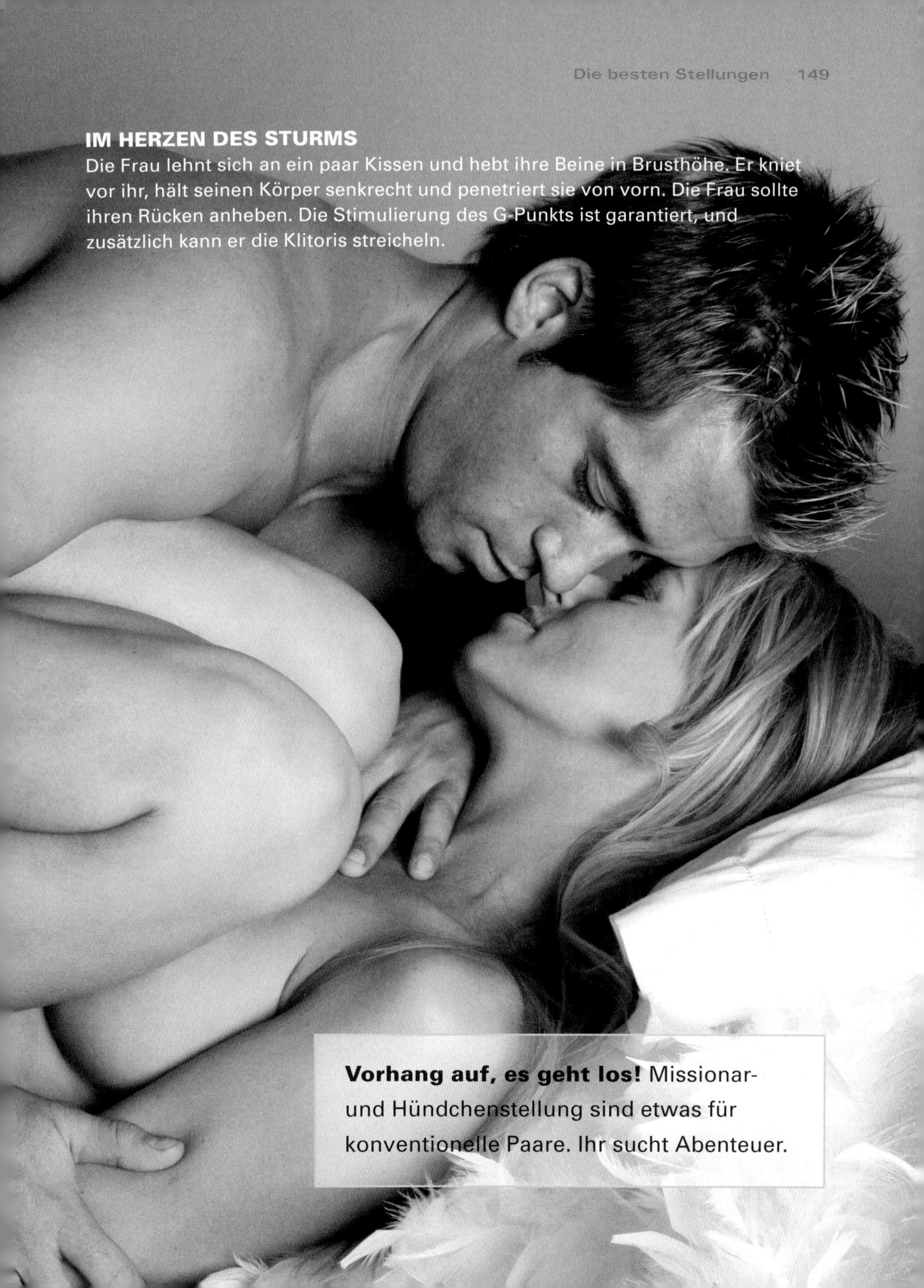

IM HERZEN DES STURMS

Die Frau lehnt sich an ein paar Kissen und hebt ihre Beine in Brusthöhe. Er kniet vor ihr, hält seinen Körper senkrecht und penetriert sie von vorn. Die Frau sollte ihren Rücken anheben. Die Stimulierung des G-Punkts ist garantiert, und zusätzlich kann er die Klitoris streicheln.

Vorhang auf, es geht los! Missionar- und Hündchenstellung sind etwas für konventionelle Paare. Ihr sucht Abenteuer.

Taoismus und heilsame Stellungen

Der Taoismus rät zu Sexstellungen und Penetrationsformen, die Körper und Geist heilen. Diese Praxis basiert auf dem Glauben, dass Vagina sowie Penis in unterschiedliche Zonen aufgeteilt sind, die mit einzelnen Punkten des Körpers korrespondieren. Einige Stellungen begünstigen daher den Kontakt mit diesen Punkten und aktivieren diese Körperzonen.

Das Gute an diesen Stellungen ist, dass – abgesehen von dem zusätzlichen Aspekt östlicher Philosophie (die immer schick ist) – der Orgasmus für den Erfolg nicht zwingend notwendig ist.

Frauen bekämpfen Müdigkeit und Schwäche, wenn sie beim Sex folgende Position einnehmen: Sie legt sich auf den Rücken, und der Mann über ihr stützt sein Gewicht mit den Ellenbogen ab. Er sollte sie so tief penetrieren, wie er kann, während die Frau ihr Becken zunächst im Uhrzeigersinn, danach umgekehrt bewegt.

Männer geben dem Körper Energie und ihrem Sex neues Leben in der Stellung, bei der die Frau sich auf den Rücken legt und Kopf und Schultern auf ein großes, dickes Kissen bettet, während er im Vierfüßlerstand über ihr ist. Es geht darum, einer oberflächlichen Penetration neun tiefe folgen zu lassen. Empfehlenswert sind drei Folgen von je neun Penetrationen, dreimal täglich, in drei Wochen.

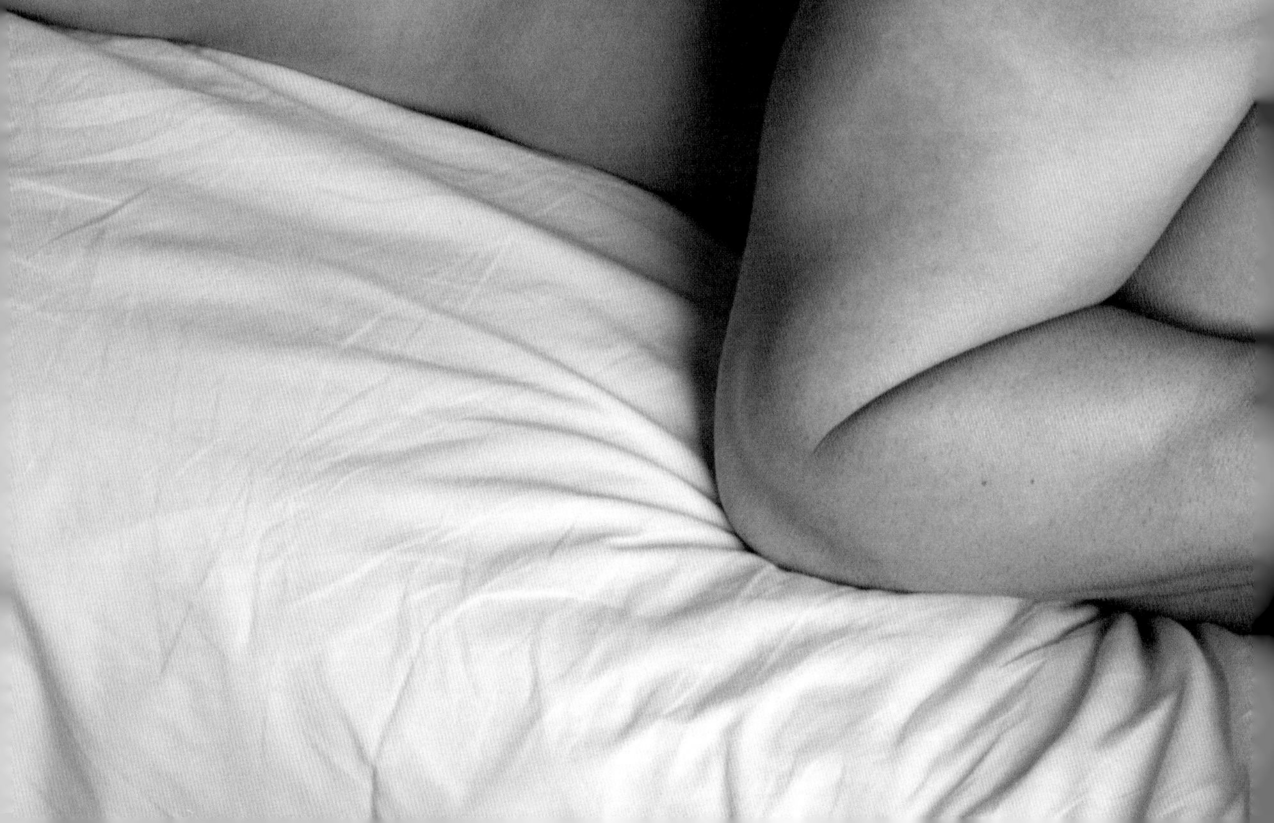

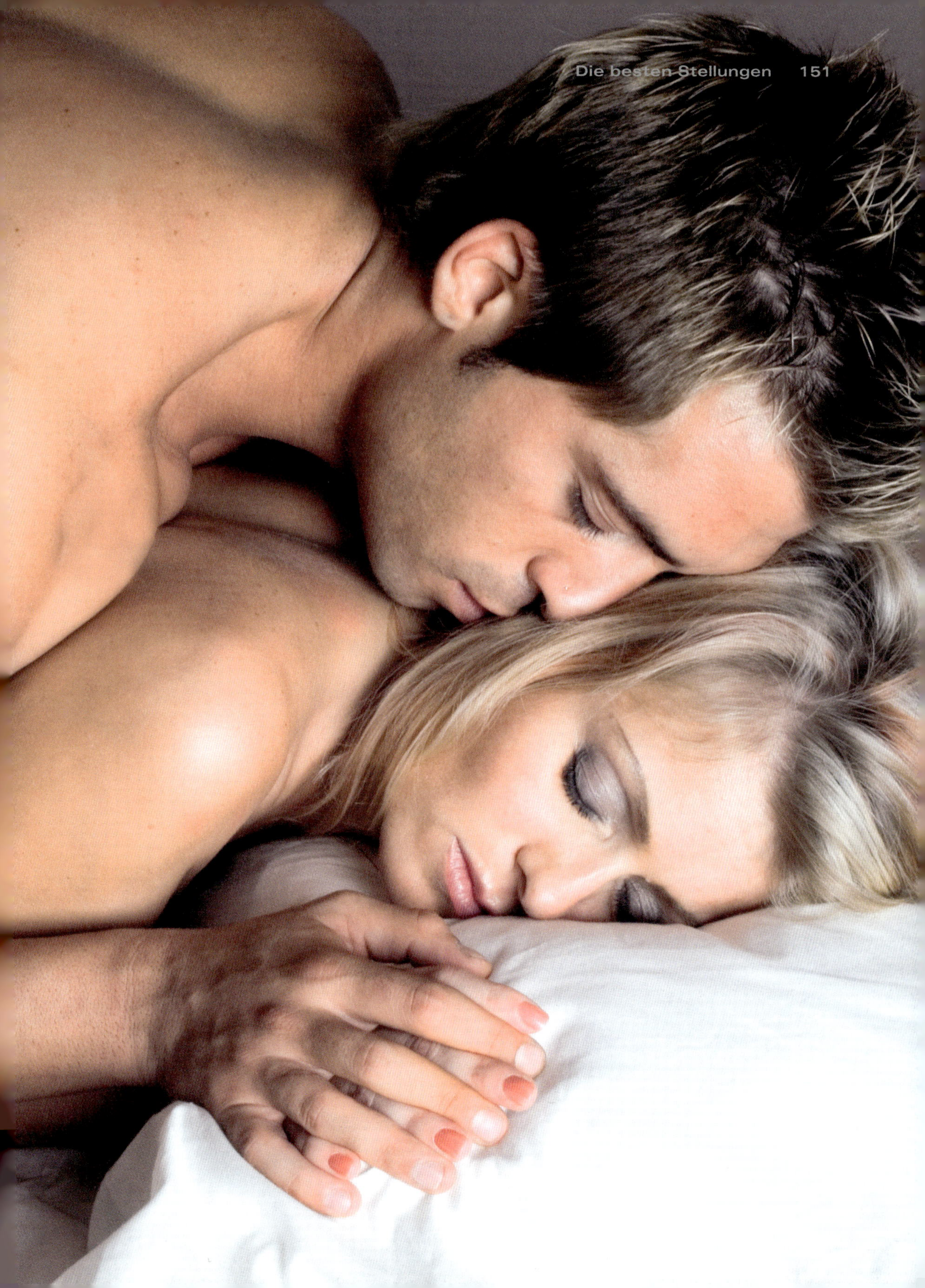

Gewagte Stellungen für Sex-Virtuosen

Ihr habt eure Sex-Stellungen aufgemöbelt, und natürlich wollt ihr darüber hinaus. Wir betreten jetzt fast das Arbeitsfeld der Virtuosen. Einige der folgenden Stellungen erfordern Fitness – sonst riskiert ihr, dass ihr einander anseht und fragt: »Ist er drin?« oder »Hast du dir wehgetan?«. Falls ihr beim Ausprobieren einer Stellung als unentwirrbares Knäuel endet, geht zurück zum Start und versucht's noch einmal.

SENKRECHT

Diese eigenwillige Stellung ist nur für sportliche Frauen geeignet. Der Mann steht, die Frau geht in den Kopfstand. Um dahin zu kommen, steht der Mann hinter ihr, während sie seine Taille mit den Beinen umklammert. Dann lässt sie sich nach vorn fallen und stützt sich mit den Händen am Boden ab. Der Mann hebt ihre Füße an und stützt sie.

SCHUBKARRE

Die Frau kniet sich aufs Bett. Der Mann ist hinter ihr und hebt ihre Füße an, während sie sich mit den Armen kraftvoll auf dem Bett abstützt. Er hebt ihre Beine und zieht sie an sich. Die Frau umfasst mit ihren Beinen seine Taille, und er bestimmt den Rhythmus der Penetration, während er sie am Becken festhält.

TRAPEZ

Der Mann sitzt mit gespreizten Beinen. Sie setzt sich auf ihn, damit er sie penetriert. Er umfasst ihre Handgelenke, damit sie das Gleichgewicht behält, und sie lehnt sich weit zurück. Der Mann zieht sie mit seinen Armen an seinen Körper heran, und sie soll sich führen lassen.

HOCH DAS BEIN!

Mann und Frau stehen und sind einander zugewandt. Sie hebt ein Bein und legt es auf die Schulter des Mannes, der ihr mit den Armen hilft. Er fasst sie um die Taille und bestimmt den Rhythmus der Penetration. Der Erfolg hängt gänzlich von der großen Biegsamkeit der Frau ab.

DER SITZ

Er legt sich auf den Rücken und hebt die Beine wie zum Radfahren. Seine Knie berühren die Brust. Die Frau setzt sich rücklings über seinen Penis. Sie muss darauf achten, seinen Rücken nicht zu stark anzustrengen. Für sie ist die Stellung schön, weil die Penetration tief ist.

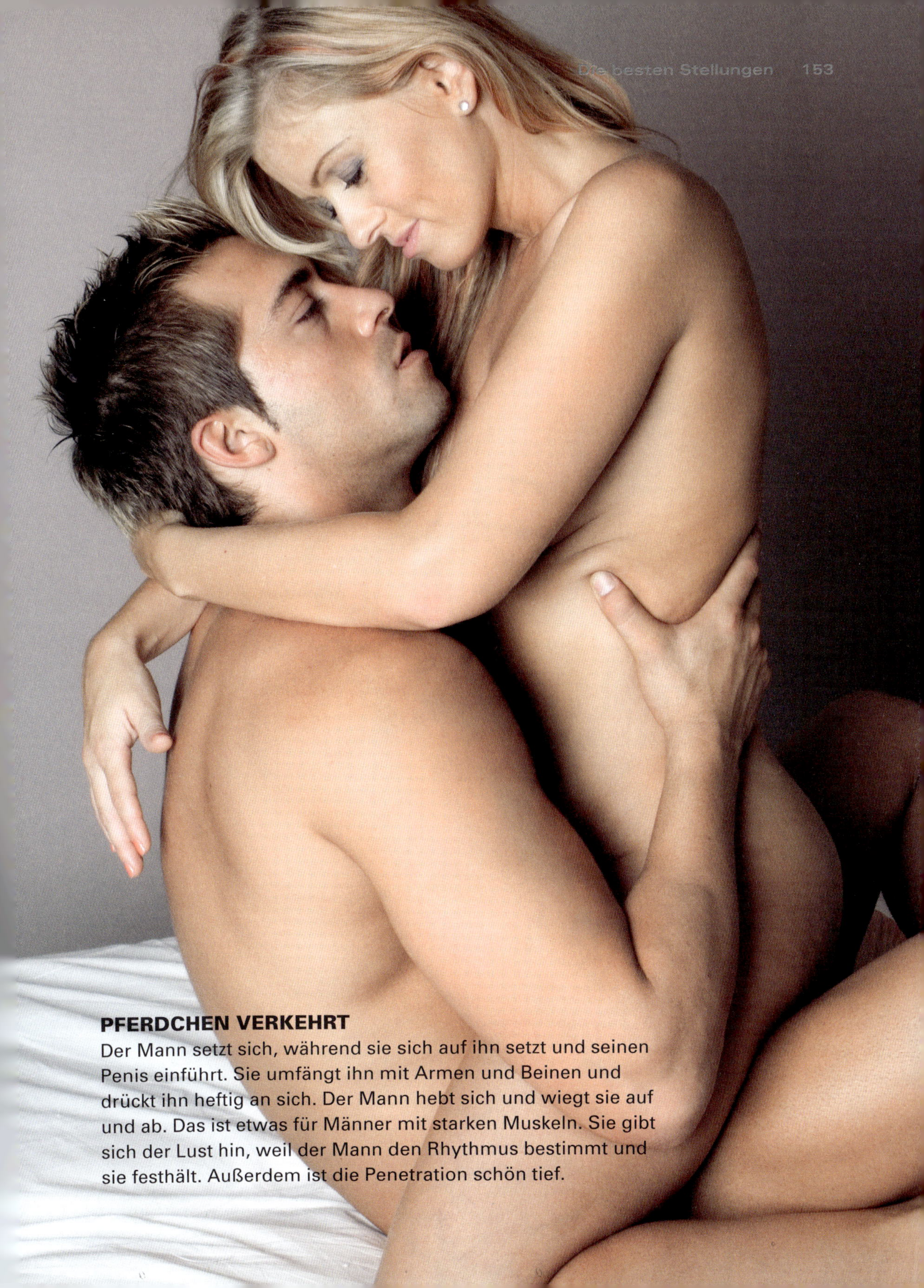

PFERDCHEN VERKEHRT

Der Mann setzt sich, während sie sich auf ihn setzt und seinen Penis einführt. Sie umfängt ihn mit Armen und Beinen und drückt ihn heftig an sich. Der Mann hebt sich und wiegt sie auf und ab. Das ist etwas für Männer mit starken Muskeln. Sie gibt sich der Lust hin, weil der Mann den Rhythmus bestimmt und sie festhält. Außerdem ist die Penetration schön tief.

Die besten Stellungen für ihre Lust

Manche Stellungen geben der Frau besonders viel Lust, weil sie den Ton angibt, eine besonders tiefe Penetration erlebt oder die Klitoris stimuliert wird. Die meisten Frauen brauchen die Einbeziehung der Klitoris, um zum Orgasmus zu kommen. Deshalb ist dieser Abschnitt eine hervorragende Anleitung für Frauen, die beim Coitus nur schwer zum Orgasmus kommen.

DER UNTERWORFENE

Er legt sich auf den Rücken, und sie setzt sich auf ihn, das Gesicht zu seinen Füßen. Er richtet sich auf und streichelt mit einer Hand ihre Brüste, mit der anderen ihre Klitoris. In dieser Stellung genießt die Frau sowohl die tiefe Penetration als auch die Stimulierung der Klitoris.

DAS KATAPULT

Er kniet. Sie liegt mit gespreizten Beinen vor ihm. Der Mann stützt ihre Oberschenkel und zieht sie an sich. Während er sie penetriert, liegt einer ihrer Füße über seiner Schulter, das andere Bein bleibt liegen. Wenn die Frau nicht mehr kann, verändert sie die Position der Beine.

DER STUHL

Der Mann setzt sich auf einen Stuhl, und die Frau setzt sich auf ihn, mit dem Gesicht zu ihm. Sie bestimmt den Rhythmus und kann sich am Mann oder am Stuhl festhalten. Diese Stellung ist perfekt, weil ihr beide am Stuhl Halt findet, auch wenn der Rhythmus frenetisch wird.

DER BOGEN

Eine eher akrobatische Variation der vorigen Stellung. Ihr setzt euch hin, wie beschrieben, aber wenn die Penetration tief und die Frau erregt genug ist, wirft sie die Arme nach hinten, beugt den Rücken und stützt ihre Hände auf dem Bett ab. Das ist etwas für wagemutige Virtuosen.

DIE TIEFE UMARMUNG

Die Frau liegt mit gespreizten, leicht angezogenen Beinen auf dem Rücken. Der Mann hockt sich vor sie, zwischen ihre Beine. Er stützt ihr Becken und zieht sie an sich, bis ihr Po auf seinen Oberschenkeln Halt findet. Er bestimmt den Rhythmus, kann (und soll) aber ihre Klitoris und die Brüste massieren.

HEKTORS PFERD

Er liegt auf dem Rücken, sie kniet über ihm. Sobald er sie penetriert, lehnt sie sich zurück, um sich auf seine Knie zu stützen. Damit hat sie die Hände frei, um die Klitoris nach Belieben zu stimulieren.

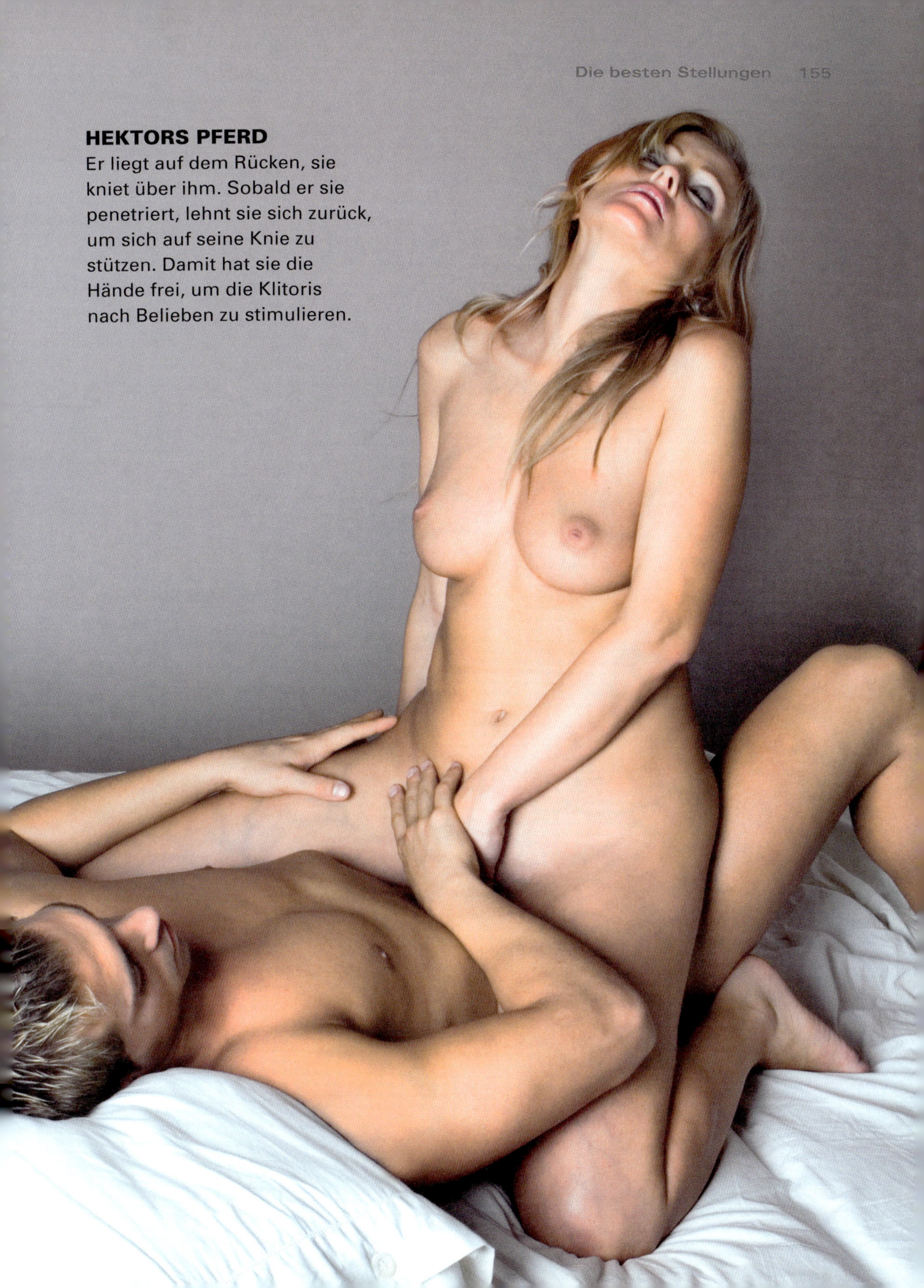

Die besten Stellungen für seine Lust

Es ist eine Legende, dass Männer Sex in jeder Form gut finden, solange es nur Sex ist. Im Film wird so etwas allen Ernstes behauptet. Natürlich nutzen sie die Stellungen, die sich ihnen bieten. Aber das heißt nicht, dass sie keine eigenen Kriterien haben.

TIEFE PENETRATION
Bei dieser Variation der Missionars-Stellung legt sie ihre Füße auf seine Schultern. Das ist leichter, wenn sie sich ein paar Kissen unter den Rücken legt. Er wird diese Stellung bald besonders gern haben, weil die Penetration damit so tief sein kann, wie sein Penis lang ist, und weil er ihre Lust gut sehen kann.

LUSTSPIRALE
Diese Stellung versetzt den Mann in eine Art Lustspirale. Es geht so: Er legt sich auf den Rücken. Sie setzt sich auf seinen Penis und beginnt mit leichten Bewegungen auf und ab. Dann kommen Variationen: vor und zurück, nach rechts und links … und zuletzt die Schlussnummer: kreisförmige Bewegungen, die ihn fühlen lassen, dass alle empfindlichen Punkte seiner Eichel auf einmal maximal stimuliert werden.

SUPERPENETRATION
Wieder legt er sich auf den Rücken, und sie sitzt auf seinem Penis. Diesmal geht es nicht um vielfältige Bewegungen mit dem Becken. Sie wird sich vielmehr lange und langsam auf- und abbewegen. Wenn sie fühlt, dass die Penetration ihre maximale Tiefe erreicht hat, presst sie seinen Penis mit aller Kraft zusammen, und er wird vor Wonne stöhnen.

LIBELLE
Wie das Hündchen, aber mit engerem Körperkontakt. Sie legt sich auf den Bauch, er penetriert sie. Dann umschlingt sie mit einem Bein die Beine des Mannes. Wenn sie das z. B. mit ihrem linken Bein tut, legt sie ihren Kopf auf das Bett, sodass der Mann die linke Seite ihres Gesichts sehen kann. Für ihn ist diese Stellung besonders reizvoll: Er fühlt seine Genitalien an ihrem Po und kann ihr erregtes Gesicht sehen.

GUSSFORM
Die direkte Fortsetzung der vorigen Stellung: Sie liegt auf dem Rücken und legt die angezogenen Beine auf eine Seite. Er penetriert sie von hinten. Ihr seid aufeinander abgestimmt, aus einem Guss.

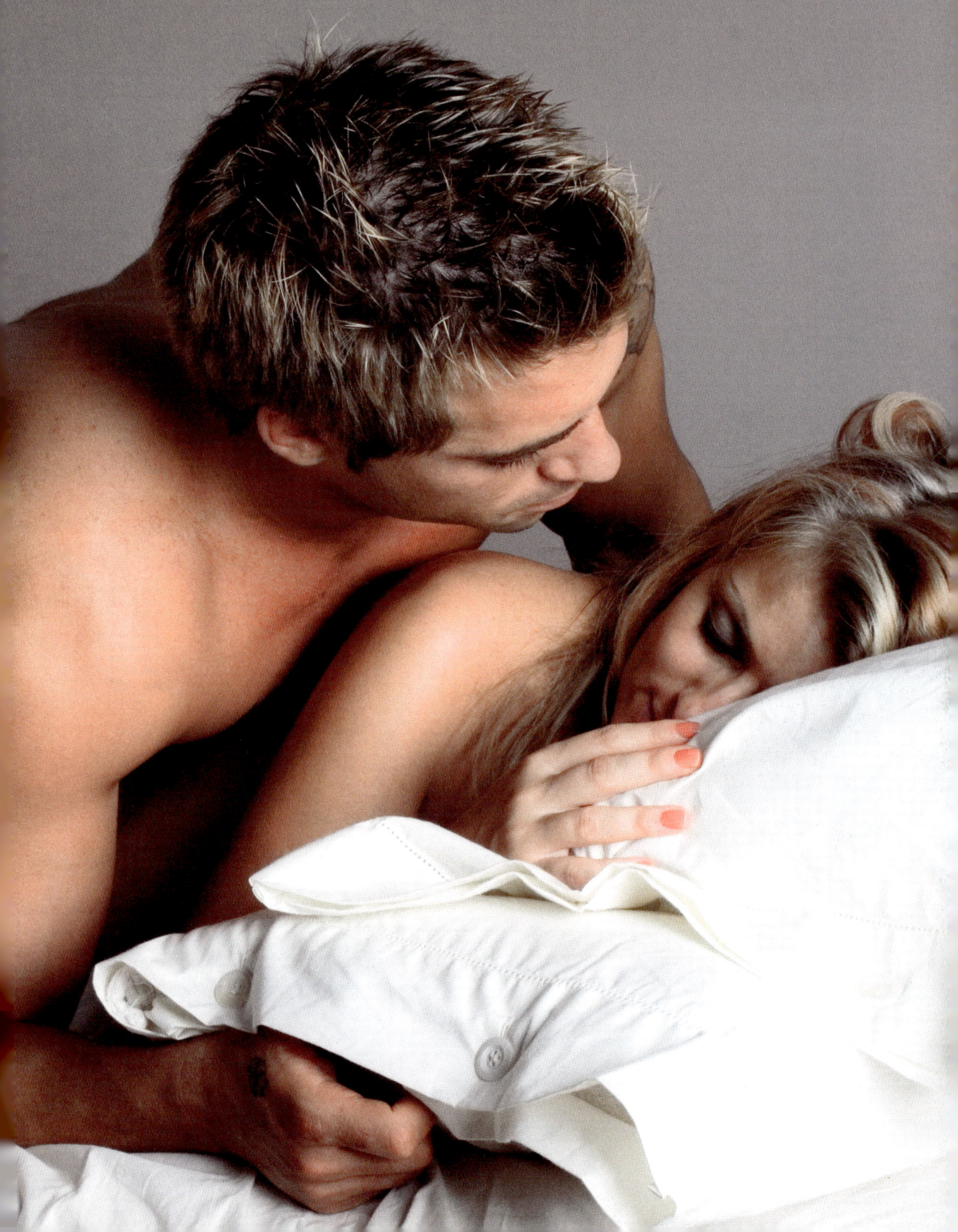

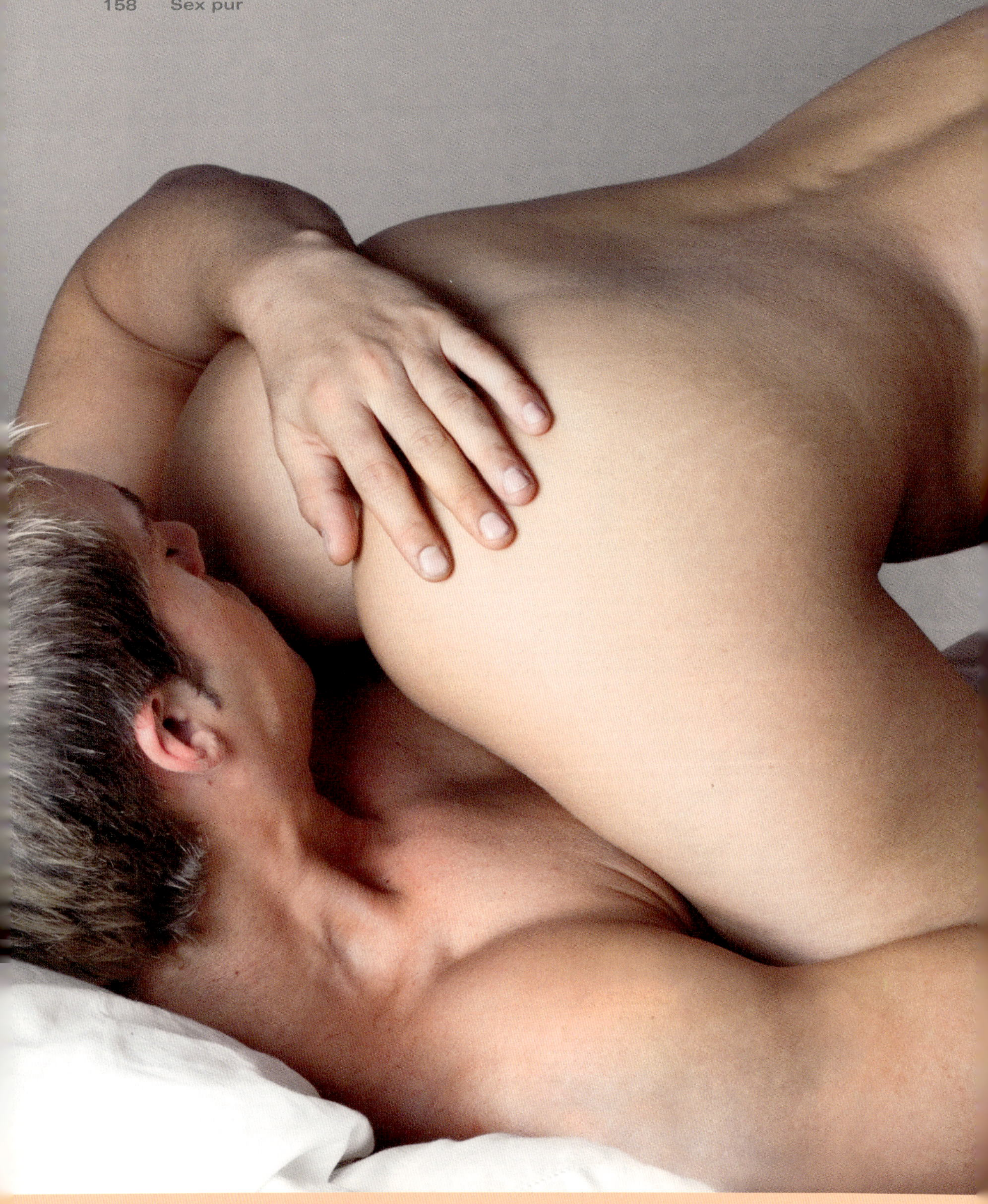

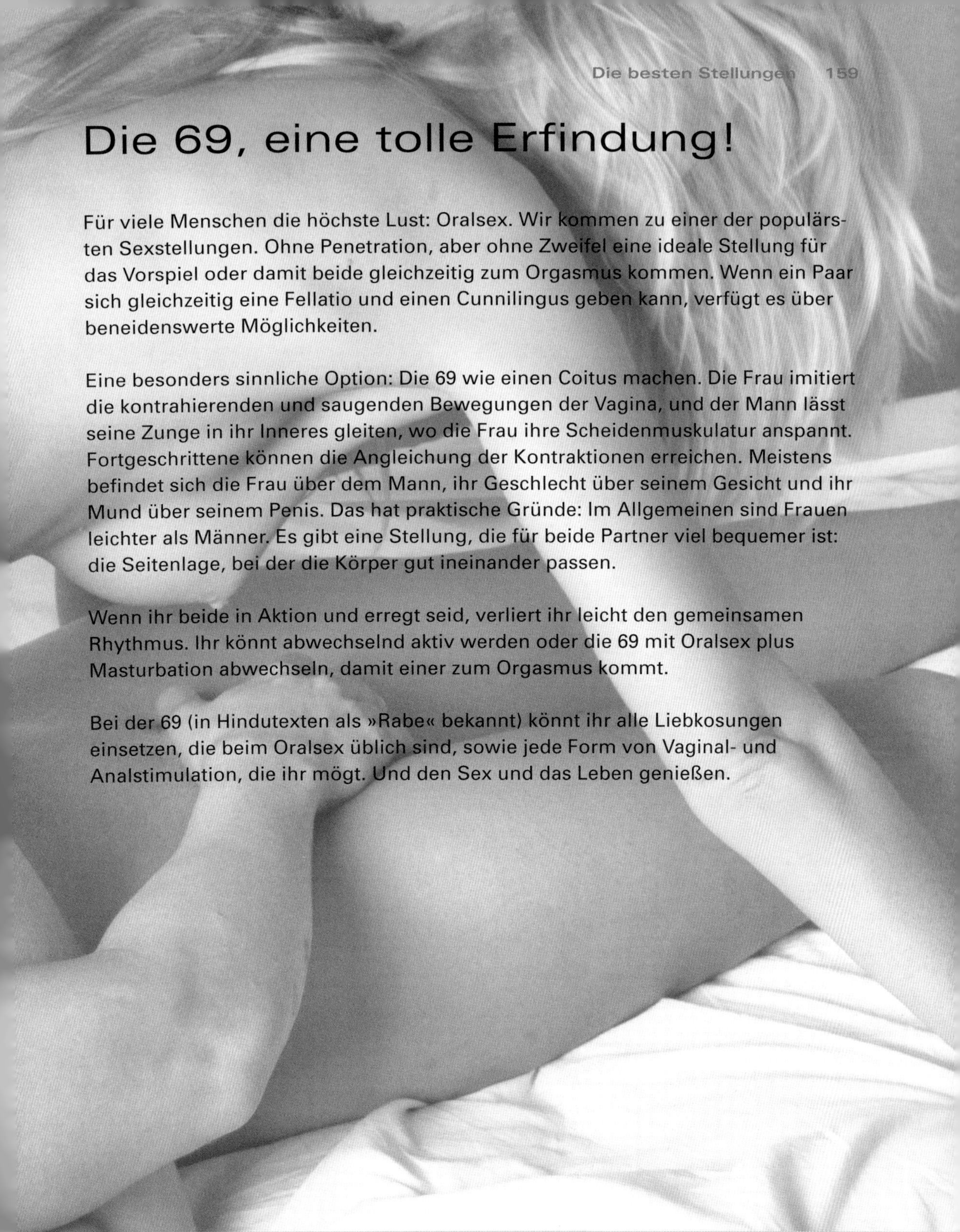

Die 69, eine tolle Erfindung!

Für viele Menschen die höchste Lust: Oralsex. Wir kommen zu einer der populärsten Sexstellungen. Ohne Penetration, aber ohne Zweifel eine ideale Stellung für das Vorspiel oder damit beide gleichzeitig zum Orgasmus kommen. Wenn ein Paar sich gleichzeitig eine Fellatio und einen Cunnilingus geben kann, verfügt es über beneidenswerte Möglichkeiten.

Eine besonders sinnliche Option: Die 69 wie einen Coitus machen. Die Frau imitiert die kontrahierenden und saugenden Bewegungen der Vagina, und der Mann lässt seine Zunge in ihr Inneres gleiten, wo die Frau ihre Scheidenmuskulatur anspannt. Fortgeschrittene können die Angleichung der Kontraktionen erreichen. Meistens befindet sich die Frau über dem Mann, ihr Geschlecht über seinem Gesicht und ihr Mund über seinem Penis. Das hat praktische Gründe: Im Allgemeinen sind Frauen leichter als Männer. Es gibt eine Stellung, die für beide Partner viel bequemer ist: die Seitenlage, bei der die Körper gut ineinander passen.

Wenn ihr beide in Aktion und erregt seid, verliert ihr leicht den gemeinsamen Rhythmus. Ihr könnt abwechselnd aktiv werden oder die 69 mit Oralsex plus Masturbation abwechseln, damit einer zum Orgasmus kommt.

Bei der 69 (in Hindutexten als »Rabe« bekannt) könnt ihr alle Liebkosungen einsetzen, die beim Oralsex üblich sind, sowie jede Form von Vaginal- und Analstimulation, die ihr mögt. Und den Sex und das Leben genießen.

Unwiderstehlicher Cunnilingus

Dein Liebster umfasst deine Schenkel. Du öffnest die Beine. Seine Zunge spielt mit deinem Schamhaar und geht tiefer ... Oh ...! Hmm ...! Wollt ihr das Geheimnis des unwiderstehlichsten Cunnilingus kennen lernen?

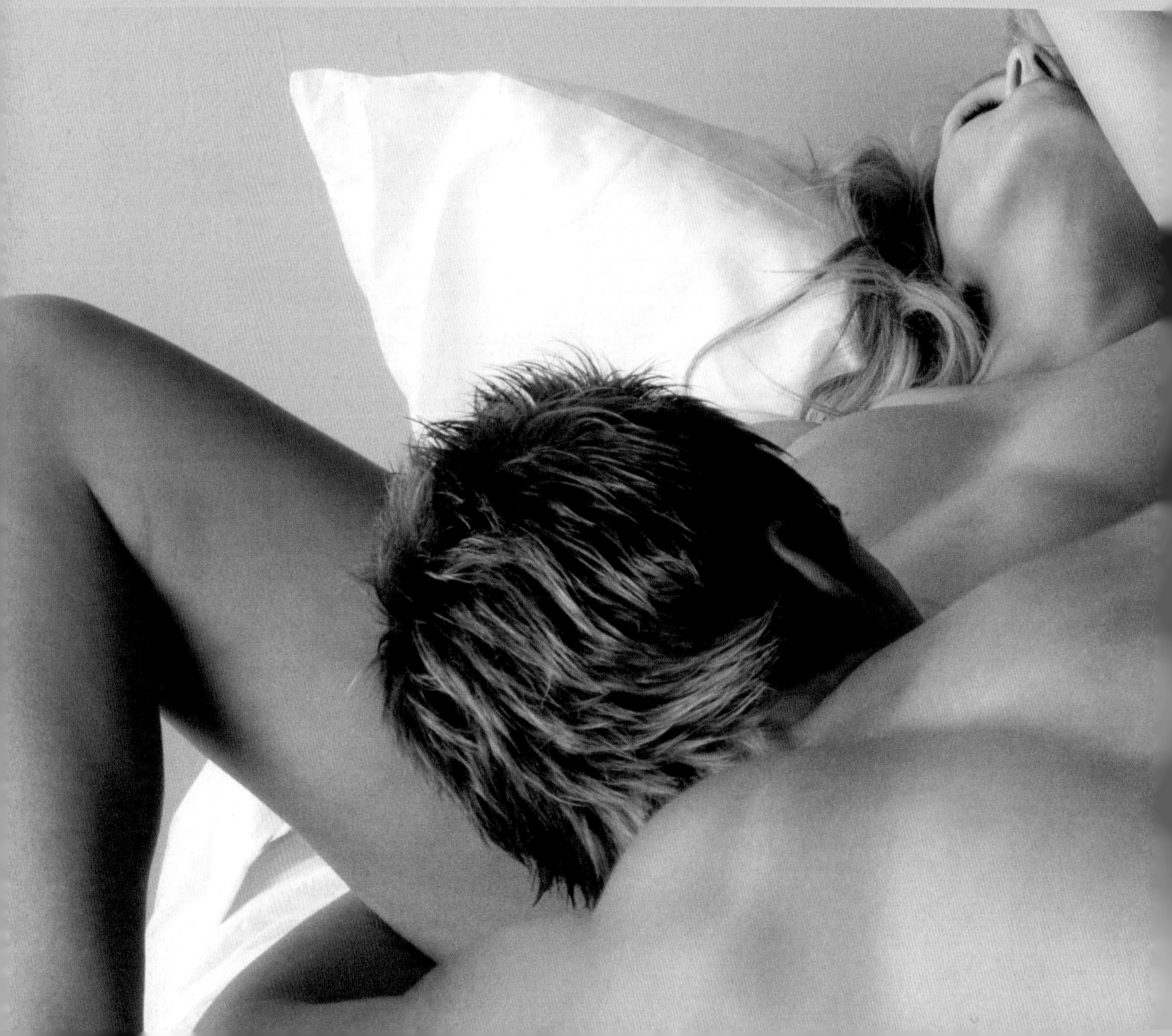

Die köstlichste aller Freuden

Oralsex ist für viele Frauen definitiv das Beste, was es gibt. Statistiken bestätigen, dass Zunge und Lippen eines Mannes, der Klitoris und Vagina stimuliert, mehr Lust bereiten als ein Coitus.

Ein Mann, der beim Oralsex zu allem bereit ist, ist der beste Liebhaber, den eine Frau haben kann. Ein Mann, der sich dabei darauf beschränkt, seine Zunge übers Schamhaar zu streichen, anstatt tiefer zu gehen, wo die Musik spielt, oder der deutlich zeigt, dass er keine Lust zu Oralsex hat, wird es kaum schaffen, das Verlangen einer Frau zu stillen.

Warum Oralsex für Frauen im Bett das Höchste ist? Die Lösung liegt in einem kleinen weiblichen »Accessoire«, der Klitoris. Sie ist vielleicht der empfindlichste Punkt des weiblichen Körpers, denn sie ist dicht gespickt mit Nervenenden.

Viele Männer glauben, für einen Cunnilingus müssten sie sich nur hinabbeugen und heftig lecken. Ob sie nun erfahrene Männer sind oder Anfänger – dieses Kapitel soll ihnen die Geheimnisse oraler Befriedigung entschleiern. Also, ihr Frauen, lasst das Buch offen auf seinem Nachttisch oder bei der Fernbedienung liegen und schlagt dieses Kapitel auf.

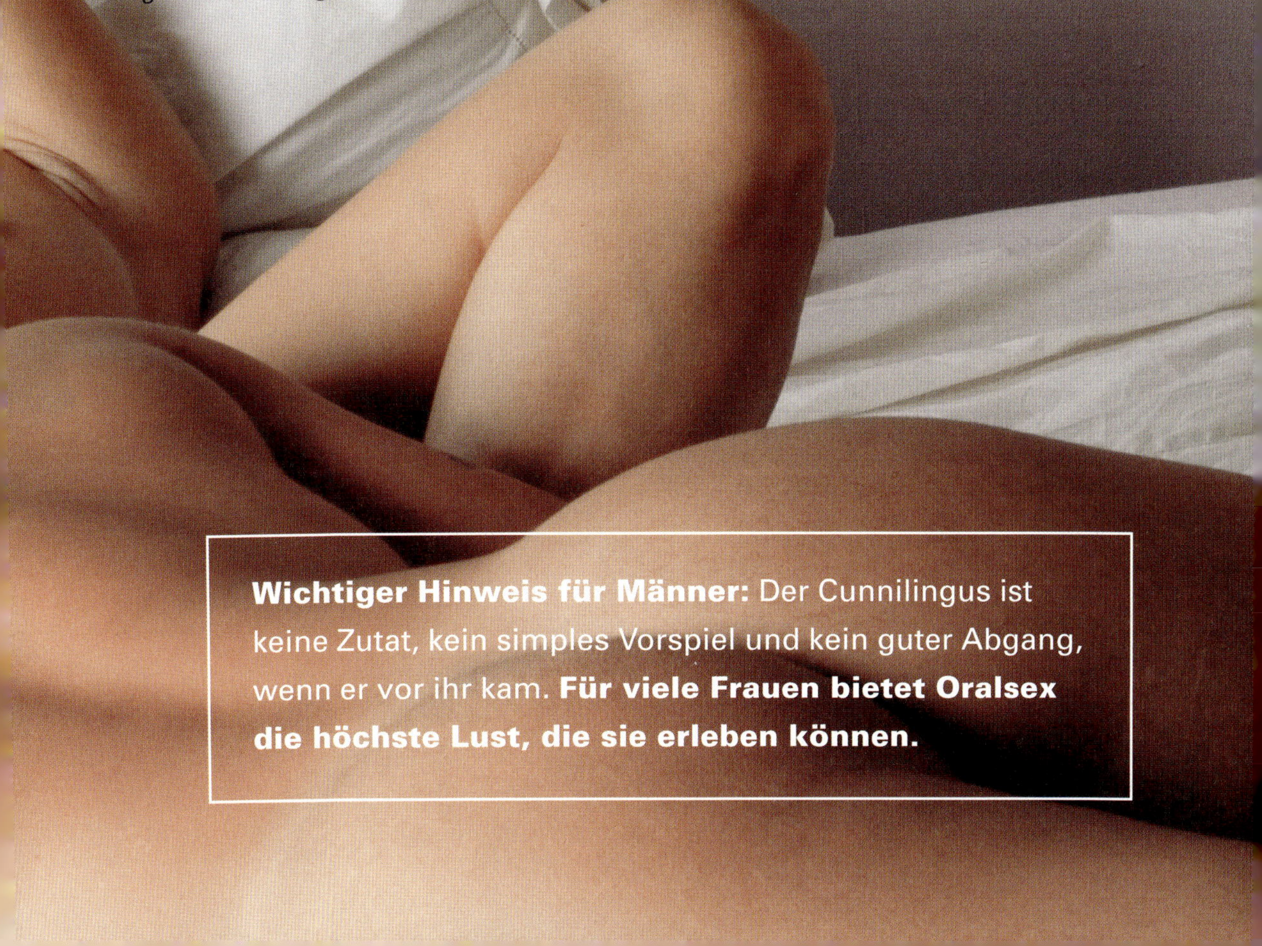

Wichtiger Hinweis für Männer: Der Cunnilingus ist keine Zutat, kein simples Vorspiel und kein guter Abgang, wenn er vor ihr kam. **Für viele Frauen bietet Oralsex die höchste Lust, die sie erleben können.**

Sechs Tipps, die Männern zum Sieg verhelfen

Prima. Du hast den besten Willen, aber noch fehlt dir die effektive Anleitung. Die Startbedingungen sind klar: Die Klitoris gibt es wirklich, und du kannst sie finden und identifizieren. Gewöhnlich ist sie erbsengroß und liegt im oberen Bereich der Vulva. Bevor wir die wichtigsten Stellungen und die Raffinessen des Oralsex durchgehen, brauchst du ein paar fundamentale Ratschläge. Wende sie an, wenn du der Klitoris deiner Partnerin den nächsten Besuch abstattest, und du wirst dich wundern, zu welcher Erregung sie fähig ist.

Behalte vor allem immer im Hinterkopf, dass – wie jeder weiß – fast alle Frauen langsamer zu Erregung und Orgasmus kommen als Männer.

1. DU BIST SCHÜLER, SIE DIE LEHRERIN

Ich weiß: Mit dem Kopf zwischen ihren Beinen hörst du fast nichts und kannst dich kaum konzentrieren. Aber es ist unerlässlich, dass du deiner Liebsten zuhörst. Wenn du in voller Aktion bist und merkst, dass ihr Körper sich bäumt und streckt: Prima! Du bist auf dem richtigen Weg. Du hast zwei Möglichkeiten, zuzuhören und zu lernen. Erstens: ihrer Lust zu lauschen. Dann beschleunigst du deinen Rhythmus und sie ihren Atem, worauf du kreisförmig ihre Klitoris leckst, und sie zerkratzt deinen Rücken: Du hast deine Lektion gelernt. Zweitens: Direkt fragen, was sie mag. Es geht aber nicht an, mit einer Liste ins Bett zu gehen.

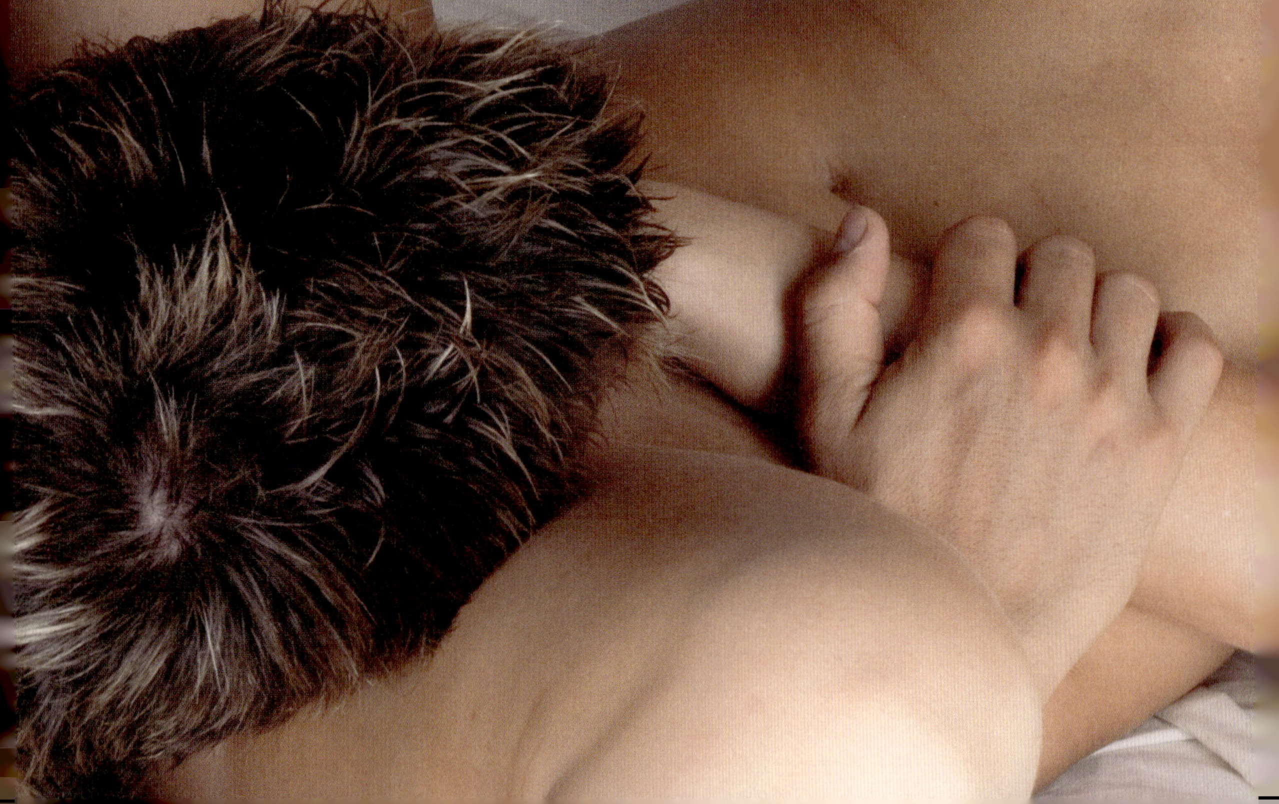

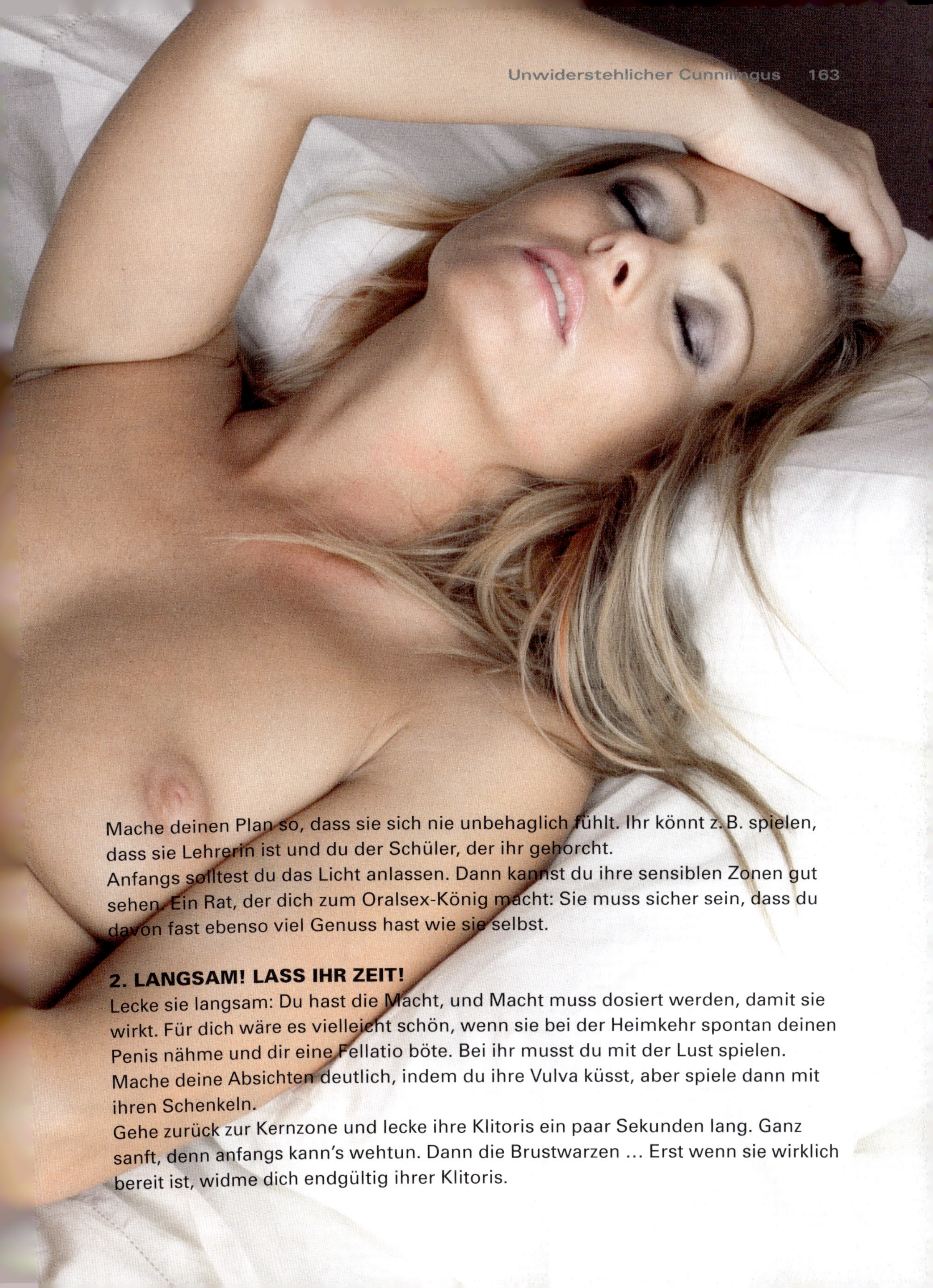

Mache deinen Plan so, dass sie sich nie unbehaglich fühlt. Ihr könnt z. B. spielen, dass sie Lehrerin ist und du der Schüler, der ihr gehorcht.
Anfangs solltest du das Licht anlassen. Dann kannst du ihre sensiblen Zonen gut sehen. Ein Rat, der dich zum Oralsex-König macht: Sie muss sicher sein, dass du davon fast ebenso viel Genuss hast wie sie selbst.

2. LANGSAM! LASS IHR ZEIT!

Lecke sie langsam: Du hast die Macht, und Macht muss dosiert werden, damit sie wirkt. Für dich wäre es vielleicht schön, wenn sie bei der Heimkehr spontan deinen Penis nähme und dir eine Fellatio böte. Bei ihr musst du mit der Lust spielen. Mache deine Absichten deutlich, indem du ihre Vulva küsst, aber spiele dann mit ihren Schenkeln.
Gehe zurück zur Kernzone und lecke ihre Klitoris ein paar Sekunden lang. Ganz sanft, denn anfangs kann's wehtun. Dann die Brustwarzen … Erst wenn sie wirklich bereit ist, widme dich endgültig ihrer Klitoris.

3. DU GENIESST ES EBENSO WIE SIE

Sie muss sicher sein, dass du es ebenso genießt wie sie und nicht nur aus Pflichtgefühl handelst. Sonst wird sie sich unbehaglich fühlen. Auch wenn dein Mund zu tun hat, solltest du ab und zu stöhnen, ihren Po umklammern oder laut schlürfen ... Dann kann sie sich entspannen.

4. SPRICH MIT DEN HÄNDEN

Oralsex ist nicht allein Sache des Mundes. Die verschiedenen Zungenbewegungen erkläre ich später, aber denk daran, dass auch deine Finger mitspielen können. Wenn sie erst einmal stark erregt ist, kannst du z. B. ihre Klitoris mit der Zunge und einer Fingerkuppe liebkosen. Oder du führst einen Finger in ihre Vagina ein. Und natürlich ist auch eine Analmassage fantastisch. Viele Frauen erleben fast unerträgliche Wonnen, wenn ihr Liebster ihnen während des Cunnilingus sanft den Anus kitzelt oder einen Finger einführt.

5. DER ANGEMESSENE RHYTHMUS

Viele Männer verwechseln Rhythmus mit Beschleunigung. Und Fähigkeit mit technischer Vielfalt. Wenn deine Liebste es z. B. genießt, wie deine Zunge ihre Klitoris stimuliert, bleib dabei. Dann kann sie sich ihrer Lust hingeben. Wenn du ständig Stellung und Methode wechselst, machst du es ihr schwer. Es geht nicht darum, alles anzubringen, sondern ums Hinhören, d. h. ihr in jedem Augenblick zu geben, worauf sie Lust hat.

6. DIE ZUNGE: SPITZ ODER BREIT?

»Wenn die Klitoris winzig ist, liebkost man sie besser mit der Zungenspitze.« Diesem Motto folgen viele Männer. Aber für die meisten Frauen stimmt es nicht. Manche Männer machen ihre Zungen so steif, als wollten sie in ihnen eine Erektion erleben. Für die Frau ist es meistens viel angenehmer, mit der flachen, entspannten Zunge liebkost zu werden.

Welche Stellung nehmen wir?

Ein Mann denkt an den Cunnilingus und stellt sich seine Liebste vor, die mit gespreizten Beinen auf dem Rücken liegt. Er legt sich bäuchlings zwischen ihre Beine oder an ihre Seite, den Kopf in Höhe ihres Beckens. Das ist ohne Zweifel eine gute Stellung. Dabei ist zu empfehlen, dass sie ein Kissen unter den Po legt. Das verbessert für ihn den Zugangswinkel zur Klitoris, und er kommt um lästige Halsverdrehungen herum. Für viele Frauen multipliziert sich die Erregung, wenn sie sehen, wie er sich herabbeugt. Um das noch besser mitzuerleben, kann sie den Kopf auf ein dickes Kissen betten. Aber es gibt andere Stellungen.

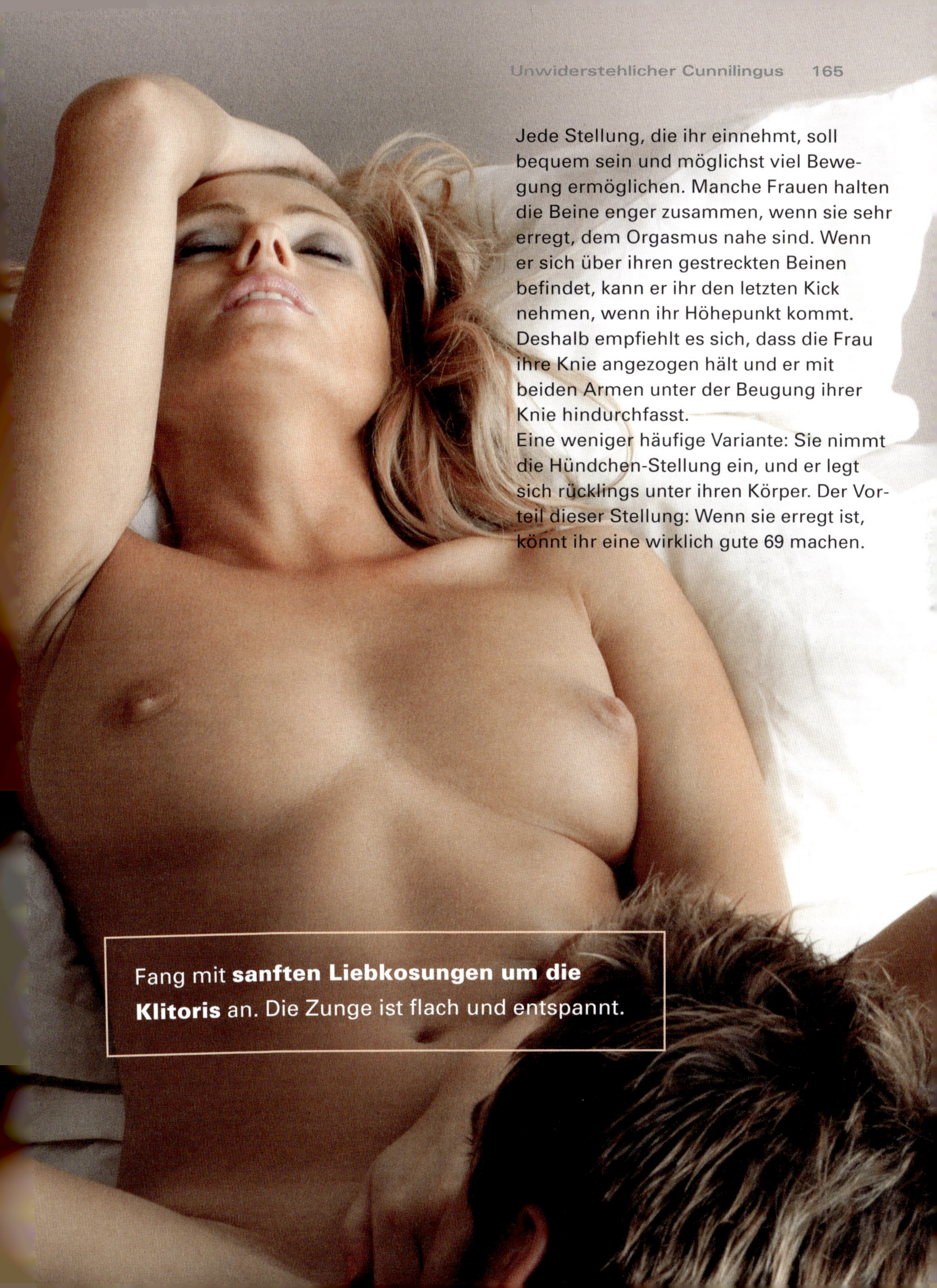

Jede Stellung, die ihr einnehmt, soll bequem sein und möglichst viel Bewegung ermöglichen. Manche Frauen halten die Beine enger zusammen, wenn sie sehr erregt, dem Orgasmus nahe sind. Wenn er sich über ihren gestreckten Beinen befindet, kann er ihr den letzten Kick nehmen, wenn ihr Höhepunkt kommt. Deshalb empfiehlt es sich, dass die Frau ihre Knie angezogen hält und er mit beiden Armen unter der Beugung ihrer Knie hindurchfasst.

Eine weniger häufige Variante: Sie nimmt die Hündchen-Stellung ein, und er legt sich rücklings unter ihren Körper. Der Vorteil dieser Stellung: Wenn sie erregt ist, könnt ihr eine wirklich gute 69 machen.

Fang mit **sanften Liebkosungen um die Klitoris** an. Die Zunge ist flach und entspannt.

Die besten Techniken

Kannst du deine Zunge kreisen lassen? Sehr gut. Kannst du sie rauf und runter und zu den Seiten bewegen? Prima. Kannst du schneller und langsamer werden? Schön. Und »Achten« mit der Zungenspitze zeichnen? Super. Wenn deine Zunge all diese Beweglichkeit bietet, geht's deiner Liebsten gut: Du wirst auch die folgenden Techniken beherrschen.

Bevor du anfängst: Deine Zunge ist ein Muskel und damit ermüdbar. Nach 20 Minuten Oralsex ohne Pause wird sie zweifellos erschöpft sein. Sie muss ab und zu ausruhen, und du kannst die Zeit nutzen, um die Brüste zu küssen oder deiner Liebsten etwas Laszives ins Ohr zu flüstern.

Natürlich kannst du auch allein trainieren: über deinem Handrücken, als ob er die Vulva wäre. Bedenk dabei, dass Vulva und Klitoris unendlich empfindlicher sind. Trotzdem wird das Training dir helfen, die Bewegungen zu üben und deine beste Waffe zu stärken: die Zunge.

SCHRÄGE KREISE

Das Zeichnen von Kreisen mit der Zungenspitze ist eine der häufigsten Techniken und für die Frau eine der erregendsten. Bedenk dabei immer, dass viele Frauen Oralsex mit der flachen Zunge bevorzugen, solange sie nicht stark erregt sind. Deshalb ist die Kreis-Technik besonders nützlich, wenn du schon ein Stück vorangekommen bist. Lass die Zungenspitze nicht zu hart vorgehen, denn die Klitoris ist superempfindlich und kann wehtun, wenn du zu starken Druck ausübst.

Zeichne Kreise um die Klitoris
und variiere dabei mit Tempo,
Richtung und Kreisgröße.

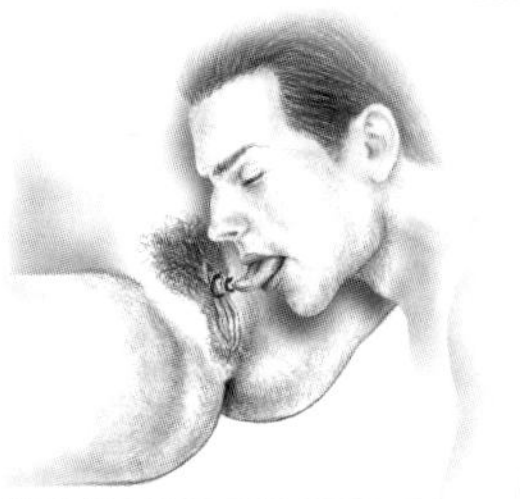

Zeichne Kreise um die Klitoris und variiere dabei Tempo, Richtung und Kreisgröße. Als Grundregel gilt: Jeder Kreis sollte in ein bis drei Sekunden fertig werden. Kreise von weniger als einer Sekunde gehören zur Vorstufe der großen Enthemmung. Auch der Radius wird immer kleiner in dem Maß, wie die Frau sich erregt.
Etwas anderes, das wichtig ist und leicht vergessen wird: die Richtung. Nach fünf Minuten Kreisezeichnen solltest du die Richtung wechseln.

Die Klitoris enthält zahllose Nervenenden. Wenn du die Richtung änderst, stimulierst du andere. Außerdem gefällt das der Frau, für die du dich hier bemühst. Wenn du ein bisschen Übung hast, wirst du feststellen, ob deine Liebste die Zungenkreise im Uhrzeigersinn oder umgekehrt bevorzugt.

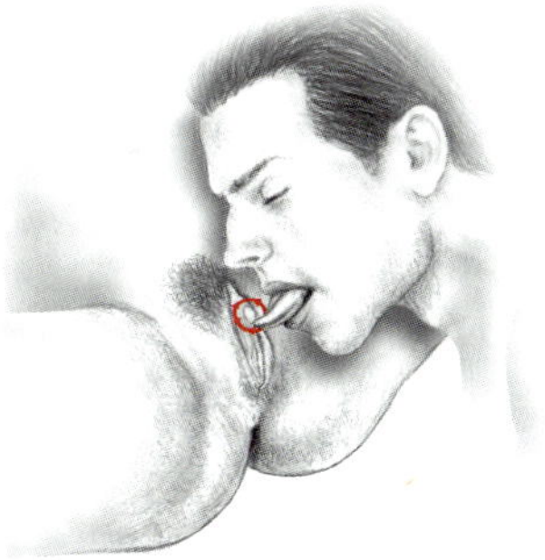

Manche Frauen reagieren stärker auf **Bewegung im Uhrzeigersinn**, andere auf umgekehrte Bewegungen.

SENKRECHT

Eine einfache Bewegung und für die Frau eine große Lustquelle: die Vertikale, d. h. Auf- und Abwärtsbewegung. Gerade weil sie leicht auszuführen ist, besteht die Gefahr, dass der Mann zu schnell wird und zu hastig und mit zu hohem Druck vorgeht. Um der Frau nicht wehzutun, fängst du am besten mit der breiten, weichen Zunge an.

Wenn du siehst, dass sie sich erregt, kannst du die Zungenspitze in schnellere Bewegung versetzen. Ein Trick, der Frauen verrückt macht: Ab und zu stoppen und dann mit erhöhter Geschwindigkeit wieder loslegen. Der Vorteil liegt darin, dass der Mann den Erregungsgrad der Klitoris feststellen kann: Sie wird dann immer härter.

Eine einfache Bewegung und für die Frau eine große Lustquelle: die Vertikale, d. h. Auf- und Abwärtsbewegung.

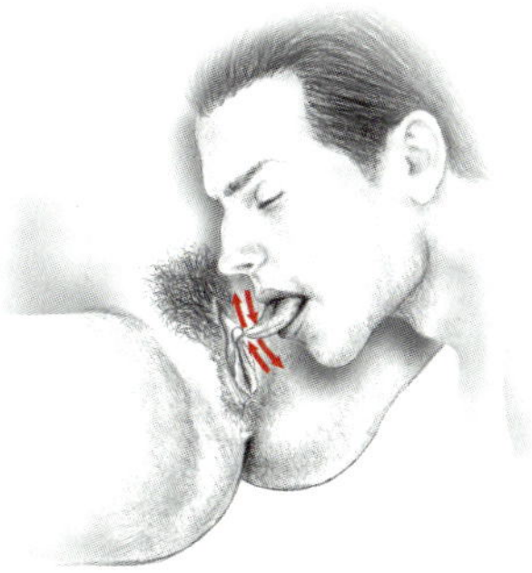

SEITWÄRTS

Schwieriger, aber noch befriedigender ist die Liebkosung der Klitoris mit Seitwärtsbewegungen. Dabei darf man den Cunnilingus nicht zu oberflächlich durchführen, denn die Zunge liebkost und teilt die Schamlippen.

Zunächst muss die Bewegung dabei langsam und ohne zu großen Druck erfolgen. Wenn du die Klitoris einmal gut lokalisiert hast und sie schön erregt ist, kannst du Tempo und Druck erhöhen.

Warum ist diese Technik befriedigender als die vorige? Weil bei einer Seitwärtsbewegung die Schamlippen viel stärker stimuliert werden. Auch in ihnen liegen zahlreiche Nervenenden. Am besten fängst du mit Vertikalbewegungen an, um den Motor in Schwung zu bringen und gehst zur Seitwärtstechnik über. Außerdem ist diese Methode weniger ermüdend für dich, und deine Zunge kann sich dabei von anderen Bewegungen erholen.

Schwieriger, aber noch befriedigender ist die **Liebkosung der Klitoris mit Seitwärtsbewegungen**.

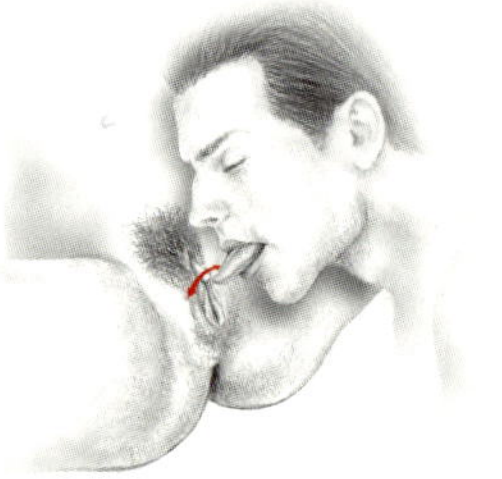

Zur Übung kannst du dich vor einen Spiegel stellen und die Zunge langsam zwischen den Lippen bewegen. Beginne mit weiten Bewegungen und konzentriere die Bewegung dann praktisch auf die Mitte der Lippen. Diese Bewegung solltest du wiederholen, wenn es ernst wird.

Fass die Kuppe vom Zeigefinger einer Hand mit Zeige- und Mittelfinger der anderen so, dass die Kuppenspitze nur einen Zentimeter hervorragt. Nimm diese Fingerkuppenspitze als Klitoris, die anderen Finger als kleine Schamlippen.

Zur Übung kannst du dich **vor einen Spiegel** stellen und die Zunge langsam zwischen den Lippen bewegen.

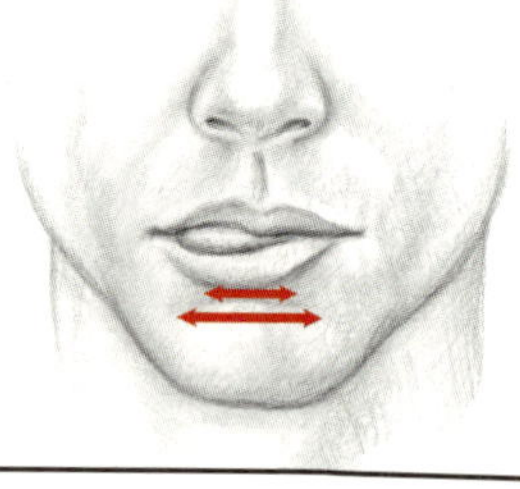

MAGIE DER ACHT

Glaub mir: Die 8 ist die Zahl. Es sind nicht die Minuten, die ein Cunnilingus dauern soll, auch nicht die Stellungen, die du einnehmen kannst. Sondern die Bewegung, die du mit der Zunge auf der Klitoris ausführst.

Warum die Acht? Weil die Zunge mit ihr die gesamte Klitoris erfasst. Sicher, das geschieht auch mit den kreisförmigen Bewegungen, aber die Acht bietet mehr. Ihre Bewegung erfolgt langsamer, und die engeren Kurven machen sie weniger vorhersehbar als einen Kreis.

Um die Achter-Technik zu beherrschen, musst du die vorigen Methoden gern geübt haben und von deiner Zungengewalt überzeugt sein. Wenn das nicht der Fall ist, kannst du leicht die Kontrolle über sie verlieren.

Bevor du das Spielfeld betrittst, sind ein paar Übungen zum Aufwärmen zu empfehlen. Deine eigenen Hände sind dein bester Sparringpartner. Fass die Kuppe vom Zeigefinger einer Hand mit Zeige- und Mittelfinger der anderen so, dass die Kuppenspitze nur einen Zentimeter hervorragt. Das haben wir schon bei der vorigen Methode geübt. Nimm diese Fingerkuppenspitze als Klitoris, die anderen Finger als Schamlippen.
Anfangs sind die Bewegungen etwas kompliziert. Üb ohne Eile und schreib schnellere Achten in dem Maß, in dem du die Technik beherrschst.

Aber das ist noch nicht alles. Du kannst auch die »Schreibrichtung« ändern. Das ist natürlich besonders schwierig, denn sicher hast du in der Richtung gearbeitet, die dir leichter fällt. Ein letzter Vorschlag zum Tempo. Es ist immer anzuraten, beim Oralsex langsam anzufangen und in dem Maß schneller zu werden, wie die Erregung der Liebsten steigt. In diesem Fall sind die »Gangwechsel« besonders wichtig, denn wenn du zu schnell »hochschaltest«, tust du der Frau weh. Mein Tipp: Fang mit Achten von drei oder vier Sekunden an und werde nie zu schnell. Die letzten Achten sollten knapp eine Sekunde dauern.

Du kannst mit der Zunge **Achten auf die Klitoris zeichnen**, aber das erfordert große Beherrschung und absolute Präzision.

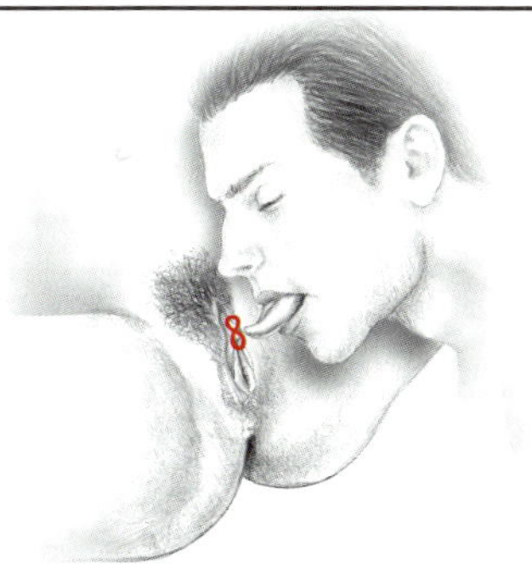

Lippen, Zähne, Finger – setzt alle Hilfstruppen ein!

Wo steht geschrieben, dass beim Oralsex allein die Zunge mitspielt? Du kannst auch alle anderen Waffen einsetzen: Lippen, Zähne, Finger … Lippen und Zähne rufen in der Klitoris-Region unterschiedliche Empfindungen hervor. Und wenn du mitten im Cunnilingus das Geschick aufbringst, einen Finger in die Vagina einzuführen und gleichzeitig mit einem Finger der anderen Hand den Anus zu massieren … stelle dich auf alles ein, denn es kann passieren, dass die Nachbarn die Polizei rufen, weil deine Liebste vor Lust schreit.

LIPPEN UND ZÄHNE, ENGE VERBÜNDETE

Die Zunge ist der Star beim Cunnilingus. Aber Lippen und Zähne sind hervorragende Nebendarsteller. Die Lippen können z. B. die Klitoris ringsum liebkosen, während die Zunge auf- und abwärts an ihr arbeitet.

Lippen und Zähne rufen in der Klitoris-Region **unterschiedliche Empfindungen** hervor.

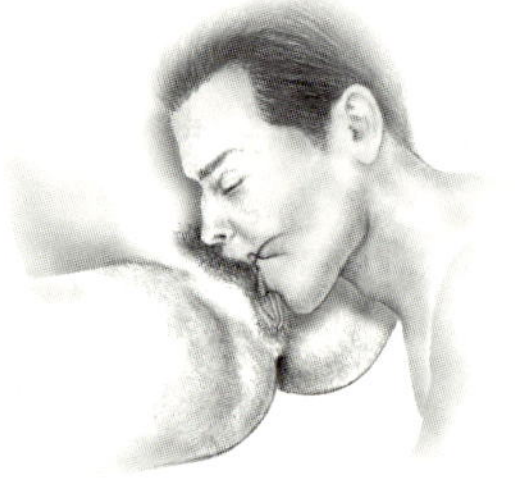

Außerdem liegt die Klitoris bei vielen Frauen etwas verborgen in den Falten der Vulva. Dann sind Lippen und Zähne deine besten Verbündeten, um an dein Ziel zu gelangen: die Klitoris.

Beim Üben kannst du an der vollkommenen Trennung der Vulva-Falten durch Lippen und Zähne arbeiten. Dahin führen ein paar einfache Schritte.

Die Lippen können die Klitoris ringsum liebkosen, während die Zunge auf- und abwärts an ihr arbeitet.

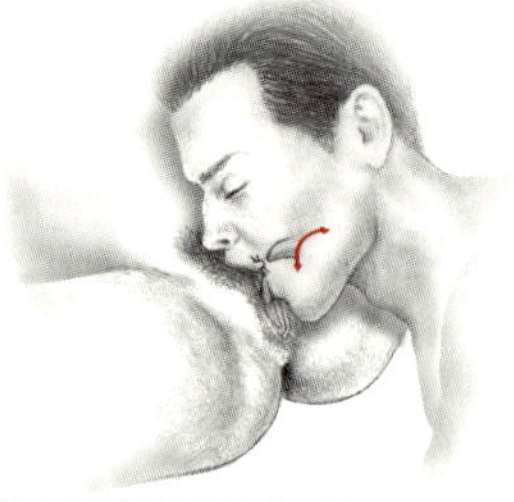

Zu Anfang setzt du deine Lippen auf die Klitoris-Region, als wolltest du sie küssen. Sobald deine Lippen parallel über den Falten der Vulva liegen, öffnest du sie leicht und trennst damit auch die Falten der Vulva. Jetzt kannst du sanft die Klitoris ansaugen. Sie liegt vor dir in der idealen Position, um einen großartigen Cunnilingus zu erleben.

Beim Üben kannst du an der **vollkommenen Trennung der Vulva-Falten** durch Lippen und Zähne arbeiten.

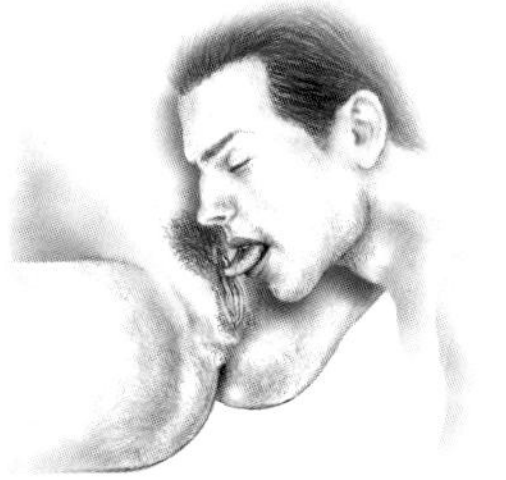

GANZ VORSICHTIG!

Im Allgemeinen ist der Einsatz der Zähne durch den Mann natürlich willkommen, aber er muss sehr vorsichtig erfolgen, denn wenn du sie zu fest berührst, kannst du heftige Schmerzen hervorrufen. Wer aber den Druck seiner Zähne so dosiert, dass er Lust bereitet, bleibt ewig unvergessen.

Sobald du die Falten der Vulva getrennt hast, fasst du die Klitoris mit den Zähnen. Sauge sanft an ihr und lege die Lippen um sie, damit sie gut umfangen ist. Dann kannst du mit der Zunge über die Klitoris fahren.

Du kannst auch die Klitoris mit den Zähnen hervorziehen, anstatt zu saugen. Wenn die Frau erregt und ihre Klitoris nicht allzu empfindlich ist und du mit Vorsicht vorgehst, muss ihr dieser Vorgang nicht wehtun. Es kommt darauf an, die Zähne ein wenig mit der Klitoris spielen zu lassen. Dann kannst du den Grad ihrer Schmerzempfindlichkeit einschätzen.

1. Umfasse die Klitoris mit den Zähnen.
2. Sauge sanft an ihr.
3. Lege die Lippen um sie.
4. Fahre mit der Zunge über sie.

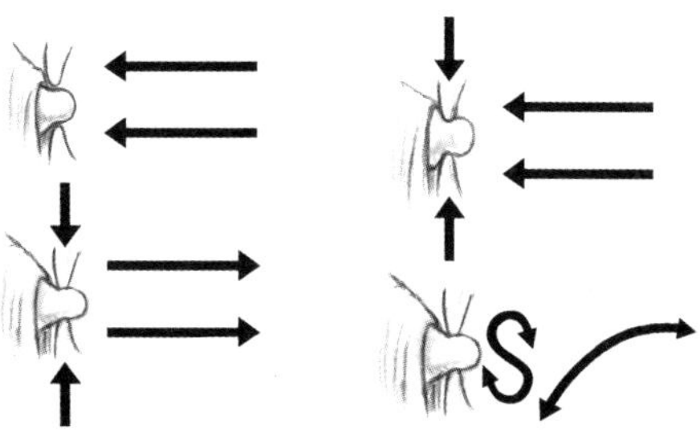

ZU BESUCH BEI DER KLITORIS-UMGEBUNG

Der Oralsex wird komplizierter ... Du kannst Bewegungen mit der Zunge ausführen und weißt, dass Lippen und Zähne nicht nur Komparsen sind. Aber den großen Cunnilingus-Orden bekommst du erst, wenn du gleichzeitig an der Klitoris saugen, mit der Zunge Achten zeichnen und deine Finger zu weiteren Abenteuern in die Umgebung der Klitoris schicken kannst.

Die Finger helfen, die Falten der Vulva zu trennen und den Weg zur Klitoris zu öffnen.

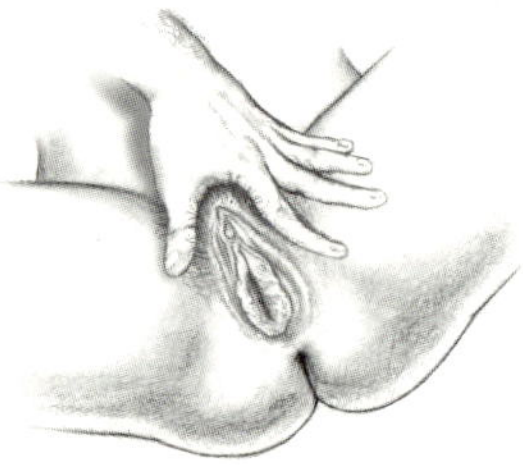

Eine der Grundwahrheiten für angehende Cunnilingus-Meister: Die Zunge ist nicht alles. Finger sind vor allem hilfreich für Männer, die Schwierigkeiten haben, die Klitoris zu finden, denn mit ihnen lassen sich die Falten der Vulva trennen, und man gewinnt freie Bahn zur Klitoris.

Finger sind vielfach einsetzbar, und nicht jeder Einsatz hat mit der Klitoris zu tun. Im Aktionsradius dieses winzigen Sexualorgans liegen andere erogene Zonen, z. B. das Schamhaar, der Anus ...

Zwischen Nabel und Schamhaar. Viele Männer meinen, sie müssten sich direkt aufs Aktionsfeld begeben, also zu Klitoris, Vagina, Anus ... anders gesagt: direkt ans Tor. Aber manchmal vergesst ihr vor lauter Eifer, die höchstmögliche Lust zu erreichen, dass eure beste Waffe fast immer die indirekten Zärtlichkeiten sind.

Der Bereich zwischen Nabel und Schamhaar ist z. B. besonders fesselnd. Wir können den Nabel als Grenze ansehen. Von ihm aus abwärts steigt die Hitze. Wenn du genüsslich deine Zunge über diesen Bereich zwischen Nabel und Schamhaar fahren lässt, weiß deine Liebste schon, dass sie in den nächsten Minuten sehr glücklich sein wird.

Der Venushügel. Es kann für eine Frau sehr erregend sein, wenn du ihr Schamhaar massierst und gleichzeitig deine Finger ab und zu zur Scheide wandern lässt und künftige Freuden vorwegnimmst. Liebkosungen des Venushügels reichen vom Spiel mit dem Haar bis zur Massage. Wenn du diese Region bergauf massierst, hast du auch besseren Zugang zur Klitoris.

Um die Vagina zu stimulieren, beginnst du am besten mit Liebkosungen der Schamlippen. Wenn sie noch nicht feucht ist, kannst du vorher an deinen Fingern lutschen.

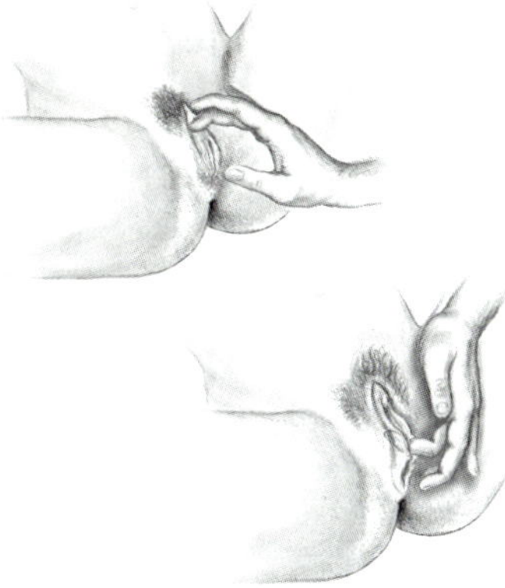

Die Innenseite der Schenkel. Ein erfahrener Mann weiß, dass die Schenkel nicht nur dazu da sind, dass du sie beim Oralsex umklammerst. Die Innenseite der Schenkel, vor allem bei der Leistenbeuge, ist sehr empfindlich. Während du ihre Klitoris leckst, kannst du sanft die Innenseite der Schenkel massieren. Am besten geht das, wenn du bei den Knien anfängst und die Strecke zur Klitoris immer kürzer werden lässt.

Zu Besuch bei der Vagina. Manchmal kommen die Männer hier nur vorbei oder nicht herein, aus Schüchternheit und Angst, sich zu irren. Andere übereilen sich. So manche Frau ist z. B. glücklich, wenn der Liebste ihre Vagina stimuliert, während er die Klitoris leckt. Aber es gefällt ihr gar nicht, wenn unvermittelt mehrere Finger tief in ihre Scheide gesteckt werden. (Wer tritt ein, ohne zu klopfen?) Um die Vagina zu stimulieren, liebkost du sanft die Schamlippen. Wenn sie noch nicht feucht ist, kannst du vorher an deinen Fingern lutschen. Das bringt eine Frau auf 180!

Zu Beginn des Cunnilingus kannst du zwischen der Stimulierung der Klitoris mit der Zunge und der Bewegung eines einzelnen Fingers in der Vagina wechseln, aber führe keine weiteren Finger ein, wenn du nicht sicher bist, dass die Frau das mag oder dass sie sehr feucht ist.

Führe keine(n) Finger ein, wenn du nicht **sicher bist, dass die Vagina sehr feucht ist.**

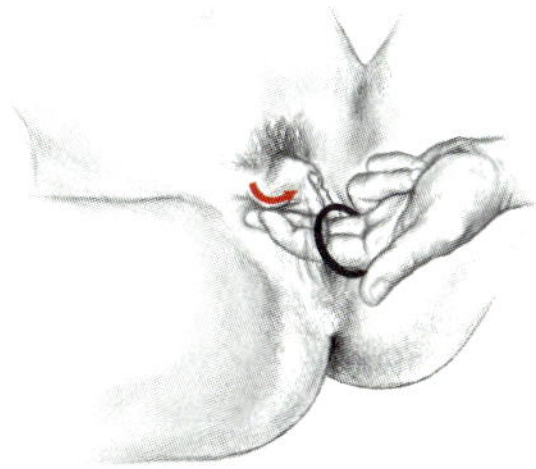

Die Vagina ist erregt. Prima. Eine weitere goldene Regel: Dringe langsam ein. Am besten erst ein Finger, dann der zweite. Außerdem ist es angenehm (es sei denn, sie ist dem Höhepunkt nah), die Aktion der Finger in der Vagina mit denen der Zunge an der Klitoris abzuwechseln.

Noch ein Trick zur **Stimulierung der Vagina:** Mache eine Faust, strecke Zeige- und Mittelfinger und beuge sie abwechselnd.

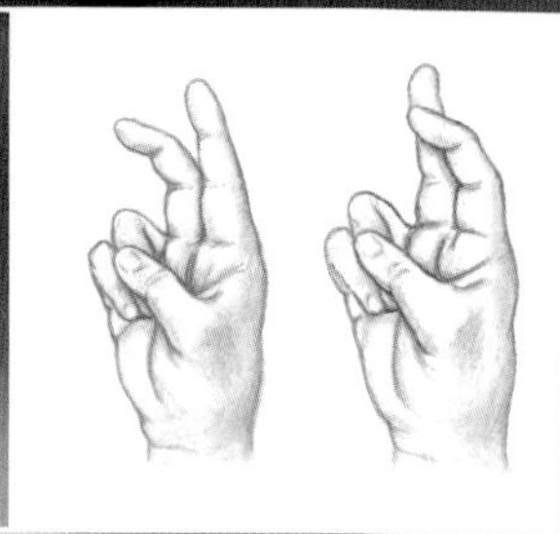

Die Finger dringen ganz sanft ein und bewegen sich oder drücken nach oben.

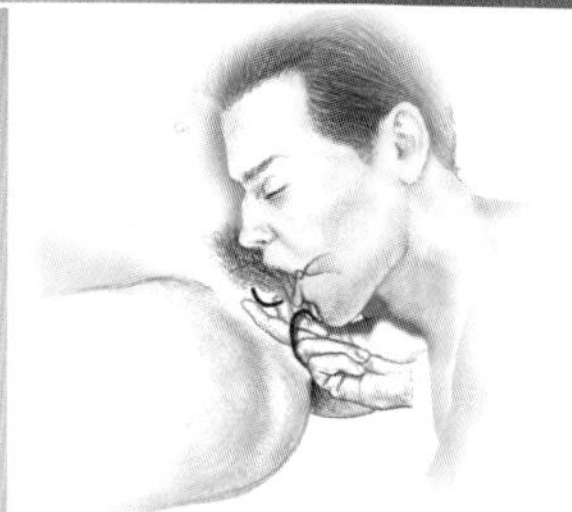

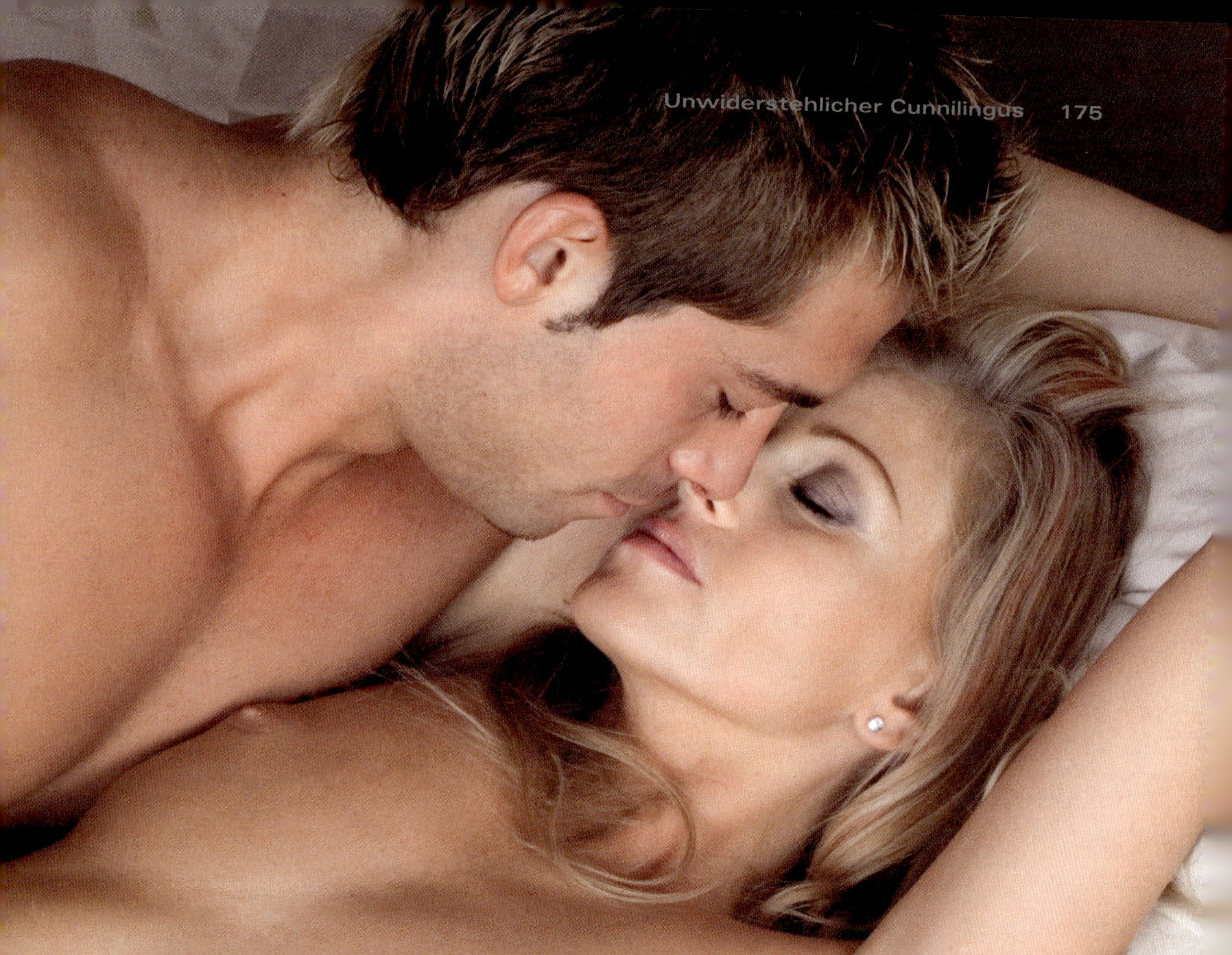

Die Bewegung der Finger in der Vagina. Es ist nicht schwer, aber es ist ein Trick dabei. Mache eine Faust, strecke Zeige- und Mittelfinger und beuge sie abwechselnd. Das ist das Geheimnis, um die Vagina zu stimulieren. Erst den Zeigefinger, danach den Mittelfinger. Du brauchst sie nicht über einen Winkel von 45 Grad hinauszubeugen. Lass deine Finger sanft ins Innere der Vagina eindringen, genau diese Bewegungen ausführen und sich dabei abwechselnd nach oben bewegen, während du die Klitoris leckst. Mit etwas Übung findest du den legendären G-Punkt, den empfindlichsten Bereich innerhalb der Vagina, der ein wenig anschwillt, wenn er stark erregt wird.

Mit etwas Übung findest du den **legendären G-Punkt**, den empfindlichsten Bereich innerhalb der Vagina.

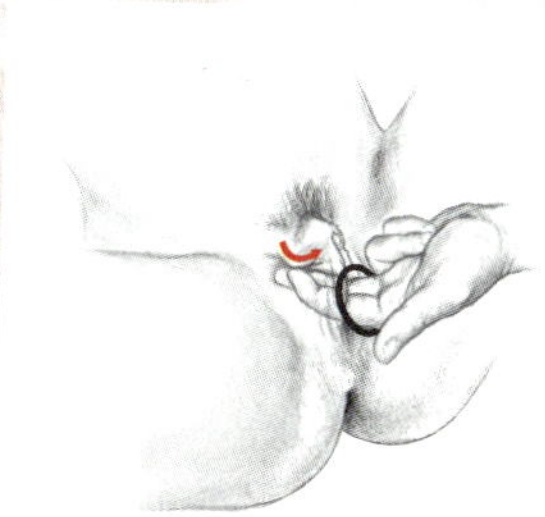

CUNNILINGUS UND STIMULIERUNG DES ANUS

Bei manchen Frauen machst du einen Cunnilingus, ihre Erregung steigt, aber sowie du den Anus berührst – zack, ist es aus. Der Anus ist äußerst empfindlich und zum Glück dicht bei den Geschlechtsorganen. Deshalb liegt die Kombination von Cunnilingus und Anus-Stimulierung nah. Das Problem sind Vorurteile, die man überwinden muss: dass der Anus schmutzig ist, dass so etwas komisch ist und dies und das ... Wenn die Liebste sich wäscht, ist ihr Anus sauber. Und während sie sich fragt, was du von ihr denken magst, wenn sie vor Lust schreit, wird dir durch den Kopf fahren: »Ach, hätte ich das doch schon früher gemacht!« Glaub mir, viele Frauen erleben keinen Orgasmus, während du ihre Klitoris leckst, ihre Brüste streichelst und ihren Anus stimulierst. Und zwar deshalb, weil sie höhere, fast mystische Ebenen der Lust erreichen.

Wie legen wir uns hin? Das ist die erste und logische Frage. Ihr braucht eine Stellung, in der der Mann die Klitoris mit der Zunge erreicht und mindestens eine Hand frei hat, um zum Anus zu kommen. Die Frau kann z. B. auf der Seite liegen und der Mann den Kopf zwischen ihre Beine legen. Oder sie legt sich auf den Rücken und zieht die Knie an.
Lento ma non troppo. Sanft und langsam vorzugehen ist eine Sache, es unnötig hinzuziehen eine andere. Streichle zuerst ihren Po und gehe zu handfesteren Liebkosungen über. Dann lass deinen Finger zwischen ihren Pobacken auf- und abtanzen, wobei er dem Anus ab und zu nahe kommt. Wenn die Frau sehr erregt ist, kannst du sie mit dem Finger penetrieren. Dazu benutzt du besser etwas Gleitmittel. Bei deinen ersten Vorstößen zur Stimulierung des Anus nimmst du bitte den kleinen Finger. Wenn euch die Erfahrung gefällt, probiere auch die anderen Finger aus.
Ist schon drin. Bewege den Finger im Anus. In den ersten zwei, drei Minuten fühlt sich eine Frau ohne viel Erfahrung wohler, wenn du den Finger still hältst. Danach tut es ihr nicht weh, wenn du den Finger bewegst. Führe ihn nach rechts und links, rauf und runter, in Kreisen ...
Wichtig: Dem Rhythmus folgen. Viele Männer haben Fragen zum Rhythmus bei der Finger-Penetration. Wenn der Finger einmal mit zwei oder drei Zentimetern drin ist, solltest du dem Takt folgen, den die Frau angibt: Sie kann das Becken heben, aufs Bett schlagen oder stöhnen. Hier kommt es auf deine Fähigkeit an, die Zeichen zu deuten.
Während du ihren Anus erforschst ... leckst du weiter ihre Klitoris; und sobald deine Liebste sehr erregt ist, kannst du ein, zwei weitere Finger in die Vagina einführen. Am Anfang steht das Lecken der Klitoris, dann der Finger in der Vagina, danach ein anderer im Anus und wenn die Erregung den Höhepunkt erreicht, weitere Finger in der Vagina: Finale.

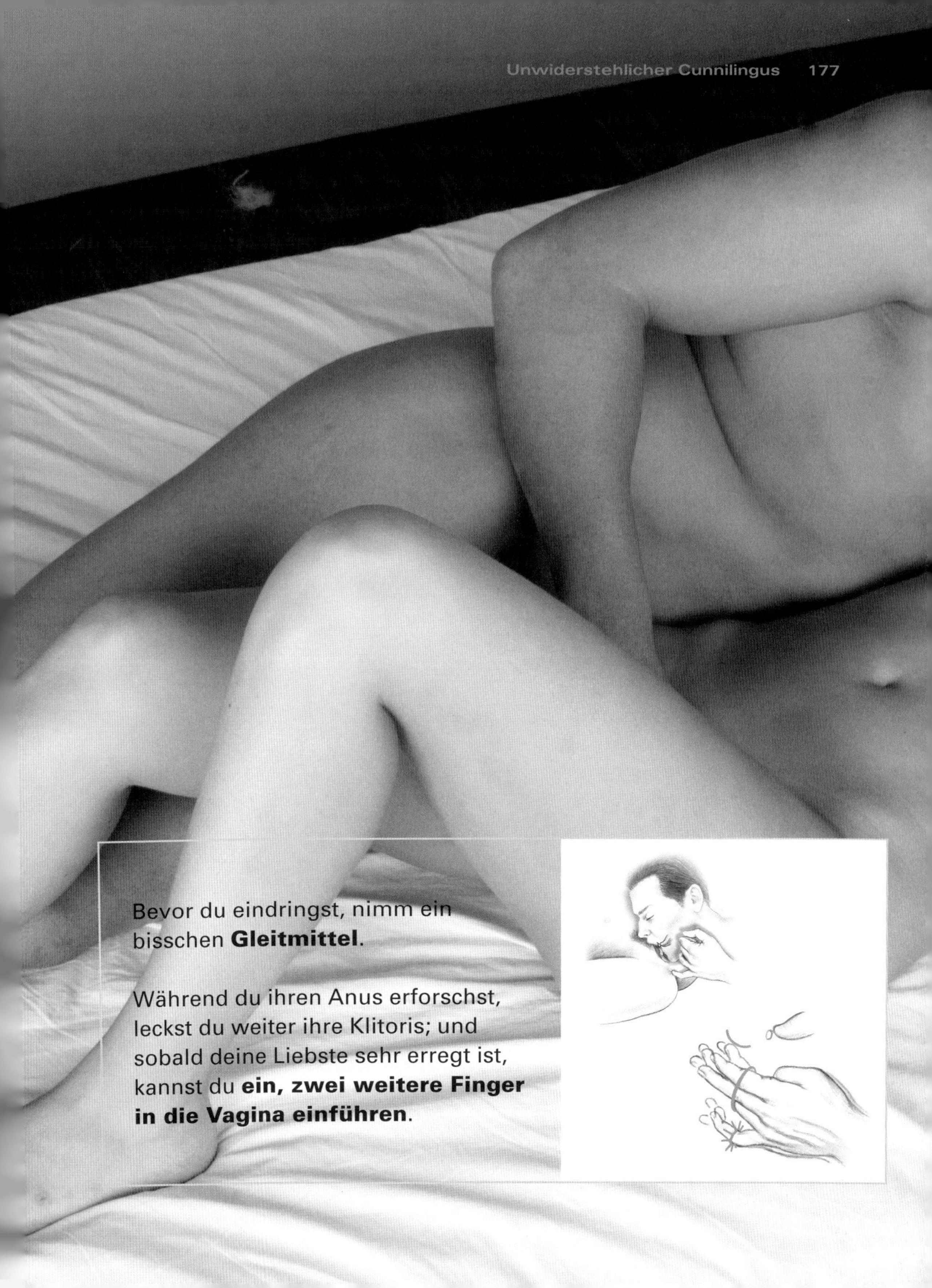

Bevor du eindringst, nimm ein bisschen **Gleitmittel**.

Während du ihren Anus erforschst, leckst du weiter ihre Klitoris; und sobald deine Liebste sehr erregt ist, kannst du **ein, zwei weitere Finger in die Vagina einführen**.

EIN GUTER CUNNILINGUS IST WIE EIN ERDBEBEN

Ein guter Cunnilingus ist wie ein Erdbeben: Es hat sein Epizentrum, aber wenn es groß ist, kann es sehr weit reichende Wellen auslösen. Das Epizentrum des Cunnilingus ist die Klitoris. Und die Wellen erfassen die Vagina, die Schenkel, das Schamhaar …

Wenn du dich einem Cunnilingus widmest, erregst du nicht allein die Geschlechtsorgane der Frau, sondern aktivierst die Empfindung ihres gesamten Körpers. Wenn du mal den Blick hebst, kannst du z. B. die Brustwarzen völlig aufgerichtet sehen. Das ist der richtige Augenblick, um sie zu streicheln – erst sanft, dann mit mehr Festigkeit. Du kannst die Brustwarzen zärtlich mit schraubenartigen Bewegungen stimulieren. Behalte aber vor allem immer im Auge, dass sich jede Botschaft deiner Berührungen im Nu überträgt. Das ist natürlich großartig … es sei denn, deine Botschaft sagt, dass du nicht wirklich bei der Sache bist.

Noch ein Tipp: Viele Frauen lutschen gern an zwei oder drei Fingern des Mannes, während der ihre Klitoris leckt, denn das ist für sie wie eine Fellatio.

Wenn du es schaffst, ihre Brüste zu massieren, ihren Nacken zu streicheln und ihr ein paar Finger in den Mund zu stecken … ohne dass die Zunge sich von der Klitoris löst, dann kannst du sicher sein, dass deine Liebste dieses Erlebnis wiederholen möchte.

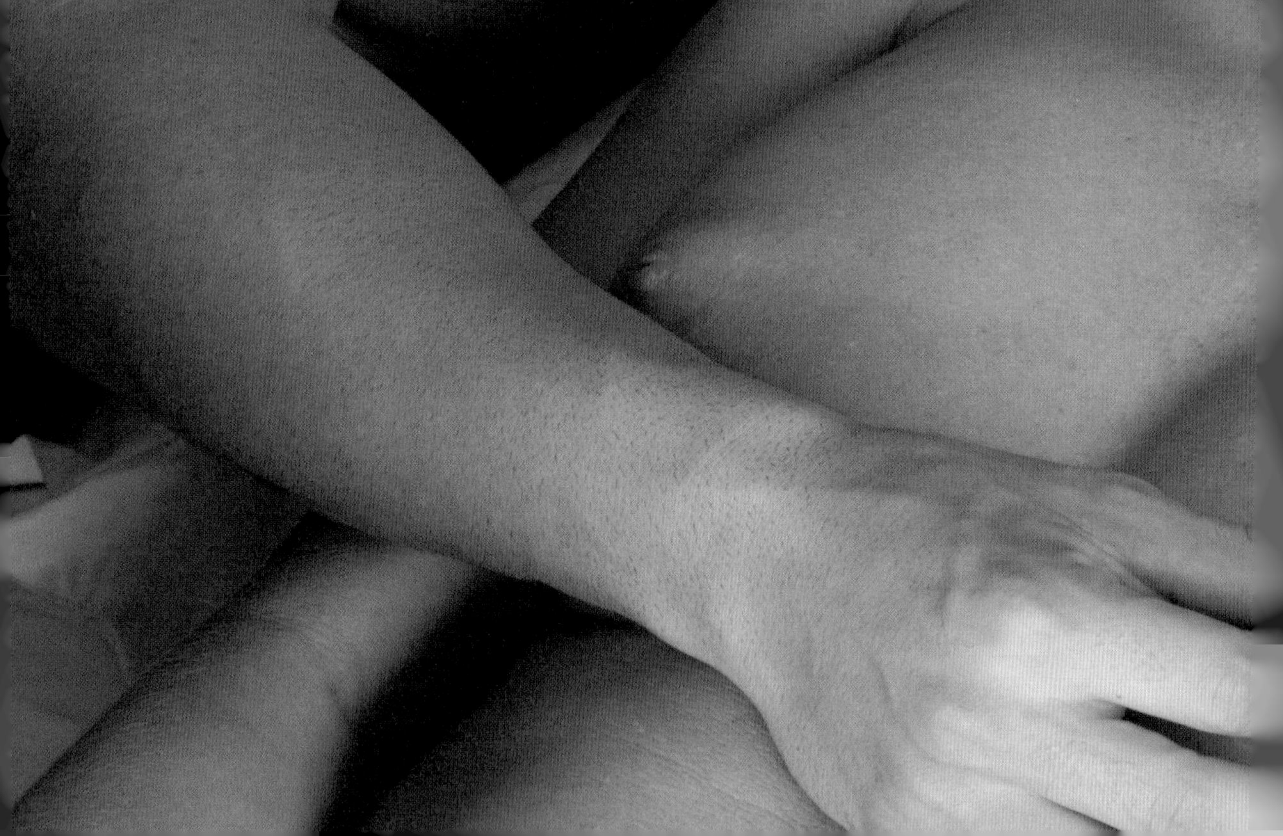

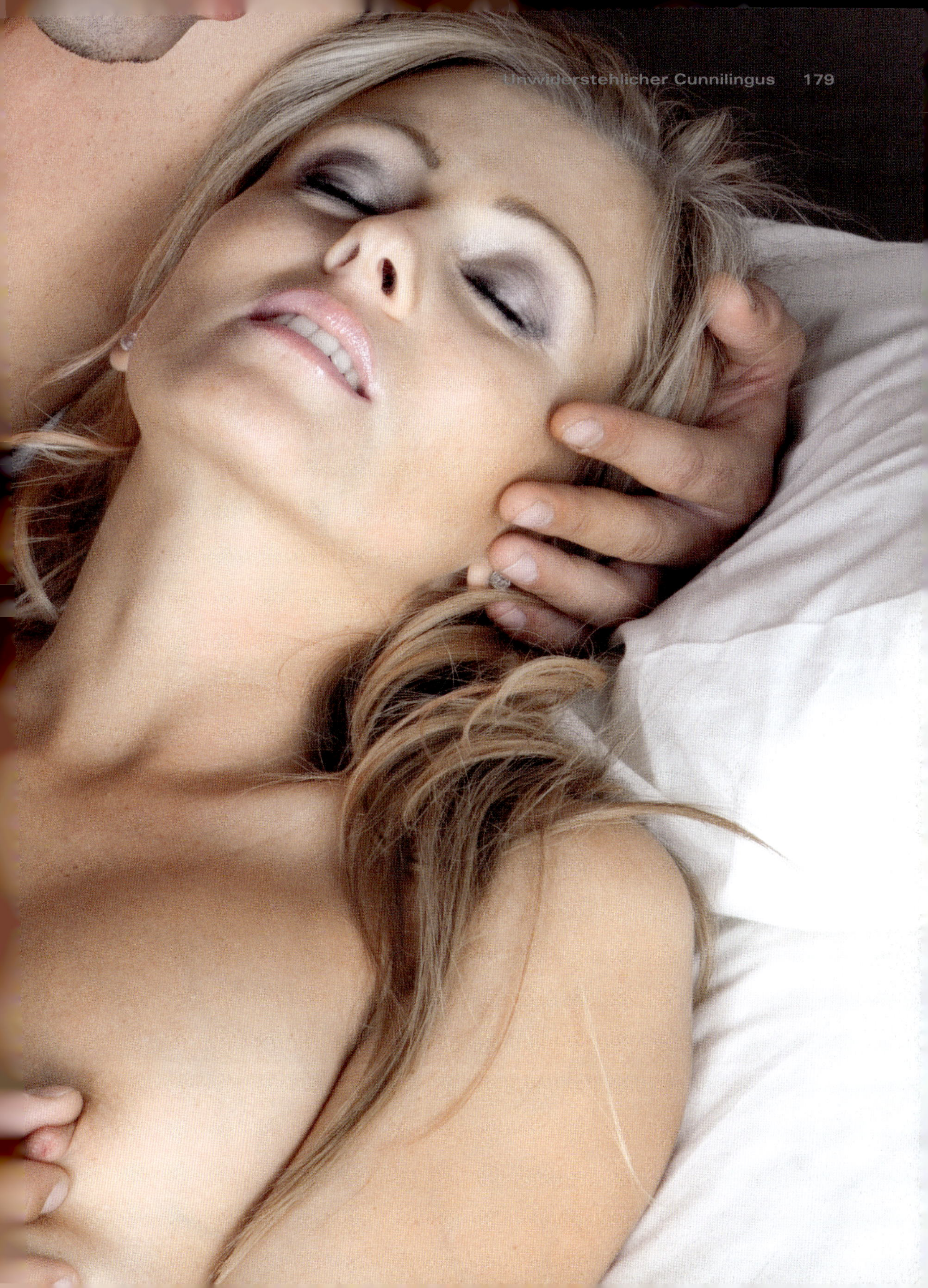

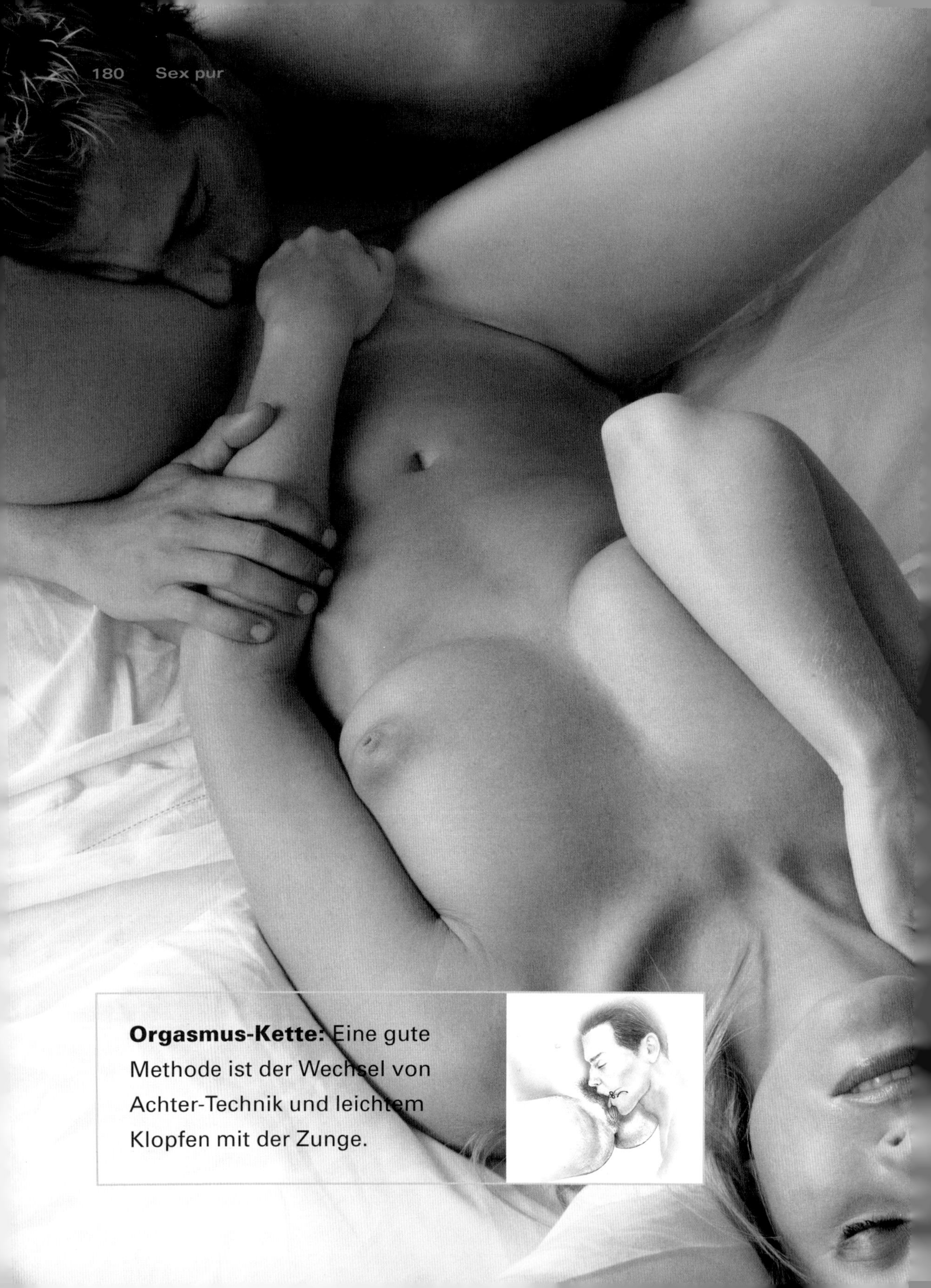

Orgasmus-Kette: Eine gute Methode ist der Wechsel von Achter-Technik und leichtem Klopfen mit der Zunge.

Ein Orgasmus ist nicht genug

Kein Zweifel: Jede Frau erlebt den Orgasmus anders. Manche genießen einen Höhepunkt von zwei Sekunden, während andere das Glück haben, auf 12 oder 13 Sekunden zu kommen; manche sind danach erschöpft, während andere fühlen, dass ihr Körper nun kampfbereit ist; einige kennen »Orgasmus-Ketten« nur aus Sexbüchern, während andere sie erfahren. Nicht zu reden von den simultanen Orgasmen (bei denen Mann und Frau gleichzeitig kommen und einen wahren Energierausch teilen).

Wenn du deiner Partnerin mit einem Cunnilingus Lust verschaffen willst, solltest du dich nicht mit einem Orgasmus zufrieden geben. Die meisten Frauen erleben beim Oralsex intensivere Orgasmen als beim Coitus. Du kannst ihre Erregung nutzen, um die Lust nach der Lust zu verlängern.

Natürlich sind Orgasmus-Ketten nicht dasselbe wie multiple Orgasmen. Ihre Folge läuft so ab: Erst ein Orgasmus, dann eine kurze Phase der Erregungsverlängerung und ein weiterer Orgasmus. Die multiplen Orgasmen dagegen erfolgen ohne Pause, einer nach dem anderen. Sie sind selten. Außerdem haben viele Frauen, die meinen, multiple Orgasmen erlebt zu haben, in Wirklichkeit eine Orgasmus-Kette genossen.

Wie auch immer, es kommt darauf an, die Cunnilingus-Technik so zu nutzen, dass der Frau ein ganzer Schwung Orgasmen geschenkt wird. Eine gute Stellung, die die Orgasmus-Kette erleichtert, ist die Rückenlage mit gespreizten Beinen. Die Frau kann sich bewegen, den Körper aufbäumen und die Beine schließen, wenn die Orgasmen sehr intensiv sind.

Ein wichtiger Rat: Das Geheimnis der Orgasmus-Kette liegt darin, dass der Druck der Lippen und der Zunge nach jedem Orgasmus gemindert wird. Das heißt, wenn sie einen Höhepunkt gehabt hat, ziehst du deinen Mund zurück und leckst indirekt weiter (im Schamhaar, in den Falten der Vulva, am Perineum), jedoch nicht an der Klitoris. Ein paar Sekunden später fängst du deinen Cunnilingus wieder an. Die ersten Bewegungen müssen sehr sanft sein, aber bald vergrößert sich der Druck in dem Maß, wie die Erregung der Frau steigt. Grundsätzlich ist es möglich, dass sie bald einen zweiten Orgasmus erlebt.

Wann soll man aufhören? Das hängt von ihr ab. Nur selten wünscht sich eine Frau mehr als drei oder vier Orgasmen nacheinander, denn in diesem Stadium ist sie sicher sehr erschöpft. Aber man weiß nie.

Sechs Dinge, die man leicht vergisst (oder nie gewusst hat)

1. KEINE ANGST VOR DER KLITORIS

Manche Männer haben Angst vor der Klitoris. Das ist einerseits normal, denn die Klitoris gilt als wichtigstes Sexualorgan der Frau, als sehr empfindlich, und angeblich brauchen die meisten Frauen ihre Stimulierung, um Sex zu genießen und zum Orgasmus zu kommen. Deshalb ist es nicht verwunderlich, dass manche Männer, die das Wort „Klitoris" hören oder lesen, zu sich sagen: »Du setzt alles auf eine Karte. Wenn du die Klitoris nicht stimulieren kannst, kannst du nichts machen.«

Bevor du sie stimulierst, musst du sie gut lokalisieren. Obwohl die Klitoris sich über den gesamten Genitalbereich erstreckt, ist nur ihre Spitze (»Knospe«) zu sehen. Sie trägt eine Kapuze, wie deine Vorhaut und ist extrem empfindlich, aber nicht viel empfindlicher als die Eichel (die euch bei einer Fellatio ja auch selten wehtut).

Ein Neuling der Cunnilingus-Kunst versucht besser keine großen Sprünge, wie den Einsatz der Zähne, um die Klitoris zu stimulieren. Das kommt mit der Erfahrung. Die Klitoris ist ein empfindliches Organ, aber, Männer, merkt euch: Wir wünschen uns vorsichtige und rücksichtsvolle, aber keine ängstlichen Partner.

2. OH GOTT, DIE KLITORIS BEWEGT SICH

Der Penis bewegt sich auch, wenn er erigiert. Viele Männer wären beruhigt, wenn die Klitoris sich nicht rührte. Wenn die Klitoris stimuliert ist, bewegt sie sich im Rhythmus etlicher Kontraktionen rauf und runter. Erst rückt sie abwärts, dann kommt sie wieder nach oben. Wenn du aufhörst, sie zu stimulieren und dann wieder anfängst, wiederholt die Klitoris diese Kontraktion. Das hat große Vorteile. Erstens erfährst du auf diese Weise die Erregung der Frau und kannst froh sein, dass die Klitoris so lebhaft auf die Berührung deiner Zungenspitze reagiert. Zweitens kann die Frau fühlen, wie die Klitoris sich bewegt, wenn sie mit Zunge und Lippen gestreichelt wird, und das erregt sie zusätzlich.

Die Klitoris ist ein empfindliches Organ, aber, Männer, merkt euch: Wir wünschen uns **vorsichtige und rücksichtsvolle, aber keine ängstlichen Partner**.

3. JE MEHR GLEITMITTEL, DESTO BESSER

Jeder weiß es: Je feuchter die Vagina, desto größer die Lust am Sex für die Frau. Obwohl die Zunge ein feuchter Muskel ist, ist es nicht überflüssig, ein bisschen von deinem Speichel zu nehmen, um die Klitoris noch stärker zu befeuchten. Vor allem am Anfang kannst du auf diese Weise dazu beitragen, dass sie sich entspannen kann und nichts wehtut.

4. JETZT WILLST DU AUFHÖREN?

Alles läuft, wie es soll. Du hast die Klitoris sanft beleckt, den Anus massiert, dich als Cunnilingus-Virtuose präsentiert und zwei Finger in die Vagina eingeführt und wenn sie fast am Höhepunkt ist ... hörst du auf. Das darf nicht geschehen, wenn sie dem Orgasmus nah ist, denn sonst kann sie auf halbem Weg, im Niemandsland, mit fragendem Blick stranden.

Mit ihrer Erregung spielen und die Lust verlängern ist gut und schön, aber wenn der Orgasmus unmittelbar bevorsteht, solltest du nicht aufhören, denn sonst kann der Orgasmus »absaufen«. Am besten beschleunigst du den Rhythmus, wenn du merkst, dass sie dicht vorm Orgasmus ist.

5. MOTIVATION IST ALLES

Wenn einer von euch gar keine Lust hat, lasst ihr es besser bleiben. Wenn eine Frau einen lustlosen Cunnilingus erfährt, wird ihr das Lustgefühl für heute und die folgenden Treffen vermiest. Wenn du dich das nächste Mal zum Oralsex hinabbeugst, wird sie zweifeln, ob du das wirklich willst.

6. IHR HABT ALLE ZEIT DER WELT

Ein Mann kommt müde von der Arbeit und will sich aufs Sofa legen und Fußball gucken. Kein Gedanke an Sex. Sie überrascht ihn, öffnet seinen Hosenschlitz, nimmt den Penis in ihren Mund – und binnen drei Minuten ist er bereit für den wildesten Sex der Menschheitsgeschichte. Bei Frauen geht das nicht. Du müsstest ein echter Cunnilingus-Zauberer sein, um sie nach einem Kaltstart binnen drei Minuten völlig zu erregen. Wenn sie nicht über alle Zeit der Welt verfügt, kann sie sich dem Oralsex nicht hingeben. Ihre Erregung zeigt sich im Anschwellen der Lippen, in der Erektion der Klitoris und der Öffnung der Vagina ...

Wie lässt sich all das herbeiführen, bevor der Cunnilingus anfängt? Durchs Küssen natürlich, durch Liebkosungen und all die Dinge, die du in diesem Buch gelernt hast. Die Vorspiele der Lust sind unerlässlich, um uns zu stimulieren und für wilden Sex vorzubereiten. Also, stellt das Telefon aus, entspannt euch und bereitet euch auf die große Leidenschaft vor.

Sex für Experten

Bei Paaren, die lange zusammenleben oder vielleicht ein bisschen konventionell sind, schleicht sich leicht Routine in den Sex ein. Habt ihr Lust, eine neue Welt sexueller Möglichkeiten kennen zu lernen?

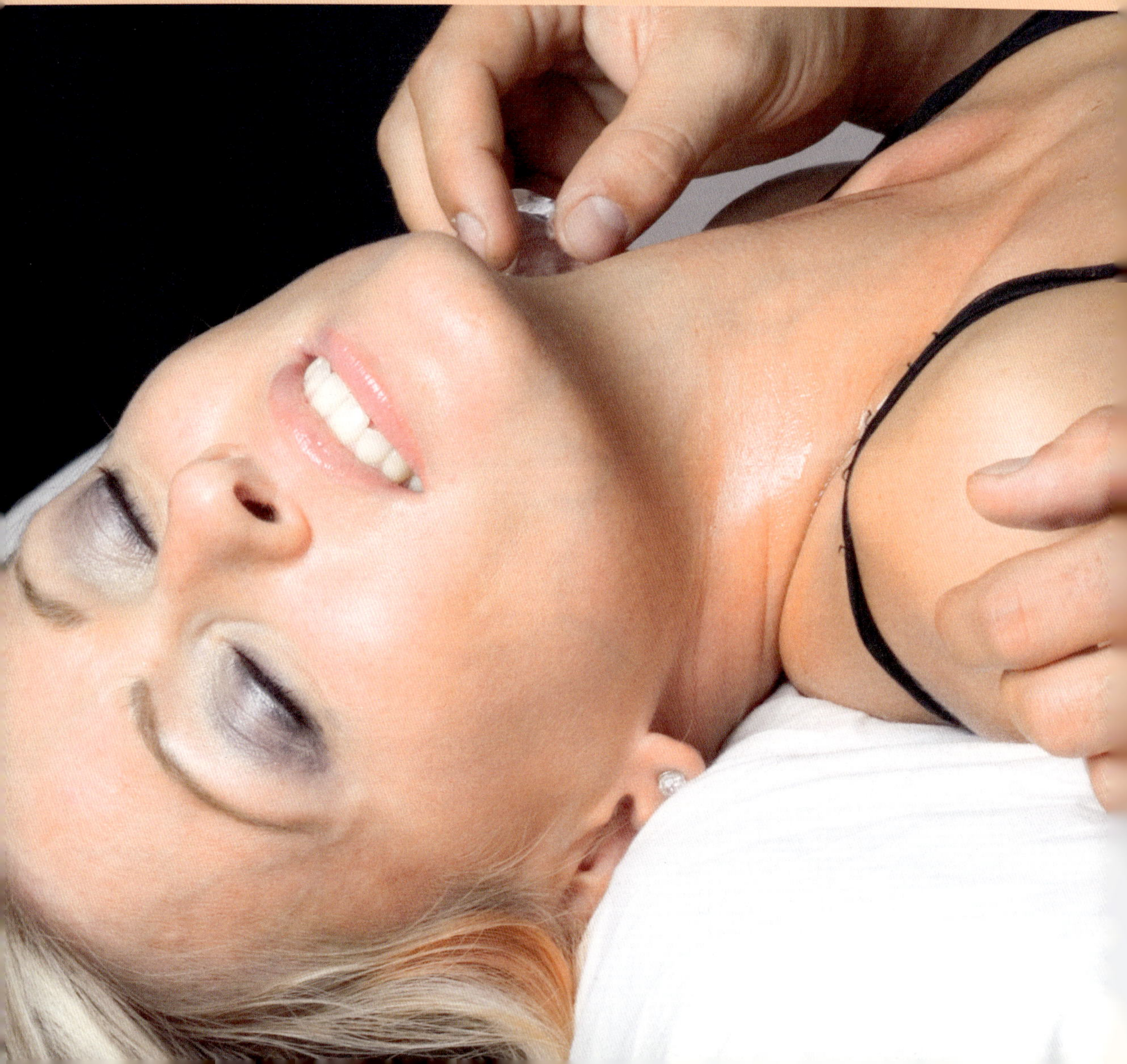

Das Geheimnis der Sex-Experten

Sex-Experte wird man, indem man dem Partner vertraut und Vorurteile über Bord wirft. Die Gleichung stimmt: Wenn Sex Routine ist, ist die Partnerschaft ausgeleiert; wenn Sex Konfliktstoff ist, ist die Partnerschaft konfliktgeladen. Bevor ihr deshalb Ideen umsetzt, die ich jetzt vorschlage, solltet ihr euch fragen: Ist unsere Beziehung wirklich gut?

Ihr braucht deshalb nicht zu erschrecken. In diesem Kapitel geht es ganz einfach um Methoden, die den Sex verbessern, und um Fantasien, die ihr besser nur in wirklich guten Partnerschaften realisiert. Sadomaso-Spiele können z. B. extrem lustig sein und euer Sonntag-Nachmittags-Programm ziemlich verändern. Wenn allerdings gerade nicht eure beste Zeit ist (ihr z. B. in letzter Zeit viel Streit hattet), führen sie vielleicht zu Kränkungen.

Dieses Kapitel ist keine Sammlung von Extravaganzen, die ihr praktizieren könnt. Ich stelle nur ein paar Optionen vor, die euch vielleicht schon einfielen, ohne dass ihr den Mut zum Ausprobieren gehabt hättet. Außerdem gibt es Techniken, die euren Alltagssex lustiger und lustvoller machen, ohne dass ihr im Sexshop Peitschen und Vibratoren kaufen müsstet. Manchmal gelingt eine Sex-Verbesserung allein dadurch, dass man es langsam macht, so als wäre es das erste Mal, oder durch die spielerische Vorstellung, ein Partner sei ein Voyeur, der den anderen beim Duschen beobachtet. Diese Ideen sind so einfach, dass sie uns oft nicht einfallen! Die Routine ist eine große Gefahr. Sie durchsetzt Arbeitsplatz, Freundschaften, Ferien ... und auch der Sex wird von ihr bedroht.

Es geht also nicht darum, die Partnerschaft zu retten, indem man über den gewohnten Sex hinausgeht. Es geht darum, in einer guten Beziehung als Partner einvernehmlich die Grenzen des Sexlebens zu erweitern.

Sex-Experte wird man, indem man dem Partner vertraut und Vorurteile über Bord wirft.

Sadomaso-Spiele

Sadomaso-Praktiken sind reizvolle Spiele. Du übernimmst z. B. das Kommando und sagst deiner Partnerin, was sie in jedem Augenblick tun soll. Oder du bist der Sklave, wirfst dich zu Boden und flehst, dass du sie liebkosen darfst. Dabei muss jederzeit klar sein, dass es sich um ein Spiel handelt. Deshalb probiert man Sadomaso-Techniken besser dann aus, wenn die Partnerschaft in einer guten Phase ist. In jedem Fall müssen Regeln und Grenzen genau vereinbart werden. Und, sehr wichtig: Da die Rolle des Sklaven die Unterwerfung ist, könnt ihr ein Wort ausmachen, das die Sitzung beendet, z. B. »Freies Geleit«. Damit schafft ihr Klarheit.

FESSEL: »HIER BEFEHLE ICH«

Das Fessel-Spiel besteht darin, die Partnerin zu fesseln und ihre Beweglichkeit einzuschränken. Eine prickelnde Art zu dominieren! Ihr könnt Seidentücher, Krawatten, Strümpfe und Ähnliches verwenden. Es geht darum, die Sklavin leiden zu lassen. Der Gebieter spielt mit ihrer Erregung: Er weiß sie auf 180 zu bringen und stoppt, wenn die Unterworfene stark erregt ist. Sie bittet um mehr, bäumt sich auf, fleht ... aber alles hängt von dem ab, der befiehlt. Das Spiel wird noch aufregender, wenn die Augen der Sklavin verbunden werden.

KLAMMERN: ZWISCHEN LUST UND SCHMERZ

Wenn ihr Klammern an bestimmte Körperteile setzt, erlebt ihr eine unglaubliche Mischung von Lust und Schmerz. Bevor ihr auf die Suche nach Wäscheklammern geht, berücksichtigt lieber das Angebot von Spezial-Klammern in Sexshops. Ihr könnt sie an vielen Körperzonen einsetzen, z. B. Brustwarzen, Po, äußeren und inneren Schamlippen, Penis, Klitoris ... Ein Rat für Neulinge: Fangt bei weniger empfindlichen Zonen an, z. B. dem Po.

WACHS: BODY OF EVIDENCE

Eine verwegene Art, Sex zu erleben, auf der Grenze zwischen Lust und Schmerz. Waxing heißt, mit größter Vorsicht ein wenig heißes Wachs über eure Körper gießen, wie in dem Film Body of Evidence mit Madonna und Willem Dafoe. Einer von euch ist der Boss. Der Sklave ist gefesselt. Der Boss wechselt zwischen ein wenig Wachs und einigen Minuten Masturbation oder Oralsex, um Lust und Schmerz zu kombinieren. Beim Wachs ist einiges

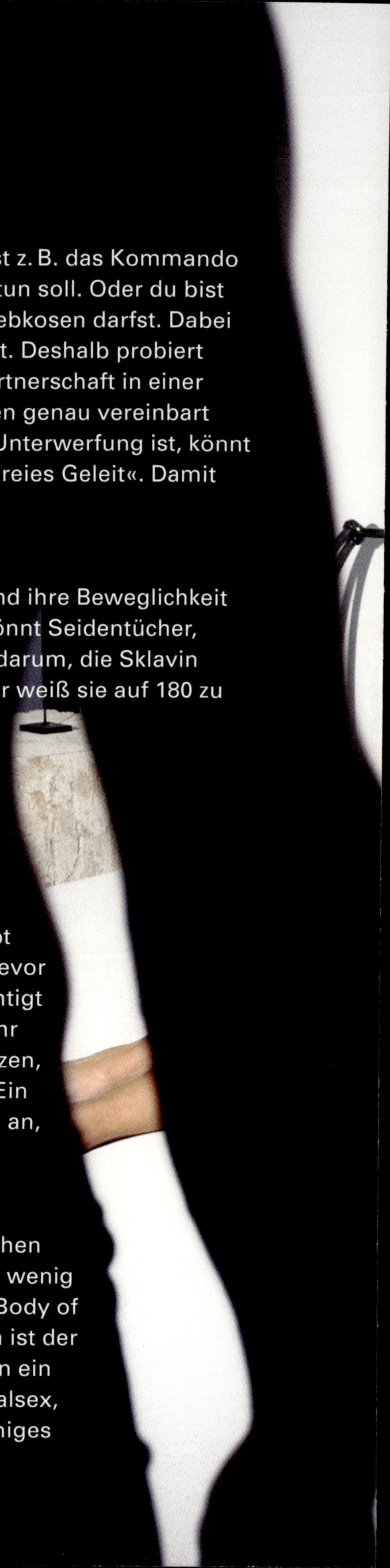

zu beachten. Zu Anfang nimmt man am besten Paraffinwachs, weil es bei niedrigeren Temperaturen flüssig wird. Es ist zum Selbermachen von Kerzen auch in kleinen Mengen im Handel erhältlich. Helle Farben sind vorzuziehen, aus dem einfachen Grund, weil das Paraffin dann nicht so heiß wird. Bienenwachs sollte man nicht nehmen und auch keine Kerzen, die Metalle enthalten und damit zu hohe Temperaturen entwickeln. Handlich sind Kerzen mit einem Durchmesser von 6 cm und einer Länge zwischen 10 und 20 cm. Macht eine Kerbe an die Spitze der Kerze, dann tropft das Wachs leichter ab.

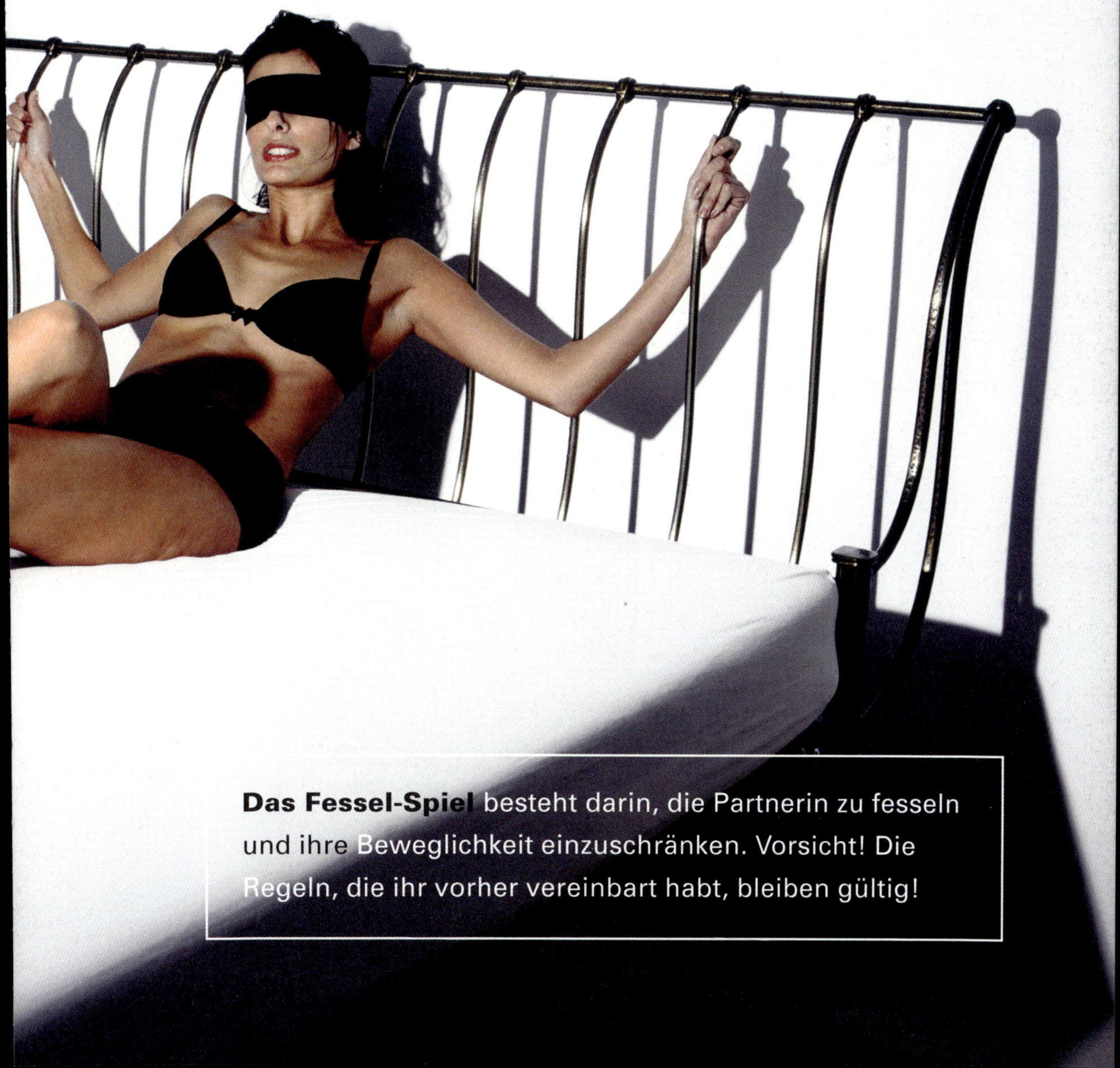

Das Fessel-Spiel besteht darin, die Partnerin zu fesseln und ihre Beweglichkeit einzuschränken. Vorsicht! Die Regeln, die ihr vorher vereinbart habt, bleiben gültig!

Mehr praktische Tipps. Schüttet das Wachs nach Möglichkeit auf haarfreie Körperzonen. Um es auf sinnliche Weise zu verteilen, haltet ihr die Kerze eine Handbreit von der Haut entfernt und neigt sie ganz langsam. Je näher ihr der Haut kommt, desto heißer wird es. Haltet eine Schüssel mit kaltem Wasser bereit, um das Wachs schnell zu übergießen, falls es zu heiß ist. Ihr entfernt es, indem ihr Eis darüber gebt und es mit einem Plastikschaber abreibt.

PEITSCHEN DER LUST

»Komm, ich geb dir, was du verdienst.« Klapse mit der Hand auf den Po und den oberen Teil der Oberschenkel können sehr erregend sein. Manche Paare versuchen sich auch an Pantoffeln und anderen Instrumenten. Es gibt keinen Grund, warum Schläge nur als Vorspiel dienen sollen. Sie kann ihm zusetzen, während er sie penetriert und sein Po aussieht, als wolle er sagen: »Gib's mir!« Das Schlagen kann mit Oralsex verbunden werden, indem der Unterworfene z. B. nach fünf oder sechs Hieben ein paar Minuten Oralsex erhält.

SADOMASO FÜR FORTGESCHRITTENE

Gut. Ihr habt einander im Spiel Schläge gegeben. Wie wär's mit einem ganzen Tag, an dem einer den Sklaven macht und der andere befiehlt?
Manche erleben BDSM (Bondage, Domination, Sadismus und Masochismus) intensiv, aber es ist etwas anderes, ob man BDSM-Elemente als Hilfsmittel/ Fetisch-Elemente nutzt oder ob man sie als Lebensform annimmt. Wer Roman Polanskis *Bitter Moon* gesehen hat, wird sich an die Gefahren dieses Spiels erinnern. Auf jeden Fall bleibt wichtig, dass ihr klar festlegt, unter welchen Bedingungen und wie lange ihr Neues ausprobiert, und dass ein neutrales Kennwort das Spiel beendet (z. B. »Freies Geleit«).

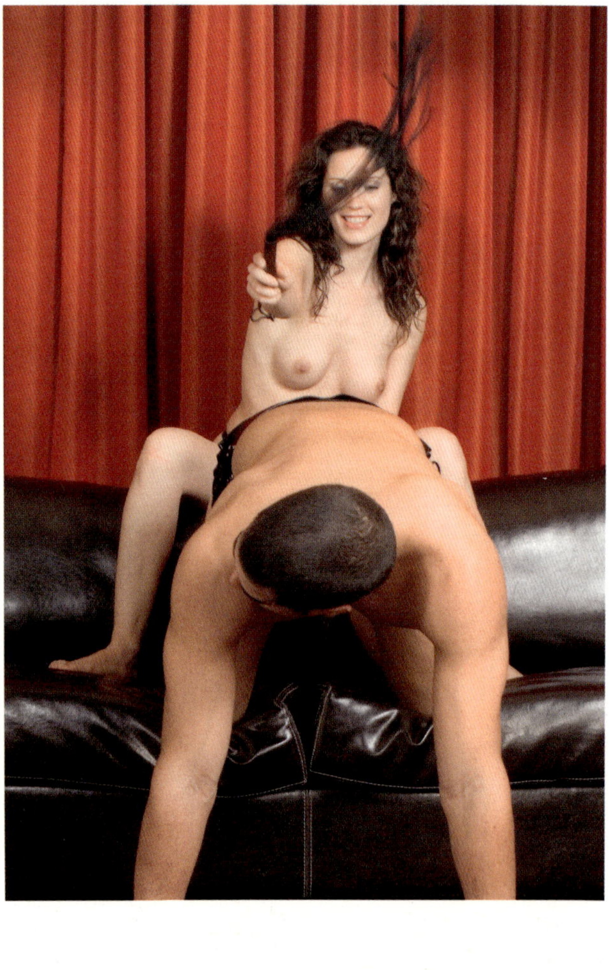

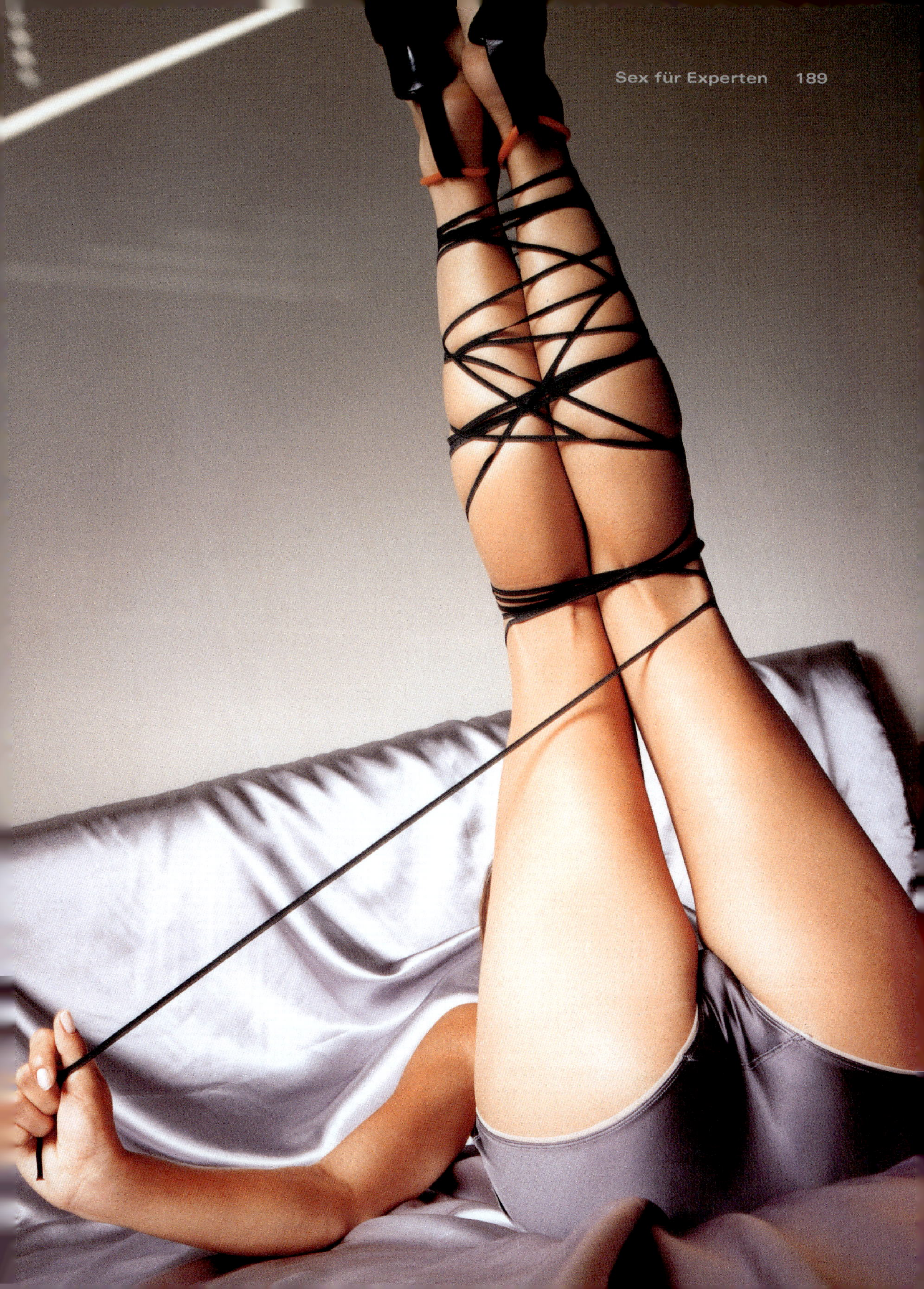

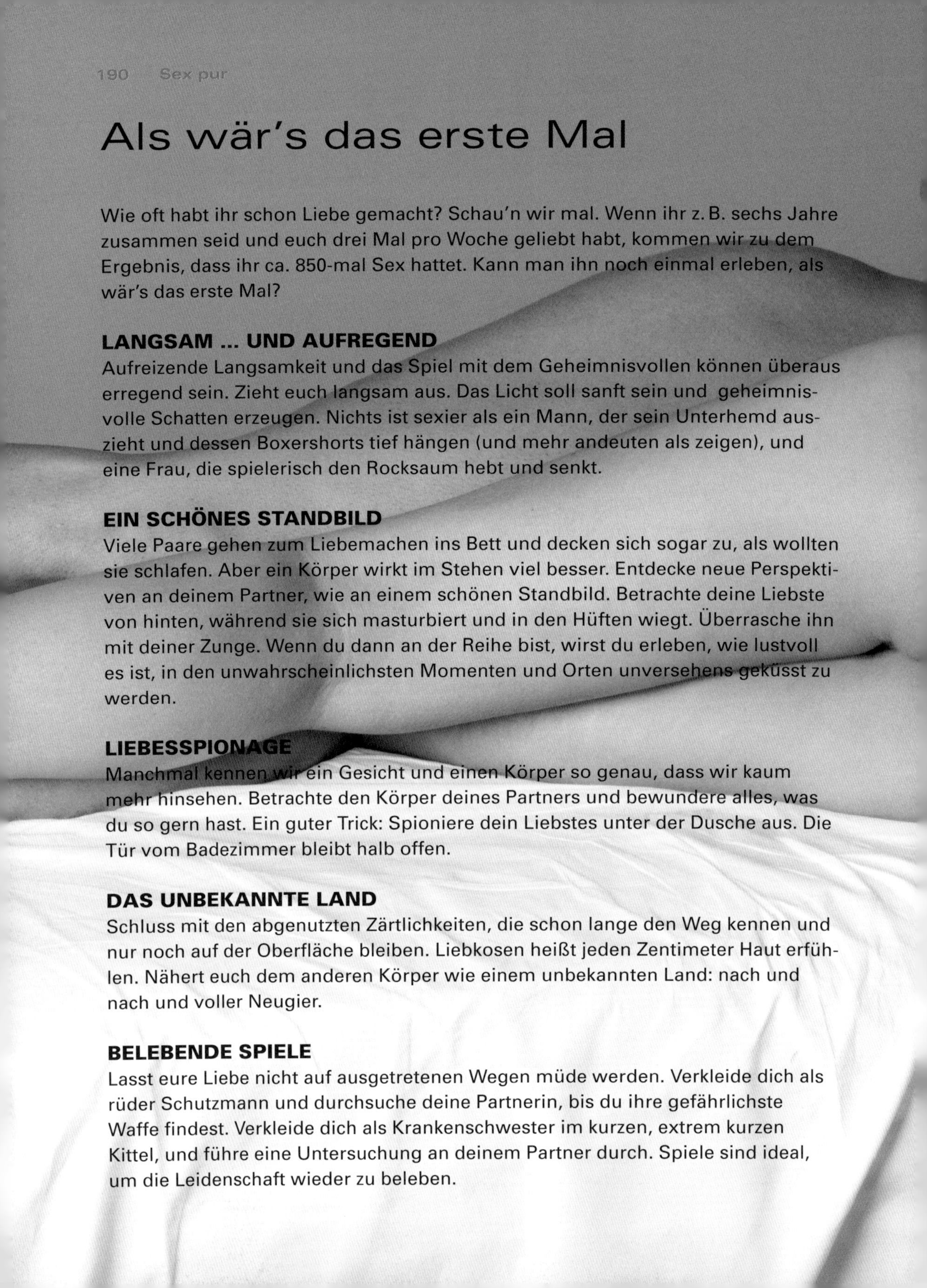

Als wär's das erste Mal

Wie oft habt ihr schon Liebe gemacht? Schau'n wir mal. Wenn ihr z. B. sechs Jahre zusammen seid und euch drei Mal pro Woche geliebt habt, kommen wir zu dem Ergebnis, dass ihr ca. 850-mal Sex hattet. Kann man ihn noch einmal erleben, als wär's das erste Mal?

LANGSAM ... UND AUFREGEND

Aufreizende Langsamkeit und das Spiel mit dem Geheimnisvollen können überaus erregend sein. Zieht euch langsam aus. Das Licht soll sanft sein und geheimnisvolle Schatten erzeugen. Nichts ist sexier als ein Mann, der sein Unterhemd auszieht und dessen Boxershorts tief hängen (und mehr andeuten als zeigen), und eine Frau, die spielerisch den Rocksaum hebt und senkt.

EIN SCHÖNES STANDBILD

Viele Paare gehen zum Liebemachen ins Bett und decken sich sogar zu, als wollten sie schlafen. Aber ein Körper wirkt im Stehen viel besser. Entdecke neue Perspektiven an deinem Partner, wie an einem schönen Standbild. Betrachte deine Liebste von hinten, während sie sich masturbiert und in den Hüften wiegt. Überrasche ihn mit deiner Zunge. Wenn du dann an der Reihe bist, wirst du erleben, wie lustvoll es ist, in den unwahrscheinlichsten Momenten und Orten unversehens geküsst zu werden.

LIEBESSPIONAGE

Manchmal kennen wir ein Gesicht und einen Körper so genau, dass wir kaum mehr hinsehen. Betrachte den Körper deines Partners und bewundere alles, was du so gern hast. Ein guter Trick: Spioniere dein Liebstes unter der Dusche aus. Die Tür vom Badezimmer bleibt halb offen.

DAS UNBEKANNTE LAND

Schluss mit den abgenutzten Zärtlichkeiten, die schon lange den Weg kennen und nur noch auf der Oberfläche bleiben. Liebkosen heißt jeden Zentimeter Haut erfühlen. Nähert euch dem anderen Körper wie einem unbekannten Land: nach und nach und voller Neugier.

BELEBENDE SPIELE

Lasst eure Liebe nicht auf ausgetretenen Wegen müde werden. Verkleide dich als rüder Schutzmann und durchsuche deine Partnerin, bis du ihre gefährlichste Waffe findest. Verkleide dich als Krankenschwester im kurzen, extrem kurzen Kittel, und führe eine Untersuchung an deinem Partner durch. Spiele sind ideal, um die Leidenschaft wieder zu beleben.

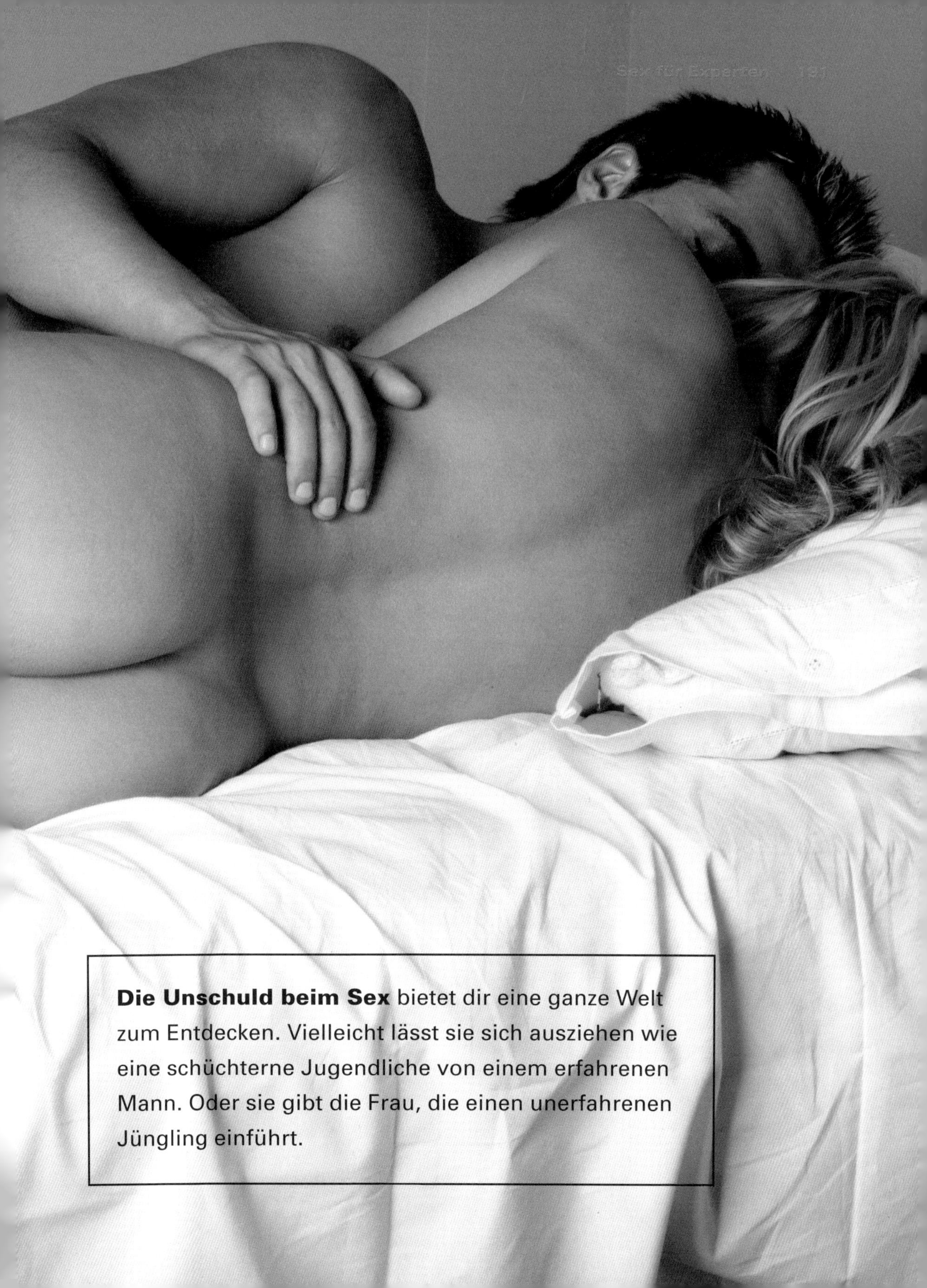

Die Unschuld beim Sex bietet dir eine ganze Welt zum Entdecken. Vielleicht lässt sie sich ausziehen wie eine schüchterne Jugendliche von einem erfahrenen Mann. Oder sie gibt die Frau, die einen unerfahrenen Jüngling einführt.

Bilder einer Perversion

Nicole Kidman steht nackt vor dem Spiegel in ihrer Wohnung und nimmt die Ohrringe ab. Tom Cruise kommt, ebenfalls nackt, und küsst sie, während sie sich betrachtet wie eine Perverse, die sich als solche wohlfühlt. Diese Szene aus Eyes Wide Shut von Stanley Kubrick zeigt eine Form, mit dem Blick zu spielen. Foto und Video sind andere. Wenn ihr beim Sex Bild- oder Tonaufnahmen macht, weckt ihr eure exhibitionistische Ader, denn ihr wisst, dass man euch betrachtet, dass die Kamera euch sieht. Perversion ... Schon das Wort beschwört Assoziationen zum wildesten Sex herauf und wirkt bereits erotisierend.

PAPARAZZI AUF DER SPUR DES STARS

Ihr geht an den Strand. Er legt sich z. B. auf's Handtuch. Sie fotografiert ihn aus einiger Entfernung. Er zieht seine Badehose möglichst weit hinunter und zeigt sein Schamhaar; vielleicht hat er eine Erektion, und die nasse Badehose zeichnet seine Formen ab. Jetzt reibt er sich ein. Sie nimmt alles auf. Um den Kick zu vergrößern, bittet er jemanden, ihn einzucremen und lächelt verschmitzt in die Kamera.

Sie zieht sich verführerisch, richtig provozierend an, setzt sich in ein Open-air-Lokal, trinkt etwas und schminkt ostentativ ihre Lippen. Er nimmt von der anderen Straßenseite aus ihre Gesten übertriebener Koketterie ebenso auf wie die Männer, die sich umdrehen, um sie zu sehen.

DIE PROTAGONISTEN: IHR SELBST

Sie schickt ihm an den Arbeitsplatz Fotos, auf denen sie in der Kleidung einer provozierenden Prostituierten, eines schlimmen Schulmädchens, einer geilen Krankenschwester zu sehen ist. Er schickt ihr Bilder, die ihn mit supersexy Unterwäsche zeigen, gekleidet wie ein Halbstarker.

Aus der Idee mit den Fotos kann ein erotischer Film werden, von euch für euch gemacht. Wenn ihr die Kamera anschaltet, denkt euch Einstellungen aus, die euch beide zeigen und die verwegensten Stellungen... Die Dreharbeiten sind sicher sehr unterhaltsam ... und auch das Ansehen.

HOCHSPANNUNGS-KARTENSPIEL

Macht Schwarz-Weiß-Fotos von Körperteilen, die ihr mit Schmuck dekoriert, z. B. Ketten, Perlen, Federn, und nehmt sie als Spielkarten. Auf die Rückseiten schreibt ihr: lecken, kitzeln, küssen, saugen ...

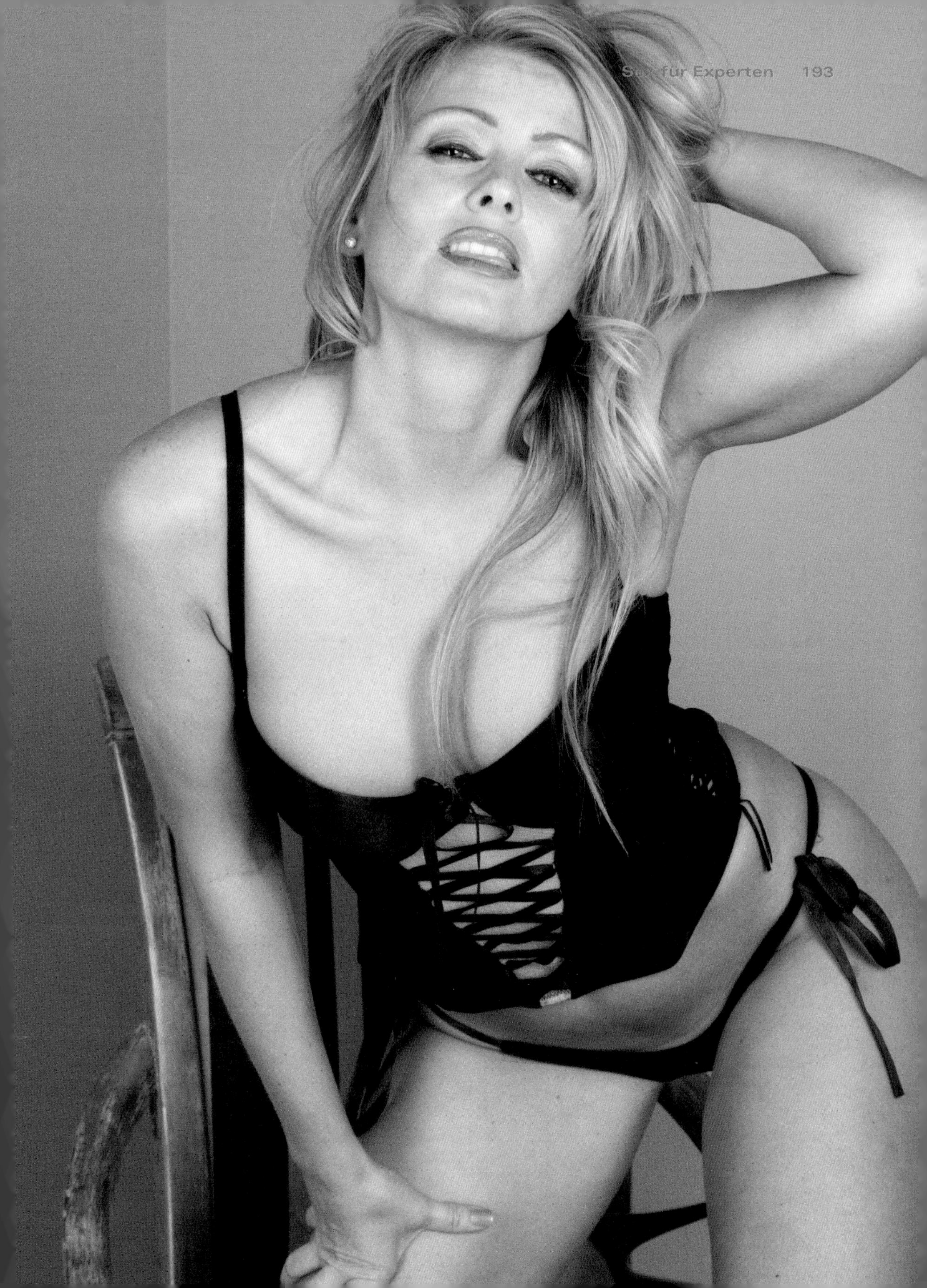

Ein paar erotische Freiheiten

Vielleicht wünscht ihr euch mehr »Action«. Wir können die verrücktesten und … riskantesten Fantasien entwickeln. Niemand kann sagen, was ihr haben dürft und was nicht. Aber fühlt euch nicht verpflichtet, jeden sexuellen Wahnsinn mitzumachen, nur um die Paar-Routine zu durchbrechen. Der Appetit auf Neues muss mit der klaren Definition von Regeln verbunden sein, wenn ihr die folgenden erotischen Freiheiten probieren wollt.

TEILNAHME AM DISCO-WETTBEWERB

Ihr sollt nicht als *Miss T-Shirt* oder *Mr. Muskelprotz* gewählt werden, sondern nur genießen, wie der andere sich vorstellt. Grund zum Lachen!

BESUCH IM STRIPLOKAL

Um nicht als glückliches Paar aufzutreten und weniger aufzufallen, geht ihr einzeln rein und setzt euch nicht nebeneinander. Ab und zu werft ihr euch Komplizenblicke zu und wenn ihr's nicht länger aushaltet, könnt ihr euch mal kurz im Waschraum treffen. Wie attraktiv und professionell die Stripper auch sein mögen, vergesst nicht euren Partner. Sonst kann es sein, dass Streit aufkommt, der eurem Fest ein Ende macht.

Laut Wörterbuch bedeutet das Wort »Libertinage«: **»lasterhafte und ehrlose Lebensweise«** sowie **»Zügellosigkeit«**. Klingt das vielleicht reizvoll?

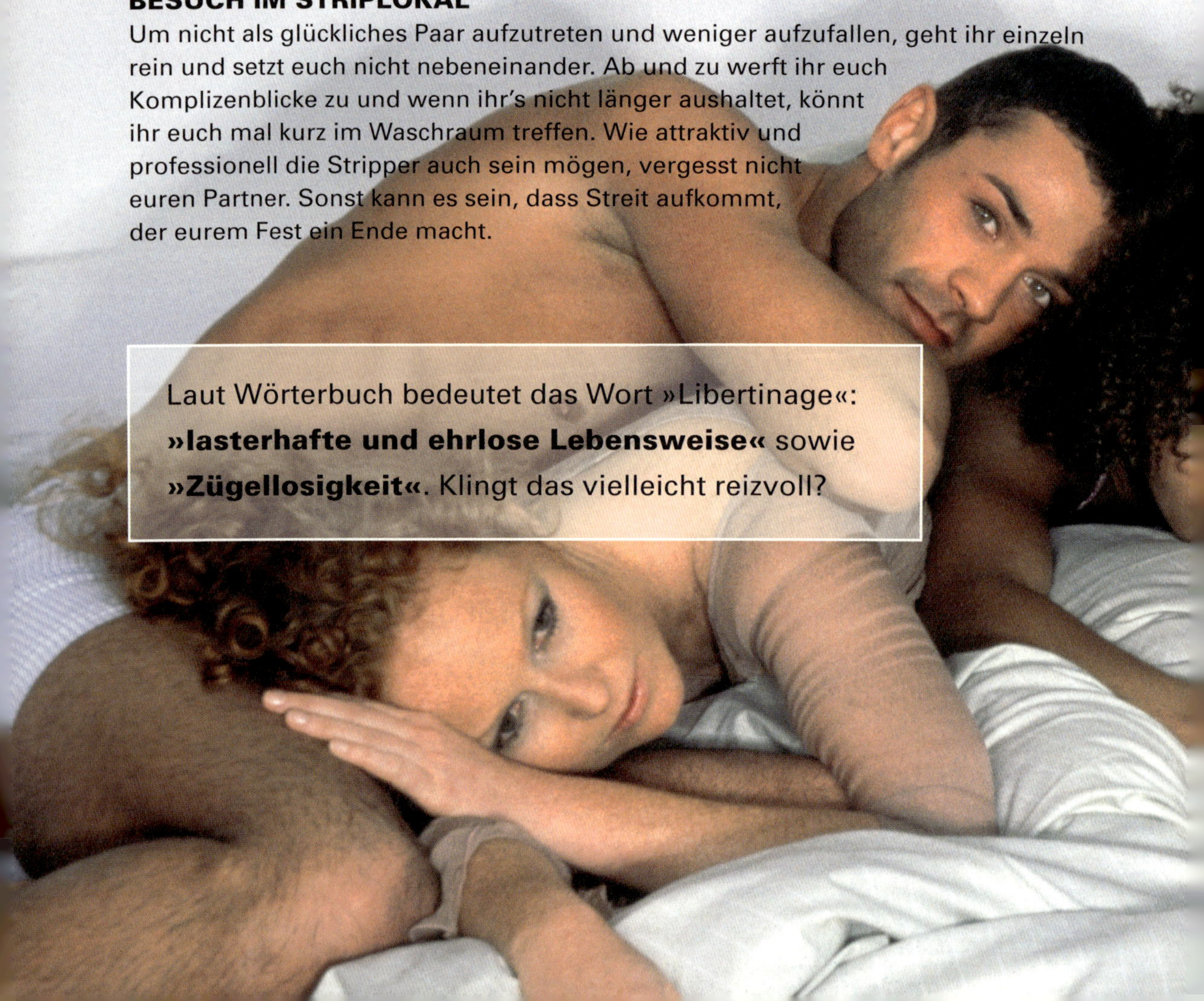

AUSFLUG IN EINEN SWINGER-CLUB

Begeht nicht den Fehler, Bäumchen-wechsle-dich zu spielen, wenn euch nicht danach ist, denn der Wechsel könnte endgültig sein. Unschuldig und unterhaltsam ist die Möglichkeit zum Kiebitzen. Seht euch das Lokal an, plaudert mit anderen Paaren und flirtet ein bisschen. Ihr könnt jederzeit gehen, wenn ihr nicht mehr wollt und eure private Swinger-Fantasie zu zweit durchleben.
Glaubt nicht, dass Swinger-Clubs schwer zu finden sind. Wer in einer Großstadt lebt, hat sicher den einen oder anderen in der Nähe. In Berlin gibt es z. B. Dutzende, ebenso in München und Hamburg. Im Internet findet man schnell Namen und Öffnungszeiten dieser Lokale.

JE MEHR MITSPIELEN, DESTO ...

Ihr stellt eine Weiche, wenn einer von euch davon spricht, andere Personen in den Sex einzubeziehen. Ihr müsst genau wissen, ob ihr das tun wollt, denn danach wird euer Gefühls- und Sexleben verändert sein, zum Guten oder zum Schlechten. Ein paar eher harmlose Gruppenspiele wären z. B. Ausziehen, Küssen, Berühren ... Die Hauptsache: Grenzen festlegen, bevor das Spiel losgeht, damit es nicht weiter führt, als ihr wollt.

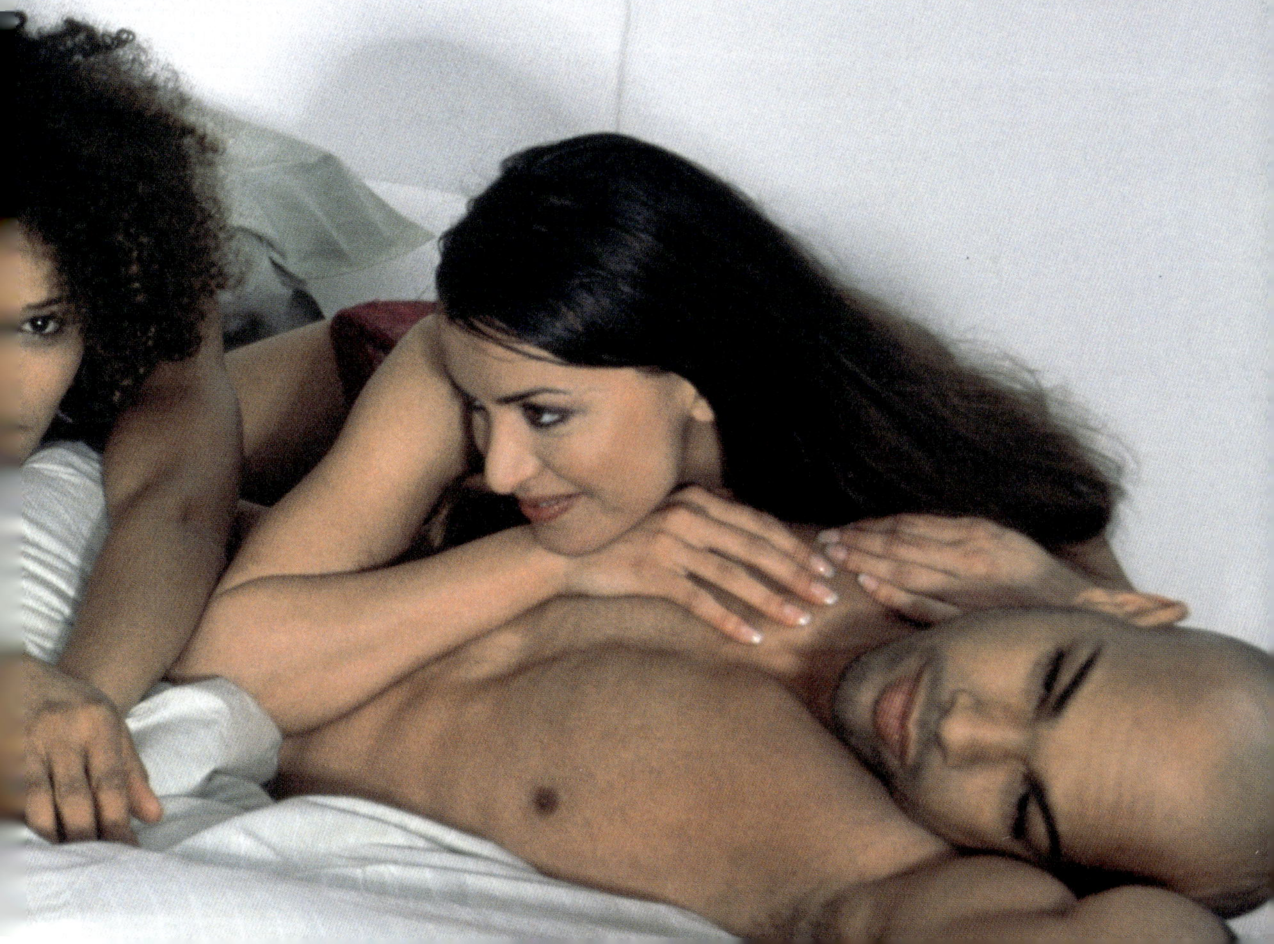

Intim-Ästhetik

»Wo es Haare gibt, gibt's Spaß.« Das ist einer der nettesten Sprüche über Sex. Es ist wirklich erregend, einen Venushügel mit üppigem Haar zu sehen; das ist strotzender Sex. Aber es ist auch gut, sich mal raffiniert zu präsentieren. Verrate deinem Partner nichts und mache dir eine originelle Frisur im Schamhaar. Eine intime Frisierstunde ist eine unschuldige Möglichkeit, Sexroutine zu durchbrechen.

AUF BRASILIANISCH

Diese Regel betrifft sie, wenn sie einen Tanga trägt. Du lässt nur einen Streifen Haar auf dem Venushügel stehen und entfernst auch jedes Haar um den Anus. Das Haar, das stehen bleibt, ist ein Strich, eine dicke Locke, ein Herz oder was dir sonst einfällt. Es gibt sogar Intimfriseursalons, die Schamhaar färben und alle möglichen Fantasien umsetzen.

DIE HECKE STUTZEN

Kein Zweifel: Sobald das Haar zurückgeschnitten wird, sehen seine und ihre Geschlechtsorgane größer aus, weil mit dem Abnehmen des Haarvolumens Penis und Schamlippen hervortreten.

DER WITZIGE FRISEUR

Bereitet eine spielerische, sexy Frisieraktion vor. Zu Anfang verteilst du mit leichten Berührungen Feuchtigkeitscreme auf dem Körper der Partnerin, schließlich handelt es sich um eine kosmetische Behandlung. Dann soll der Friseur mit einem weichen Pinsel den Bereich, der rasiert werden soll, sorgfältig einseifen. Dann fängt er an zu rasieren. Vielleicht juckt das, dann nimm wieder Feuchtigkeitscreme. Wenn du rasiert bleiben möchtest, musst du alle zwei Tage nachrasieren, damit die Haare nie so lang werden, dass sie pieken. Sei vorsichtig. Mutige können sogar den ganzen Körper enthaaren.

INTIMSCHMUCK

Wendet euren Einfallsreichtum an: Ringe für Brustwarzen; ein Ring für die Eichel und daran eine Kette zum Ring um die Hoden; Ringe, vielleicht mit pendelnden Anhängern, für die großen Schamlippen; metallische Tangas für Mann und Frau; Bauchkettchen, Colliers mit Kettchen, die zu den Brustwarzen führen, jede mit großen Ringen oder mit Klammern festgemacht; Klitoris-Klammern, die die Klitoris freilegen, und eine goldene Netz-Rüstung für den Penis, der damit ganz besonders aussieht.

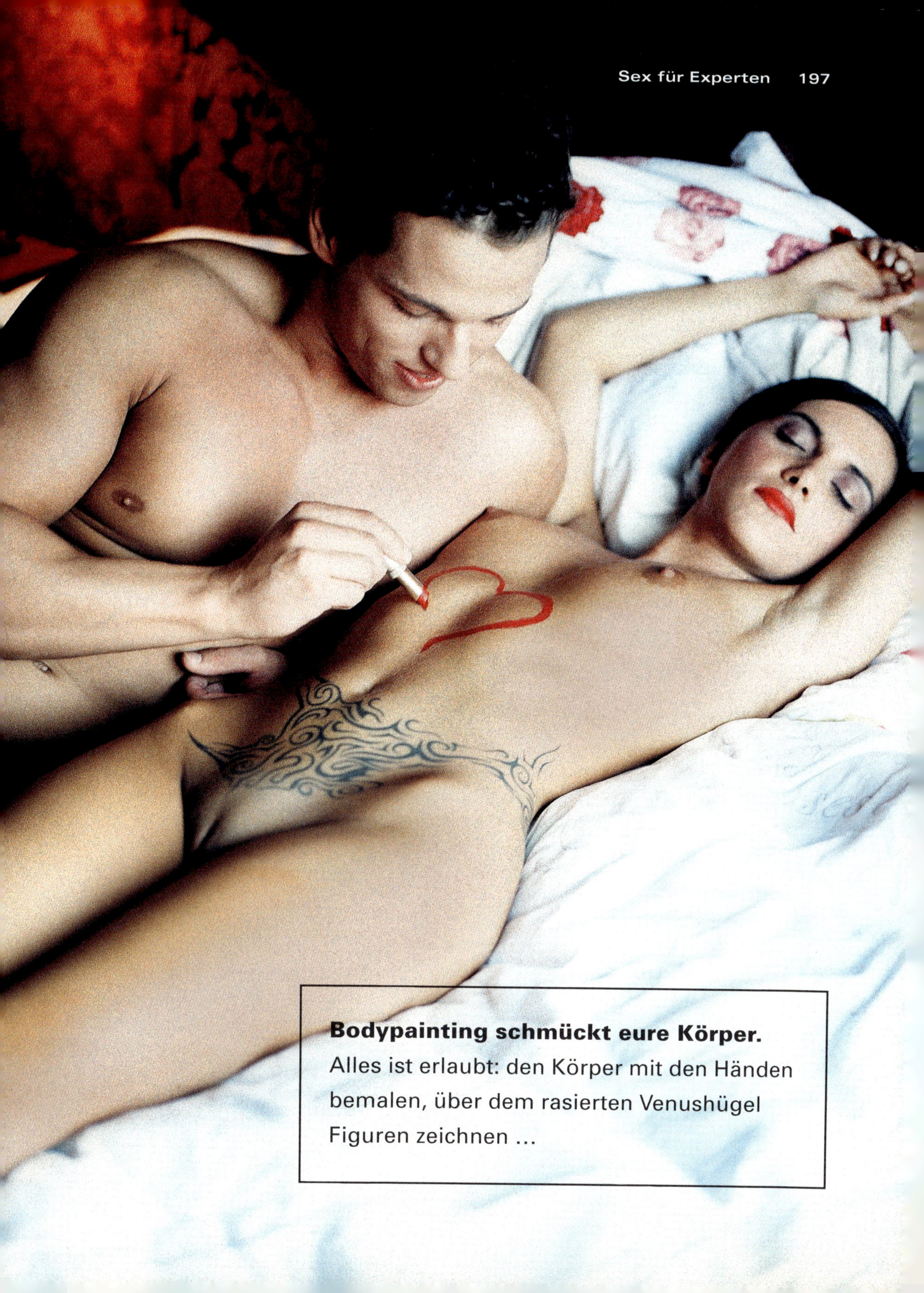

Bodypainting schmückt eure Körper.
Alles ist erlaubt: den Körper mit den Händen bemalen, über dem rasierten Venushügel Figuren zeichnen ...

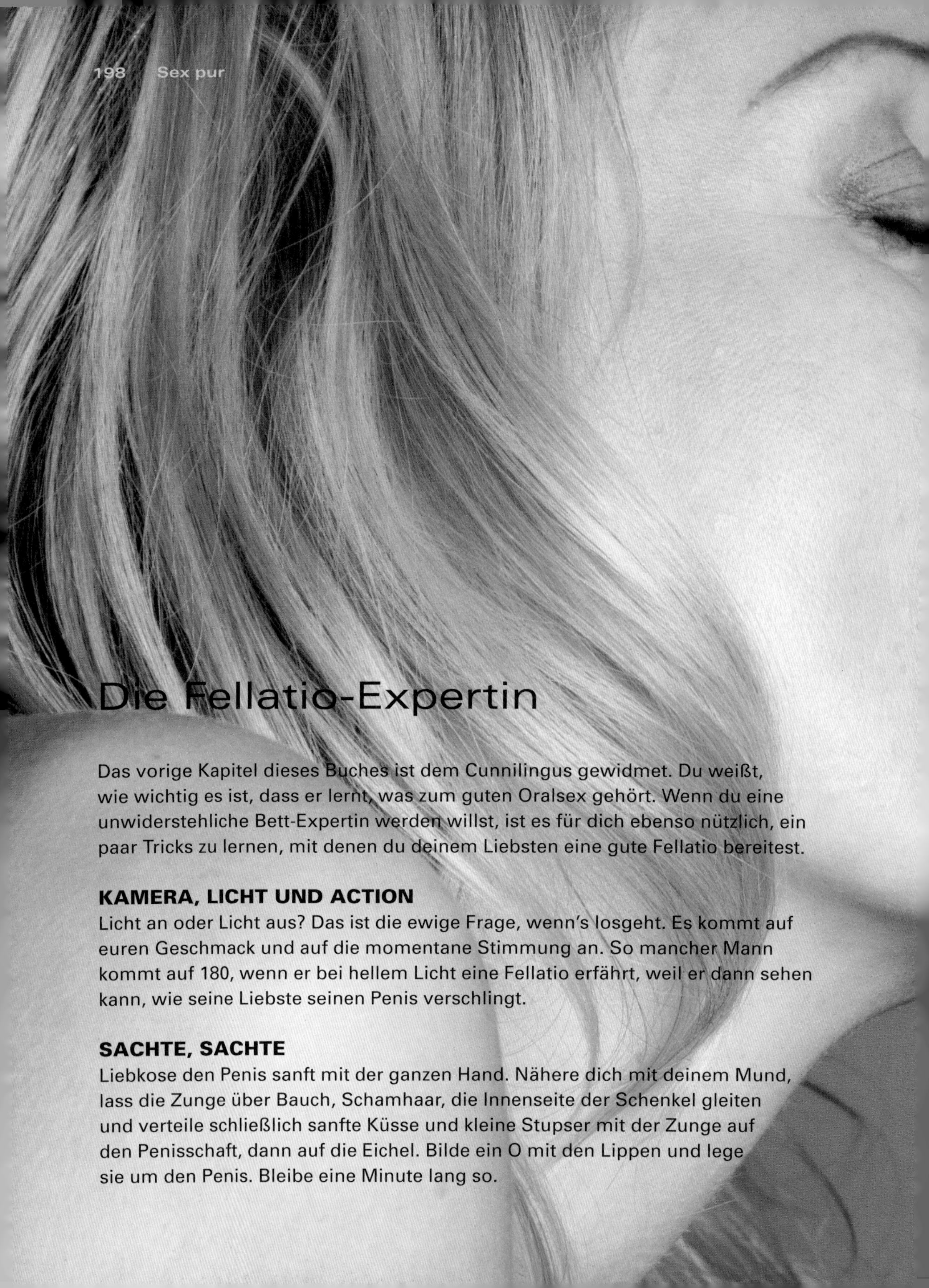

Die Fellatio-Expertin

Das vorige Kapitel dieses Buches ist dem Cunnilingus gewidmet. Du weißt, wie wichtig es ist, dass er lernt, was zum guten Oralsex gehört. Wenn du eine unwiderstehliche Bett-Expertin werden willst, ist es für dich ebenso nützlich, ein paar Tricks zu lernen, mit denen du deinem Liebsten eine gute Fellatio bereitest.

KAMERA, LICHT UND ACTION

Licht an oder Licht aus? Das ist die ewige Frage, wenn's losgeht. Es kommt auf euren Geschmack und auf die momentane Stimmung an. So mancher Mann kommt auf 180, wenn er bei hellem Licht eine Fellatio erfährt, weil er dann sehen kann, wie seine Liebste seinen Penis verschlingt.

SACHTE, SACHTE

Liebkose den Penis sanft mit der ganzen Hand. Nähere dich mit deinem Mund, lass die Zunge über Bauch, Schamhaar, die Innenseite der Schenkel gleiten und verteile schließlich sanfte Küsse und kleine Stupser mit der Zunge auf den Penisschaft, dann auf die Eichel. Bilde ein O mit den Lippen und lege sie um den Penis. Bleibe eine Minute lang so.

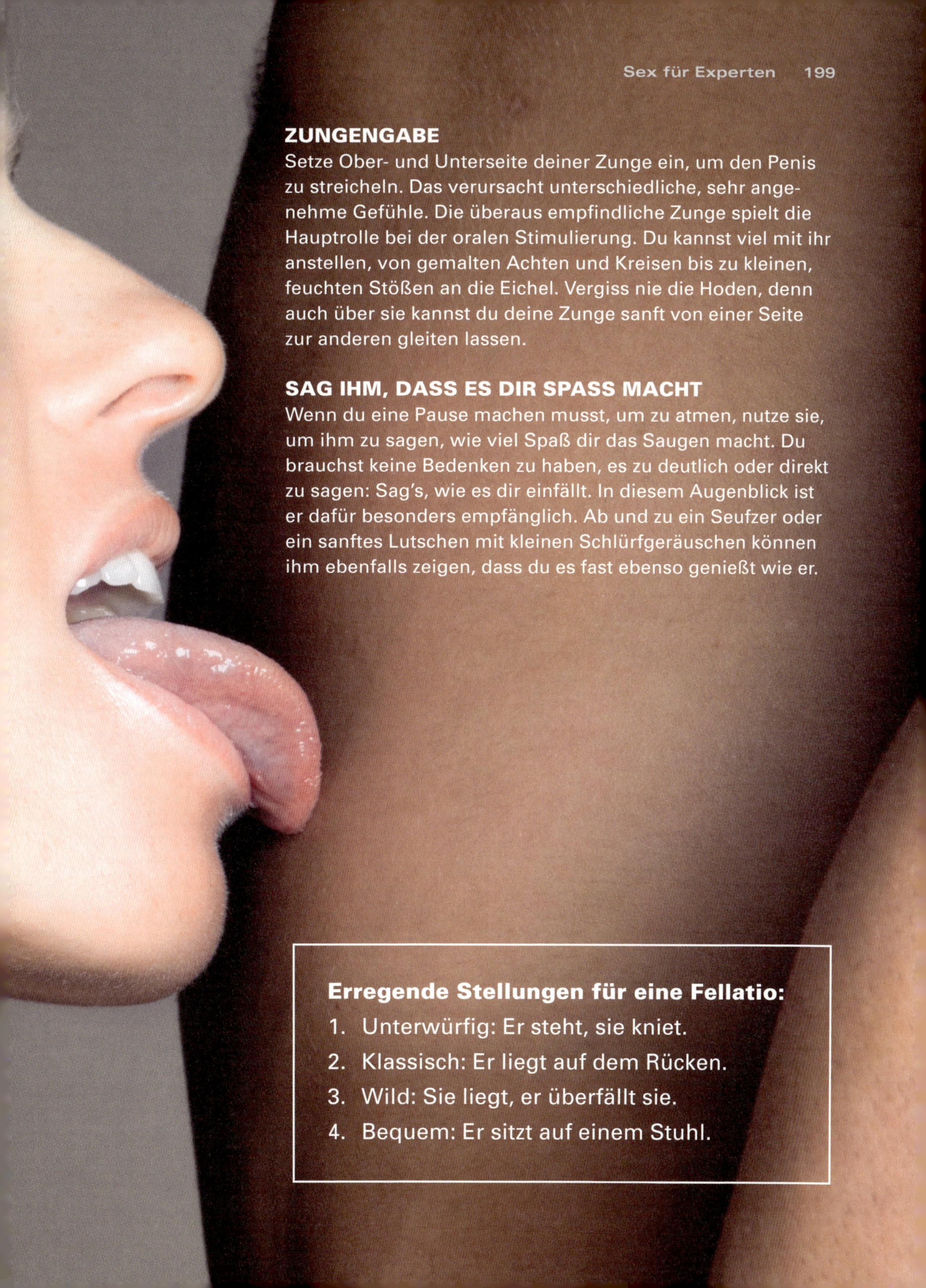

ZUNGENGABE

Setze Ober- und Unterseite deiner Zunge ein, um den Penis zu streicheln. Das verursacht unterschiedliche, sehr angenehme Gefühle. Die überaus empfindliche Zunge spielt die Hauptrolle bei der oralen Stimulierung. Du kannst viel mit ihr anstellen, von gemalten Achten und Kreisen bis zu kleinen, feuchten Stößen an die Eichel. Vergiss nie die Hoden, denn auch über sie kannst du deine Zunge sanft von einer Seite zur anderen gleiten lassen.

SAG IHM, DASS ES DIR SPASS MACHT

Wenn du eine Pause machen musst, um zu atmen, nutze sie, um ihm zu sagen, wie viel Spaß dir das Saugen macht. Du brauchst keine Bedenken zu haben, es zu deutlich oder direkt zu sagen: Sag's, wie es dir einfällt. In diesem Augenblick ist er dafür besonders empfänglich. Ab und zu ein Seufzer oder ein sanftes Lutschen mit kleinen Schlürfgeräuschen können ihm ebenfalls zeigen, dass du es fast ebenso genießt wie er.

Erregende Stellungen für eine Fellatio:

1. Unterwürfig: Er steht, sie kniet.
2. Klassisch: Er liegt auf dem Rücken.
3. Wild: Sie liegt, er überfällt sie.
4. Bequem: Er sitzt auf einem Stuhl.

DIE EMPFINDLICHSTEN STELLEN ENTDECKEN

Meistens liegen die Stellen, die ihn auf 180 bringen, um die Eichel: das Frenulum und seine Verbindung zur Eichel. Finde heraus, welche Berührungen deinem Liebsten gefallen, oder bitte ihn, es dir zu verraten. Erforsche mit den Händen andere Regionen, vor allem die Hoden.

DER RING

Bilde mit ganz engen Lippen einen Ring um die Eichelspitze und führe sie sanft in den Mund ein, wobei du Auf- und Abwärtsbewegungen ausführst. Du kannst auch aus Zeigefinger und Daumen einen Ring formen und die Hand zur Unterstützung einsetzen, um den Rhythmus zu unterstützen.

BRING IHN AUF 180

Öffne und schließe deinen Mund, wenn der Penis in ihm ist. Das ist für ihn, als wenn sich die Vagina zusammenzieht. Fast jeder Mann genießt es, wenn die Frau seinen Penis ganz aufnimmt. Du kannst das tun, wenn er schlaff ist und ihn hart werden fühlen, oder du führst ihn schon erigiert ein, so weit es geht. Vorsicht, Würgereiz! Danach ziehe dich langsam zurück, die Lippen fest geschlossen und gut feucht. Einem schlaffen Penis kannst du unglaubliche Gefühle geben, wenn du an ihm saugst und Speichel schluckst. Das schafft eine Art Unterdruck, der am Penis zieht.

DEEP THROAT

Dein Mund und Schlund müssen in einer Linie ausgerichtet sein, dazu legst du dich auf den Rücken. Dein Kopf hängt über dem Bettrand. Hol tief Luft und lass seinen Penis in deinen Mund gleiten. Du kannst atmen, wenn er ihn vor jedem neuen Angriff herauszieht. Anfangsübelkeit vermeidest du durch das Schlucken von Speichel. Mit der Zeit lernst du die Technik.

KAMASUTRA-FELLATIO

Die Fellatio ist nichts Neues. Seit Urzeiten ist sie eine der besten Methoden, um Männern Lust zu spenden. Eine Kuriosität am Rande: In China gab es eine Sekte, die Weißen Tigerinnen, die mit der Fellatio die männliche Energie aufnehmen wollten, um Unsterblichkeit zu erlangen.

In China gab es eine Sekte, die **Weißen Tigerinnen**, die **mit der Fellatio die männliche Energie aufnehmen** wollten, um **Unsterblichkeit zu erlangen**.

Laut Kamasutra gibt es acht Formen, Oralsex am Penis zu praktizieren.

Immaterielle Vereinigung. Du stützt den Penis mit der Hand, presst ihn zwischen die Lippen und bewegst deinen Mund.

Biss in die Seiten. Fass die Peniswurzel mit den Fingern wie einen Blumenstrauß und lass deine knabbernden Zähne und Lippen an den Seiten auf- und abwandern.

Äußeres Saugen. Nimm den Penis bei der Wurzel, führe ihn tief ein, wobei du den Mund fest zusammendrückst, und ziehe ihn unter gleichem Druck wieder hinaus. Danach öffnest du den Mund ein wenig mehr für die nächste Penetration und so weiter.

Inneres Saugen. Du führst den Penis in deinen Mund ein, presst mit den Lippen und lässt ihn immer wieder ein und aus, ohne den Druck der Lippen nachzulassen.

Der Kuss. Du hältst den Penis in der Hand, küsst ihn sanft und gibst ihm ab und zu einen kleinen Biss oder Kniff.

Das Lutschen. Nach dem Kuss liebkost du den Penis mit der Zunge und saugst mit Lust an der Vorhaut.

Mango schlürfen. Führe den Penis zur Hälfte in deinen Mund ein und lutsche heftig an ihm, als wäre er eine saftige Mango.

Schlucken. Nimm den ganzen Penis (mit den Hoden) in deinen Mund und presse ihn in deinen Schlund, als ob du ihn völlig verschlucken wolltest. Deine Hände können dir helfen, das Ein und Aus des Penisschafts zu steuern. Oder du setzt eine Hand ein, um Hoden, Po und Anus zu streicheln.

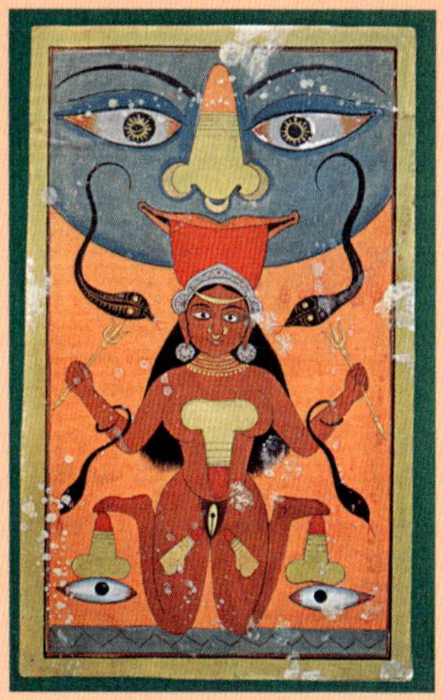

DIE PENISTYPEN IM KAMASUTRA

Lang mit spitzem Ende.

Kurz mit spitzem Ende.

Lang mit hammerförmigem Ende.

Kurz mit granatapfel förmigem Ende.

Kegelförmig.

Halbmondförmig.

Mit bläulicher Eichel.

Lang und ohne Eichel.

Bucklig.

Kurz mit hammerförmigem Ende.

Zylindrisch.

Mit Samthaut.

Mit glatter, rosa Haut.

Mit Haut in nur einer Farbe.

Immer schlaff.

Schlaff mit harter Eichel.

Der Geschmack von Sex

»Ich hätte gern etwas süßen Sex mit einer Prise Frische.« Kann man den Geschmack von Sex variieren? Natürlich. Deine Essgewohnheiten geben dem Geschmack von Sex neue Nuancen. Erfolg beim Oralsex hängt nicht allein von den Methoden ab, sondern auch von den Zutaten und der Vorstellungskraft. In diesem Abschnitt zeige ich köstliche Tricks, um Überraschungen zu erleben oder das Sex-Aroma für jeden von euch zu variieren.

NEUE LECKERBISSEN

Abwechslung ist das Beste fürs Sexleben. Ihr könnt mit Aroma-Kondomen spielen, wenn ihr Oralsex macht. Es gibt viele Geschmacksrichtungen: Schokolade, Erdbeere, Minze, Banane, Zitrone, Orange, Mango …

KÖRPERGESCHMACK

Neu im Handel: Körperbalsam mit Kakao-Aroma, Seife mit Schokolade oder Kaffee. Oder Seifen bzw. Gelees mit Kokos, Vanille oder Fruchtaroma wie Erd- und Brombeere, die euren Körpern viel Appetitliches bieten.

DAS MÄNNER-ELIXIER

Der Geruch des Samens ändert sich mit der Ernährung. Wer viel Proteine isst, hat Samen mit einer Art Buttergeschmack. Milchprodukte machen den Geschmack säuerlich, aber dabei angenehm. Süßigkeiten, Obst und Alkohol süßen den Geschmack des Samens und machen ihn besonders attraktiv. Salz und Pfeffer führen zu Bitternis.

KÖSTLICHE SPIELE

Frauen können ihre Essenz in etwas Wunderbares mit subtilem Aroma wandeln, wenn sie ein paar Tage lang Vanille oder Zimt zu sich nehmen, als Mixgetränk oder im Nachtisch. Oder vielleicht ein Teller Erdbeeren? Die erfrischenden Früchte geben deinem Organismus Frische. Ihr könnt auch gemeinsam einen Teller Erdbeeren genießen, mit Creme oder Sahne, als Einleitung eures Spiels. Exotischer: Nimm eine Kapsel mit essbarem Gleitmittel in den Mund und beiß sie auf, während du Oralsex machst: erfrischend, wohlschmeckend und erregend.

HEISS, KALT UND PRICKELND

Ihr erlebt beim Oralsex Unglaubliches, wenn du abwechselnd einen Schluck kaltes Wasser und einen Schluck heißen Tee nimmst – das verschafft deinem Partner ganz neue Gefühle. Dieser Trick gilt für euch beide. Andere Möglichkeiten, die die Temperatur euch bietet: Einer von euch lutscht beim Oralsex ein starkes Pfefferminzbonbon. Oder die Frau füllt ihren Mund mit Zahnpasta, oder einer von euch

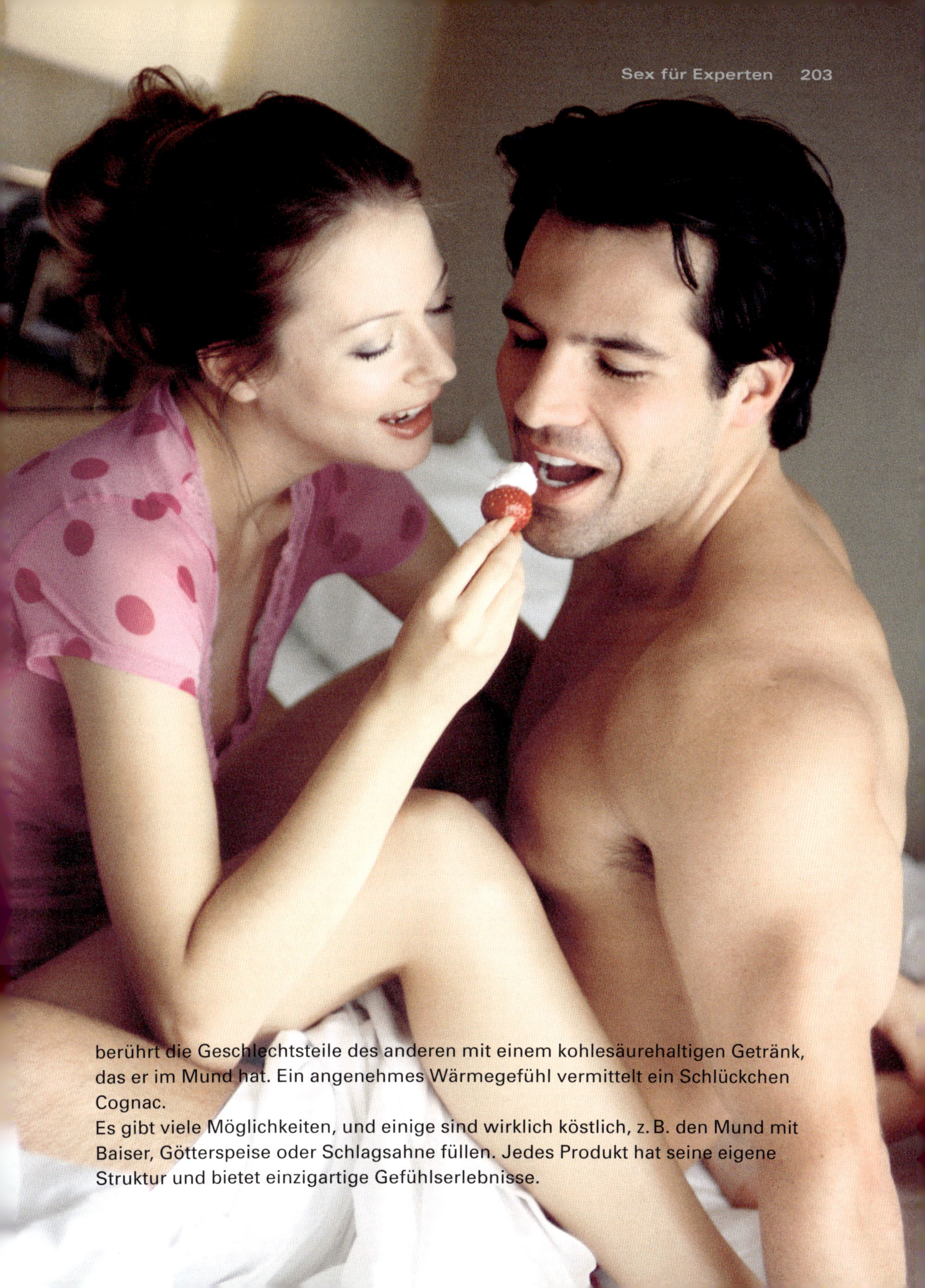

berührt die Geschlechtsteile des anderen mit einem kohlesäurehaltigen Getränk, das er im Mund hat. Ein angenehmes Wärmegefühl vermittelt ein Schlückchen Cognac.

Es gibt viele Möglichkeiten, und einige sind wirklich köstlich, z. B. den Mund mit Baiser, Götterspeise oder Schlagsahne füllen. Jedes Produkt hat seine eigene Struktur und bietet einzigartige Gefühlserlebnisse.

Wenn's nicht klappt

Sex soll das Paradies öffnen, aber für viele Paare ist der Zugang gelegentlich schwierig. Nichts eint mehr als guter Sex; nichts trennt mehr als schlechter. Was braucht ihr, um ans Ziel zu kommen?

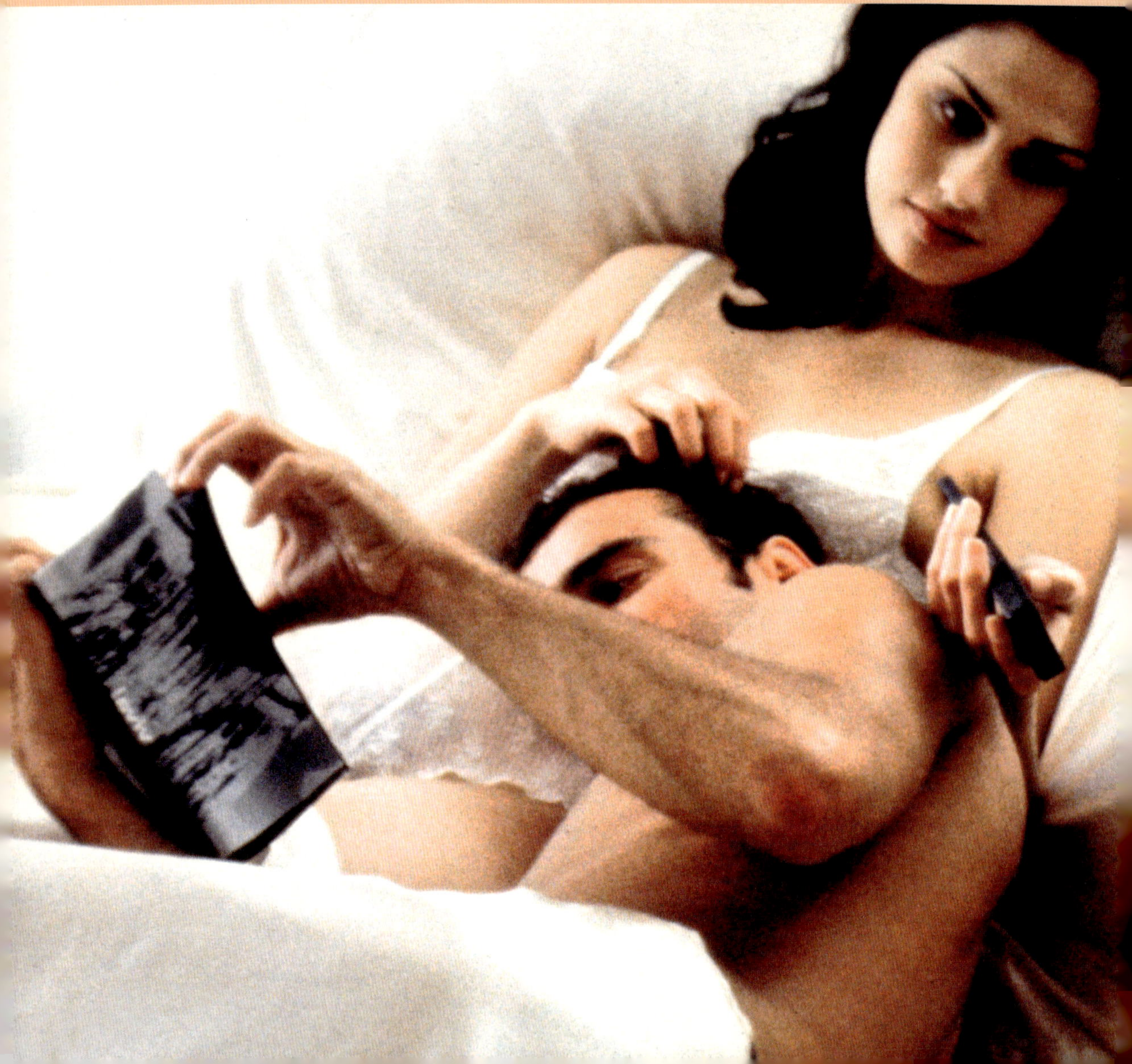

Frust statt Lust: Wie sage ich es?

»Liebling, ich möchte mit dir reden.« Nein, das erschreckt. »Nimm's nicht übel, mein Herz …« Noch schlimmer. »Ich erlebe Frust im Bett.« Nein. Die Folge wäre ein Schock. Wie sage ich es?

Das ist die große Frage. Wie sagt man es dem Partner, dem Menschen, der uns – wenn er seinen Anteil zur Beziehung beisteuert – Zärtlichkeit, Liebe, Verständnis, Halt gibt? Wie sagt man, dass es sexuell nicht klappt, dass man Frust statt Lust erlebt? Du fürchtest, dass dein Partner dir übel nimmt, dass du euer Sexleben nicht mehr gut findest. Wenn dir keine einfühlsame Erklärung gelingt und dein Partner nicht seinen Teil beisteuert, kann eure Beziehung in eine Kalte-Krieg-Phase geraten.

Verletzungen sind unvermeidbar. Versetze dich in seine Lage: Er ist kein Sexidol mehr. Seine Partnerin erlebt Frust mit ihm. Die Folge ist große Unsicherheit, denn eine der tragenden Säulen eurer Beziehung wankt. Jetzt packe aber nicht die Koffer oder beschließe zu schweigen. Sprich es aus. Besser heute als morgen. Besser sofort als später.

Solange der Sex nicht klappt, braucht er Arznei. Wenn du meinst, deine Partnerschaft sei in Routine erstarrt und für dich springe nichts mehr heraus, nützt Schweigen dir gar nichts. Nichts zu sagen ist der sicherste Weg zur Frustration. Und auch wenn du es nicht wahrhaben willst, diese Frustration ist wie eine Zeitbombe, deren Zeit schon läuft.

MERKBLATT: WIE SAGE ICH, DASS DER SEX NICHT KLAPPT?

Wappne dich mit Geduld und Verständnis. Die erste Reaktion wird sicher von Traurigkeit und Ressentiments geprägt sein. Du hast einen empfindlichen Punkt berührt und für eine gute Weile musst du viel, wirklich viel Geduld haben.

Alles läuft gut. Ich liebe dich, aber in einem Bereich klappt es nicht … Lass nicht zu, dass das, was du sagen willst, wie eine zerstörerische Sturmflut heranschwappt. Nur Sex ist das Problem. Nicht eure Beziehung. Sag das mit klaren Worten. Nur das Sexleben willst du verbessern.

Wir sind hier nicht im Boxwettkampf. Verabredet Redezeiten, wenn die Diskussion euch entgleitet. Ihr geratet leicht in eine Spirale aus Aktion und Reaktion und redet nicht mehr mit Argumenten, sondern mit Beleidigungen aufeinander ein. Jeder hat fünf Minuten und wartet ab, bis der andere dran war. Jeder hört zu, was auch immer der andere ihm sagt.

Du bist sicher, dass ihr eine Lösung findet. Sex hat früher funktioniert. Du kannst deiner Überzeugung Ausdruck geben, dass ihr auch jetzt eine Lösung findet, wenn ihr beide flexibel und verständnisvoll seid.

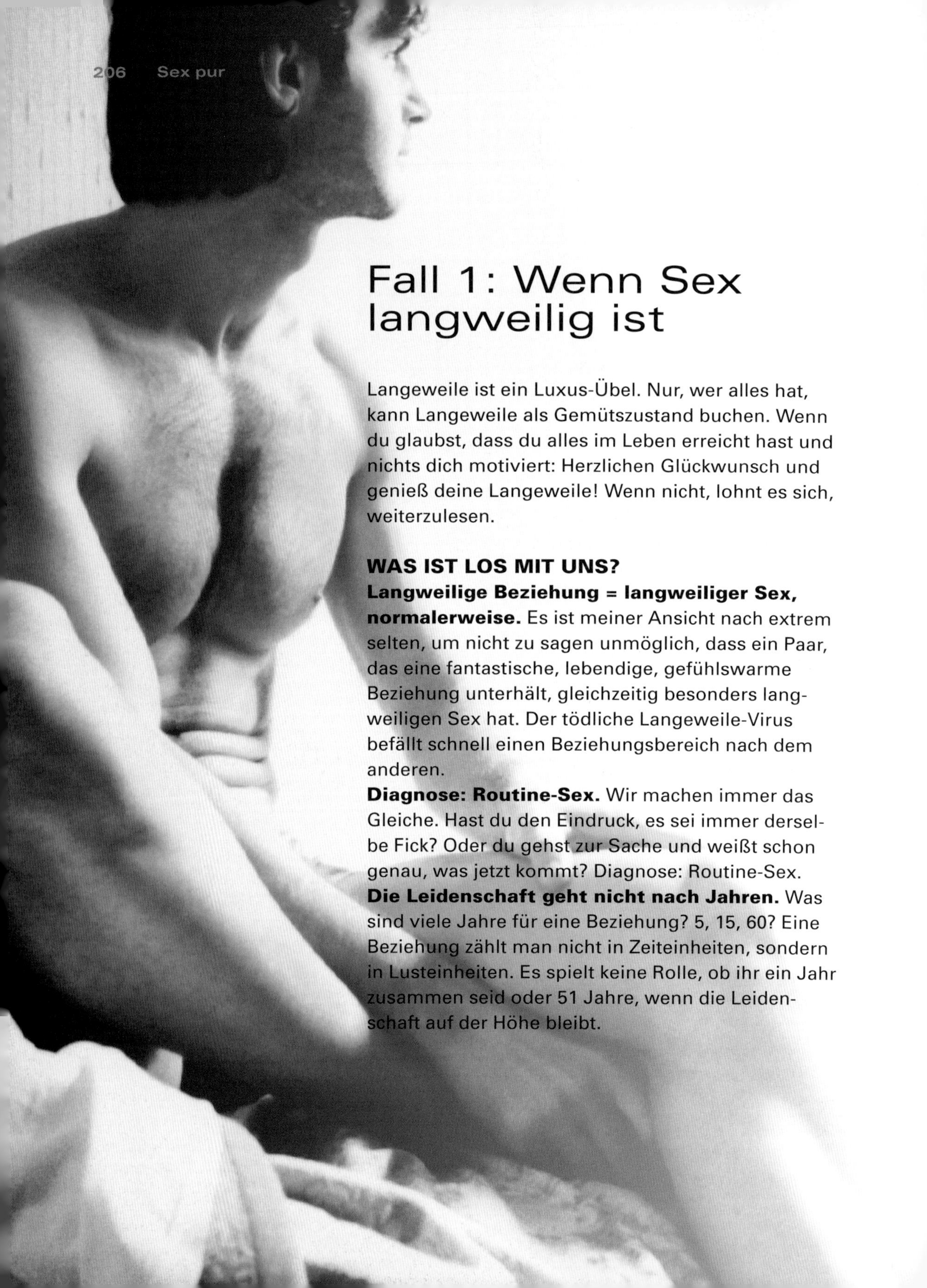

Fall 1: Wenn Sex langweilig ist

Langeweile ist ein Luxus-Übel. Nur, wer alles hat, kann Langeweile als Gemütszustand buchen. Wenn du glaubst, dass du alles im Leben erreicht hast und nichts dich motiviert: Herzlichen Glückwunsch und genieß deine Langeweile! Wenn nicht, lohnt es sich, weiterzulesen.

WAS IST LOS MIT UNS?

Langweilige Beziehung = langweiliger Sex, normalerweise. Es ist meiner Ansicht nach extrem selten, um nicht zu sagen unmöglich, dass ein Paar, das eine fantastische, lebendige, gefühlswarme Beziehung unterhält, gleichzeitig besonders langweiligen Sex hat. Der tödliche Langeweile-Virus befällt schnell einen Beziehungsbereich nach dem anderen.

Diagnose: Routine-Sex. Wir machen immer das Gleiche. Hast du den Eindruck, es sei immer derselbe Fick? Oder du gehst zur Sache und weißt schon genau, was jetzt kommt? Diagnose: Routine-Sex.

Die Leidenschaft geht nicht nach Jahren. Was sind viele Jahre für eine Beziehung? 5, 15, 60? Eine Beziehung zählt man nicht in Zeiteinheiten, sondern in Lusteinheiten. Es spielt keine Rolle, ob ihr ein Jahr zusammen seid oder 51 Jahre, wenn die Leidenschaft auf der Höhe bleibt.

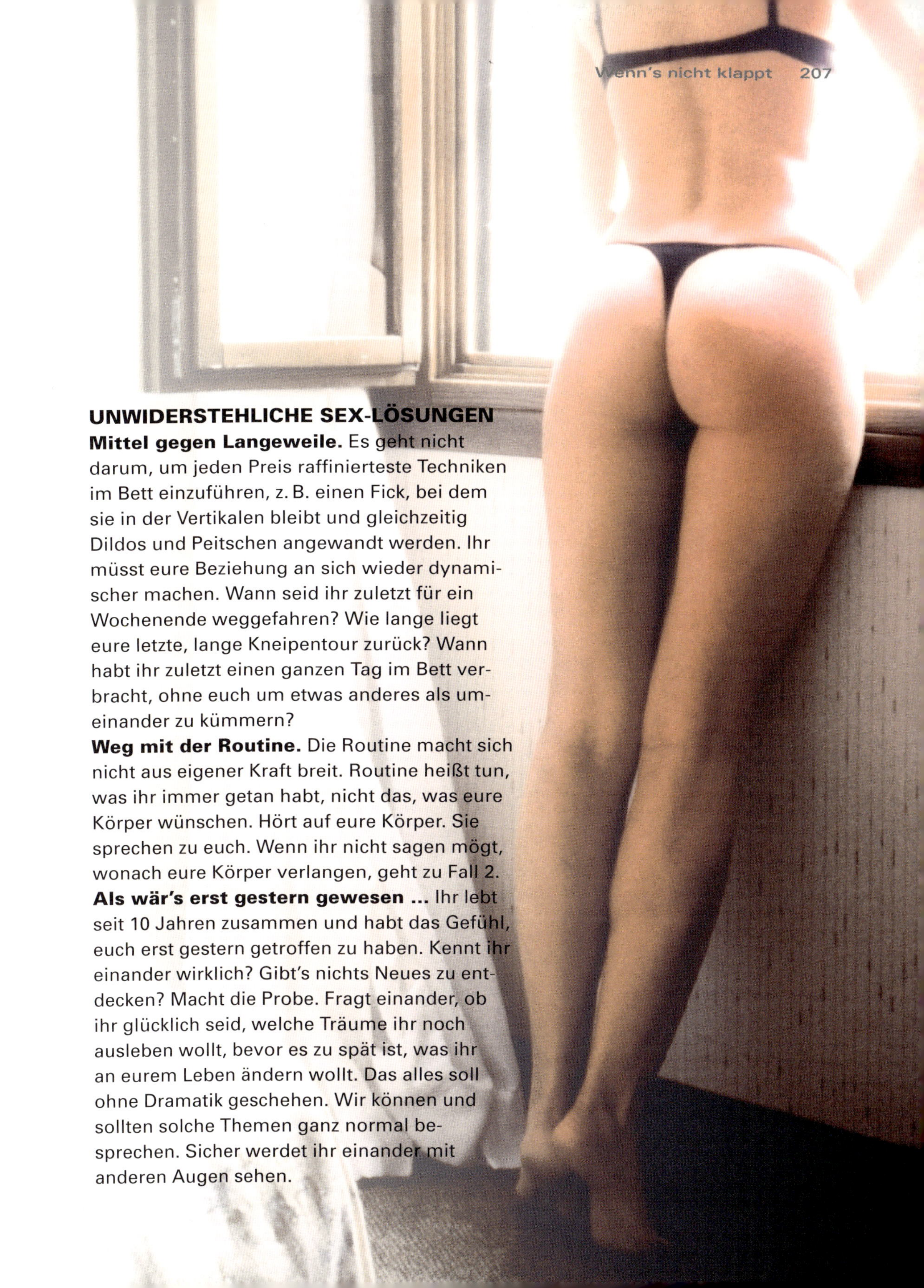

UNWIDERSTEHLICHE SEX-LÖSUNGEN

Mittel gegen Langeweile. Es geht nicht darum, um jeden Preis raffinierteste Techniken im Bett einzuführen, z. B. einen Fick, bei dem sie in der Vertikalen bleibt und gleichzeitig Dildos und Peitschen angewandt werden. Ihr müsst eure Beziehung an sich wieder dynamischer machen. Wann seid ihr zuletzt für ein Wochenende weggefahren? Wie lange liegt eure letzte, lange Kneipentour zurück? Wann habt ihr zuletzt einen ganzen Tag im Bett verbracht, ohne euch um etwas anderes als umeinander zu kümmern?

Weg mit der Routine. Die Routine macht sich nicht aus eigener Kraft breit. Routine heißt tun, was ihr immer getan habt, nicht das, was eure Körper wünschen. Hört auf eure Körper. Sie sprechen zu euch. Wenn ihr nicht sagen mögt, wonach eure Körper verlangen, geht zu Fall 2.

Als wär's erst gestern gewesen ... Ihr lebt seit 10 Jahren zusammen und habt das Gefühl, euch erst gestern getroffen zu haben. Kennt ihr einander wirklich? Gibt's nichts Neues zu entdecken? Macht die Probe. Fragt einander, ob ihr glücklich seid, welche Träume ihr noch ausleben wollt, bevor es zu spät ist, was ihr an eurem Leben ändern wollt. Das alles soll ohne Dramatik geschehen. Wir können und sollten solche Themen ganz normal besprechen. Sicher werdet ihr einander mit anderen Augen sehen.

Fall 2: Wie sage ich, was ich mir wünsche?

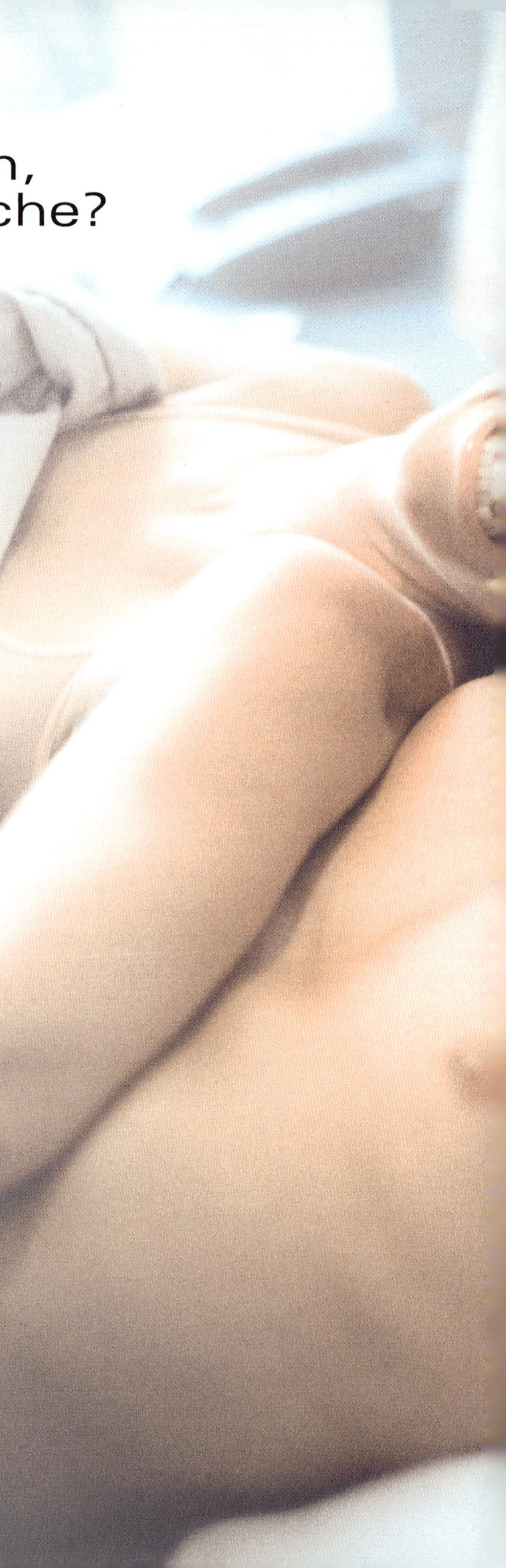

Was willst du? Einen Kartoffelpuffer? Einen schönen, ausführlichen Oralsex? Ich wüsste nichts, was so schwerwiegend wäre, dass man es nicht von seinem Partner erbitten kann.

WAS IST LOS MIT UNS?

Sprecht ihr dieselbe Sprache? Wir kommen wieder auf das Gleiche zurück. Wenn die sexuelle Beziehung Kommunikationsschwierigkeiten hat, hat die Partnerschaft sie auch, oder?

Ich schäme mich dafür. Nichts, was wir wünschen und was keinem schadet, ist Grund, sich zu schämen. Wenn du die schärfsten Sauereien ausprobieren möchtest, sehe ich kein Problem darin. Dein Partner wird dich nicht verurteilen. Und wenn doch, ist das nicht dein Problem.

UNWIDERSTEHLICHE SEX-LÖSUNGEN

Mann-Frau/ Frau-Mann-Wörterbuch. Wenn ihr sicher seid, dieselbe Sprache zu sprechen (und eure Kommunikationsprobleme nicht daher kommen, dass einer chinesisch, der andere schwedisch spricht), müsst ihr reden. Was versteht ihr unter einer Partnerschaft, die auch sexuell gesund ist?

Wirf deine Vorurteile in den Müll. Vorurteile – ebenso wie gesellschaftliche Ängste – sind Bedenken, du könntest etwas genießen, woran andere sich nicht herantrauen. »Ich möchte so gern den Samen meines Liebsten schlucken, aber was würde er von mir denken?« Ich kann dir versichern, er wird denken, dass du eine Sexgöttin bist.

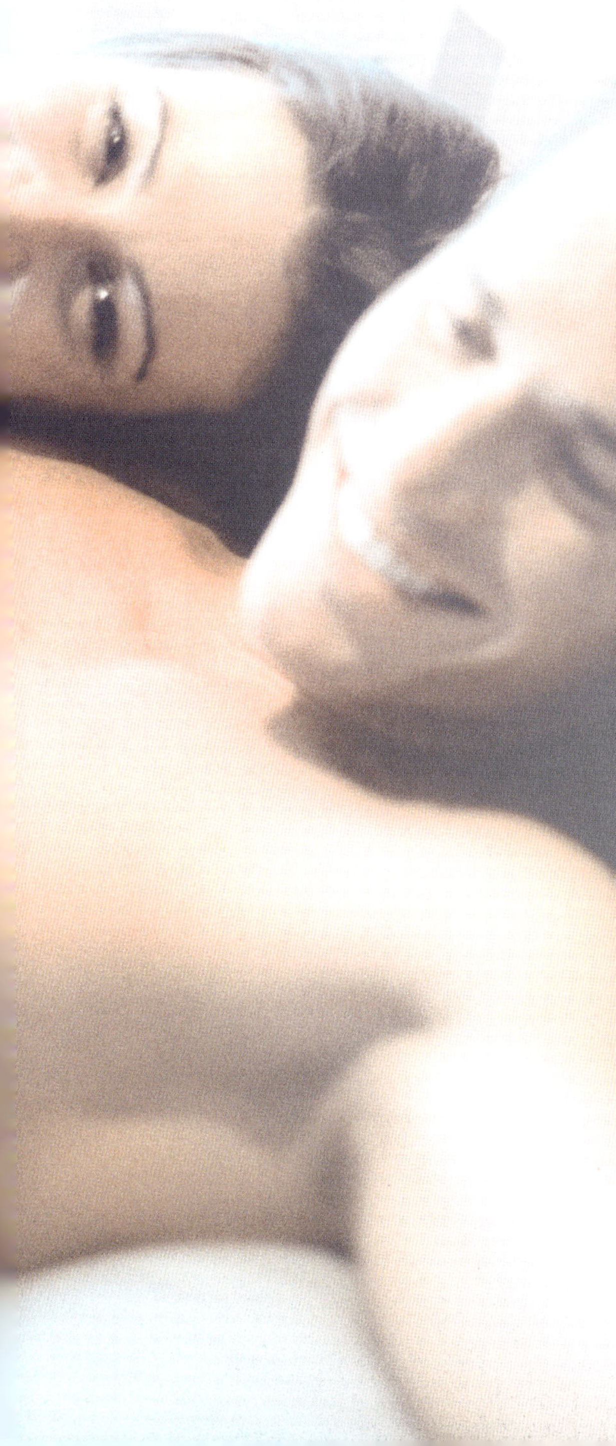

Fall 3: Wenn ein Partner nicht genügt

Es ist schwierig, wenn die Fantasien um andere Personen so übermächtig werden, dass sie das Sexleben eines Paares prägen.

WAS IST LOS MIT UNS?

Ich bin nun mal so. Manche können das heftige sexuelle Begehren nach anderen Personen nicht unterdrücken, wie gut auch ihre Partnerschaft sein mag. Da gibt es keine großen psychologischen Probleme. Es ist eben so.

Ich langweile mich. Na gut. Aber wie bald würdet ihr euch in einer anderen Beziehung mit einem anderen Partner langweilen? Der fliegende Wechsel scheint die Lösung zu sein, ist aber kaum mit einer ernst zu nehmenden, aufrichtigen Partnerschaft zu vereinen.

UNWIDERSTEHLICHE SEX-LÖSUNGEN

Entscheide dich. Das Begehren will Freiheit, die Treue eine Entscheidung. Sag selbst, was dich glücklicher macht: dem Diktat sexueller Begierde folgen oder darauf verzichten für eine Partnerschaft, die du auch wünschst. Wie du dich auch entscheidest: Es hat Vor- und Nachteile.

Schluss mit Langeweile und Routine. Du bist frei, das Abenteuer zu wählen, aber bevor du dich dazu entschließt, liest du vielleicht noch einmal den Fall 1.

Sprich es aus. Und dann kann alles Mögliche passieren: Dein Partner packt die Koffer oder sagt, ihm gehe es genauso und er schlage einen Partnertausch vor ...

Fall 4: Zu jeder Tageszeit oder jeden zweiten Samstag?

Morgens beim Wachwerden. Vorm Essen. Abends. Oder ... jeden zweiten Samstag, so Gott will. Wie häufig sollte es sein, was ist richtig, gesund, normal? Machen wir es selten oder oft? Wen fragt man so was?
In Wirklichkeit gibt es das nicht: viel oder wenig Sex. Es geht darum, wie man ihn erlebt. Wenn du einmal am Tag Lust darauf hast und diesen Rhythmus mehr oder weniger einhalten kannst, prima. Wenn du fünf Mal am Tag Lust hast, ist die Befriedigung sicher ein Problem für dich. Einmal im Monat? Dann hat wahrscheinlich dein Partner ein Problem.

WAS IST LOS MIT UNS?

Spielt einer lieber allein? Einsame Masturbation ist ein Extrem, der völlige Übergang zum gemeinsamen Sex das andere. Häufig verfällt ein Partner in die Masturbation aus alter Gewohnheit oder weil er Sex ohne seine Fantasien nicht genießen kann. Warum? Egoismus spielt eine große Rolle und die Tendenz, an fixen Ideen hängen zu bleiben. Da hat jemand vergessen, dass man auch die Lust teilen kann.
Ist ein Dritter im Spiel? Darauf muss man gefasst sein. Vor allem, wenn der Partner plötzlich kein Verlangen mehr zeigt und keine schweren oder außergewöhnlichen Probleme bei der Arbeit oder sonst wo hat.
Es war doch immer so. Es ist etwas anderes, ob einer der beiden den Appetit verliert oder ob er schon immer so war. Solche Menschen gibt's.

UNWIDERSTEHLICHE SEX-LÖSUNGEN

Alle Türen ausheben. Wenn du alle Türen im Haus aushebst, siehst du, ob dein Partner allein spielt. Praktischer ist: miteinander reden. Wer sich der Masturbation hingibt, muss bereit sein, sich wieder der gemeinsamen Lust zu öffnen. Und sein Partner muss sich Mühe geben, dass der andere mit ihm – wie auch immer – seine Fantasien teilen kann.
Der Lügendetektor. Du glaubst, dein Partner betrügt dich? Fragen wird er nur beantworten, wenn er will. Untreue kann aus Egoismus erfolgen oder ein Symptom für eine nicht mehr funktionierende Beziehung sein. Im letzten Fall, wie kannst du das Problem angehen? Denk darüber nach und entscheide, ob du zur Trennung bereit bist, wenn er untreu ist.
Ich bringe ihn dazu. Der Mensch ändert sich, wenn er will, aber nicht, wenn er dazu gezwungen wird. Wenn dein Partner immer wenig Lust auf Sex hatte, kannst du dich vielleicht mit großer Anstrengung seinen Wünschen im Bett anpassen. Auf diese Weise änderst du aber bestenfalls die Häufigkeit eurer sexuellen Kontakte. Wenn nicht, stehst du vor der Entscheidung: Lohnt es sich für mich, diese Beziehung zu halten?

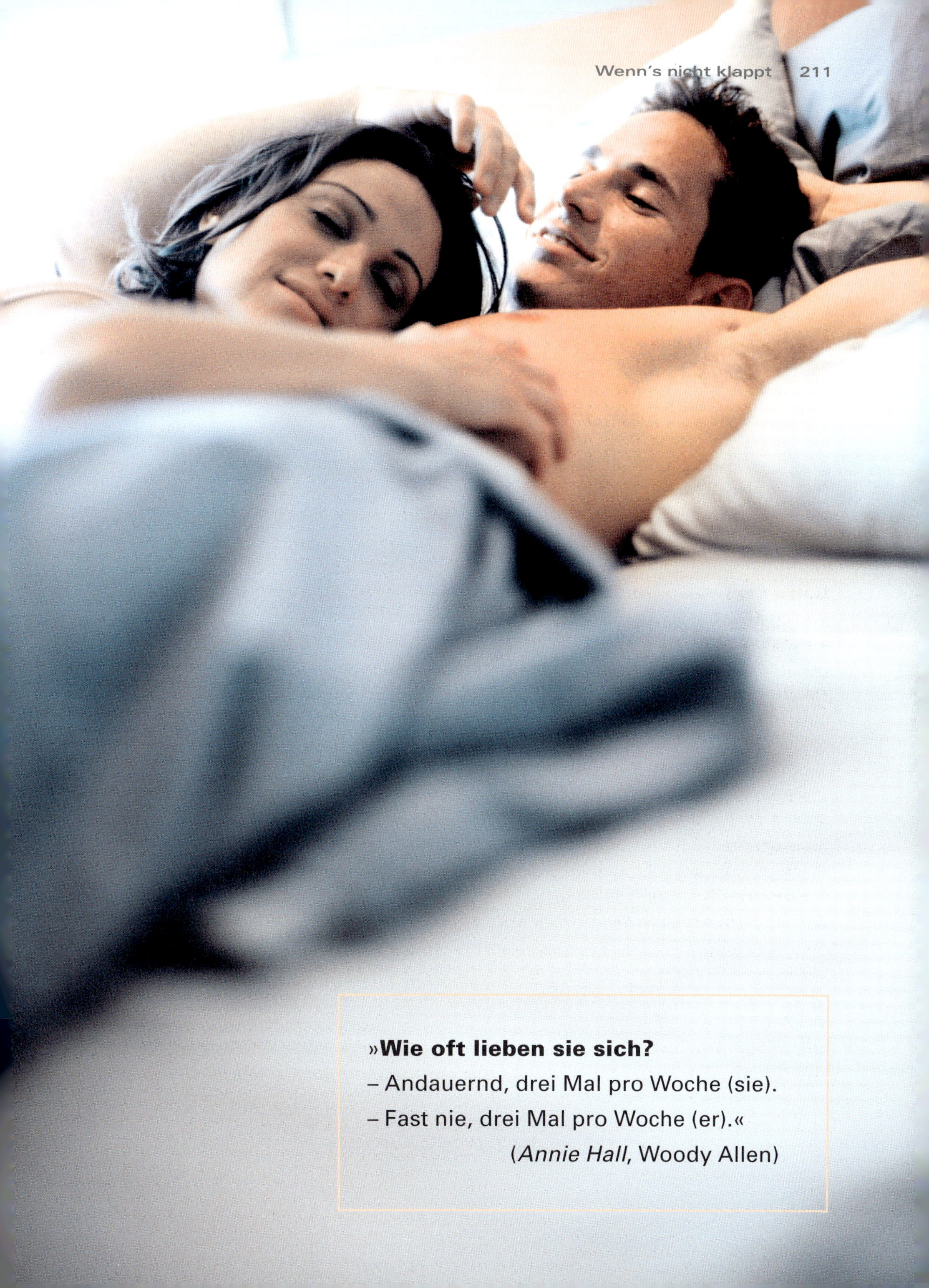

»Wie oft lieben sie sich?

– Andauernd, drei Mal pro Woche (sie).

– Fast nie, drei Mal pro Woche (er).«

(*Annie Hall*, Woody Allen)

Weibliche »Sexualneurosen«

Ich bin kein Topmodel. Falls ein Topmodel dieses Buch liest, kann es den Abschnitt überschlagen. Für alle übrigen: Sagt so etwas nicht laut, sonst erfährt es euer Partner vielleicht. Sorry, aber ich glaube, dass er schon weiß, dass du nicht auf den Laufstegen der Welt paradierst. Auch wenn du vom Gegenteil überzeugt bist: Der Mann, der dich nackt und keuchend vor sich hat, denkt nicht an Orangenhaut oder Speckfalten.

Ich weiß nicht, was ich machen soll. Wenn du nicht eine Frau mit sehr großer sexueller Fertigkeit bist, möchte ich sagen: Für viele Männer ist es besser so. Sie fühlen sich dann sicherer und als stolze Lehrmeister. Andererseits sind wir alle bei den ersten Gehversuchen unsicher. Wenn das Problem darin liegt, dass dein letzter Sex so lange zurückliegt wie das letzte Jahrhundert, wirst du dich wundern, wie du schon nach fünf Minuten wieder die unersättliche Raubkatze von einst bist.

Diese Gerüche da unten. Dieser Geruch der weiblichen Genitalien, den manche Frauen als »schmutzig« empfinden, erregt viele Männer besonders stark. Fast bis zu dem Punkt, dass sie dir zu Füßen liegen und als Sexsklaven deine Wünsche erfüllen wollen. Manche Männer gehen so weit, dass sie es lieber haben, wenn ihre Liebste nicht frisch geduscht ist, um ferne Paradiese dieser Sexualelixiere heraufzubeschwören. Außerdem ist zu bedenken, dass allzu rigide Intimpflege zu Infektionen führen kann; du hast mehr vom Sex, wenn du's natürlicher hältst …

Heute nicht, ich hab meine Tage. Viele Paare verzichten auf Sex, wenn die Frau menstruiert. Umfragen ergeben allerdings, dass die meisten Männer sich nichts daraus machen, ob sie ihre Regel hat. Wenn du dich dabei nicht wohlfühlst, hast du besser keinen Sex. Sonst brauchst du nicht auf Gelegenheiten zu verzichten, das Leben zu genießen …

Orgasmus = Treffer, kein Orgasmus = Niete. Viele Frauen meinen, der Orgasmus zeige die Qualität von Sex an. **Hattet ihr eine schöne Reise?** Darauf kommt's an, oder?

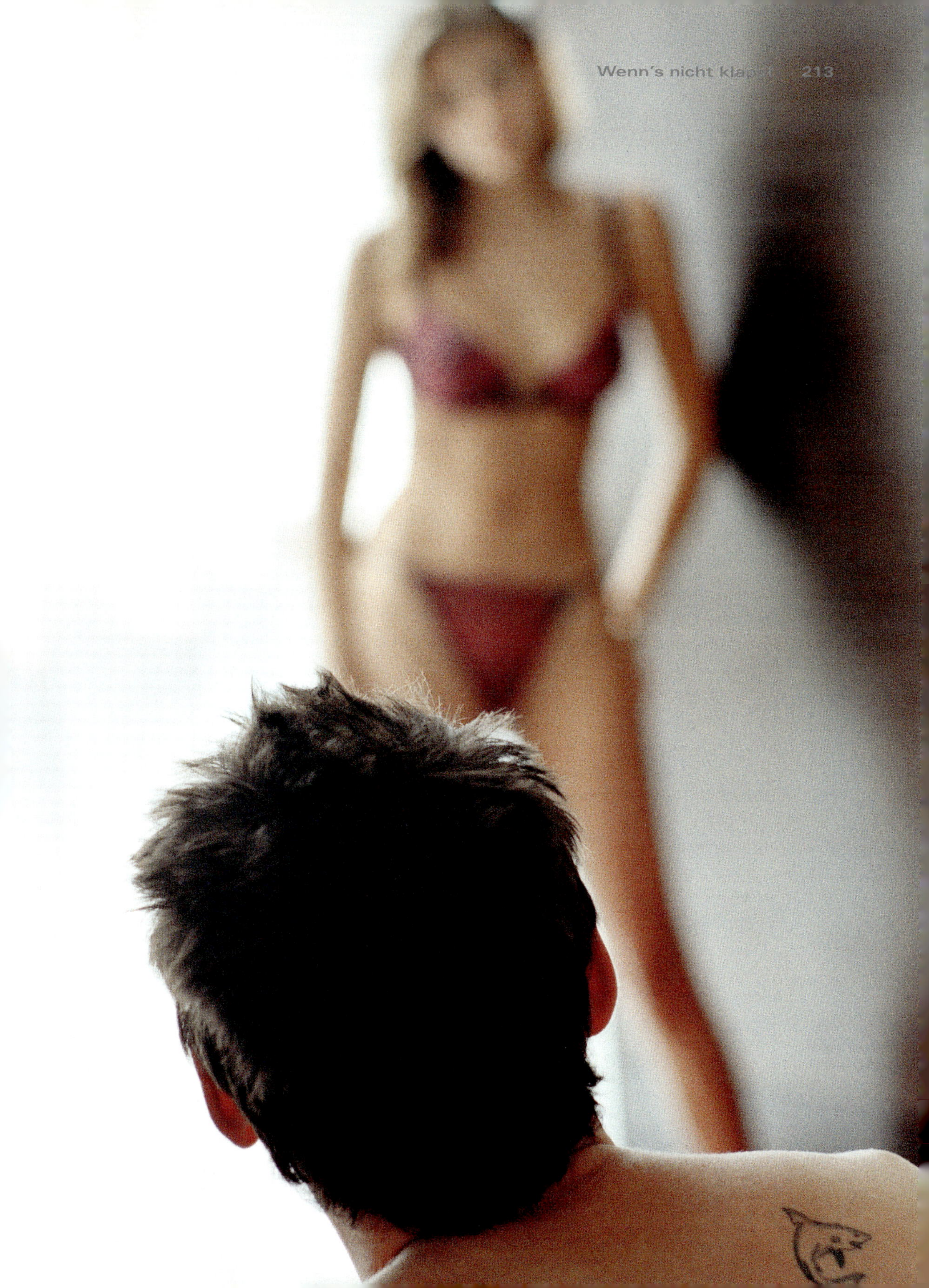

Männliche »Sexualneurosen«

Die Größe spielt keine Rolle ... bis zu einem gewissen Grad
80 Prozent der männlichen Bevölkerung haben Normalmaß, d.h. 11–16 cm in erigiertem Zustand. Mehr oder weniger? Auch das ist kein Grund zur Sorge. Der weitaus größte Teil der Bevölkerung hat also kein Problem. Erhebliche Überlänge ist schlecht, weil die Vagina gewöhnlich 9–12 cm tief ist. Auch ein Minipenis von weniger als 7 cm in Erektion bereitet Schwierigkeiten. In beiden Fällen sollte man mit dem Arzt über eine mögliche Lösung reden.

Ich bin kein Supermann
Das Kino schafft Mythen: James Bond, Indiana Jones, Superman ... Männer weinen nicht und sind immer einsatzbereit. Instinktiv leben sie in ständiger Konkurrenz (Frauen auch, aber weniger pfauenhaft). Beim Sex konkurriert jeder Mann mit seinen eigenen Fantasien, die ihn verpflichten wollen, der beste Liebhaber der Welt zu sein. Der beste Liebhaber einer Frau ist aber der, der ihr hier und jetzt Lust verschafft.

Ich hab sie nicht zum Orgasmus gebracht
Auch etwas, das viele Männer beschäftigt. Du bist nicht allein verantwortlich für ihren Orgasmus. Die Lust ist Sache von beiden. Wenn sie dir sagt, sie sei auch so zufrieden, lügt sie nicht, verschweigt dir nichts und denkt auch nicht daran, sich einen Liebhaber zu suchen. Wenn sie dir sagt, sie komme nun einmal nicht immer zum Orgasmus, dann ist das eben so. Und wenn sie dir sagt, sie möchte mehr Höhepunkte erleben, frag sie, was du tun musst. Bestimmt braucht sie eine stärkere Stimulierung der Klitoris, ein ausführlicheres Vorspiel ...

Du spannst den Hahn, aber es kommt kein Schuss
Das macht nichts! Diesen Rat müsste man schreien. Wirklich: Das passiert jedem! Eine Fehlzündung ist ganz normal, auch wenn Männer nicht davon sprechen, wenn es ihnen passiert – nur darüber lachen, wenn's anderen zustößt. Voll in Fahrt, kommen dir Arbeitsprobleme in den Kopf; du verlierst die Konzentration und ... Fehlzündung. Oder: Sie hat einen Orgasmus, du willst schnell nachkommen und ... Fehlzündung.
Du warst in einem Meer von Wonne, aber sie wechselte die Stellung, und ... Fehlzündung. Du bist nicht weniger Mann, weil deine Erektion nachlässt oder es ab und zu keine Ejakulation gibt. Für Frauen ist das kein Maßstab. Deine Hingabe und dein Verständnis für ihre Wünsche machen dich zum idealen Liebhaber. Deine wichtigste Qualität ist Einfühlung.

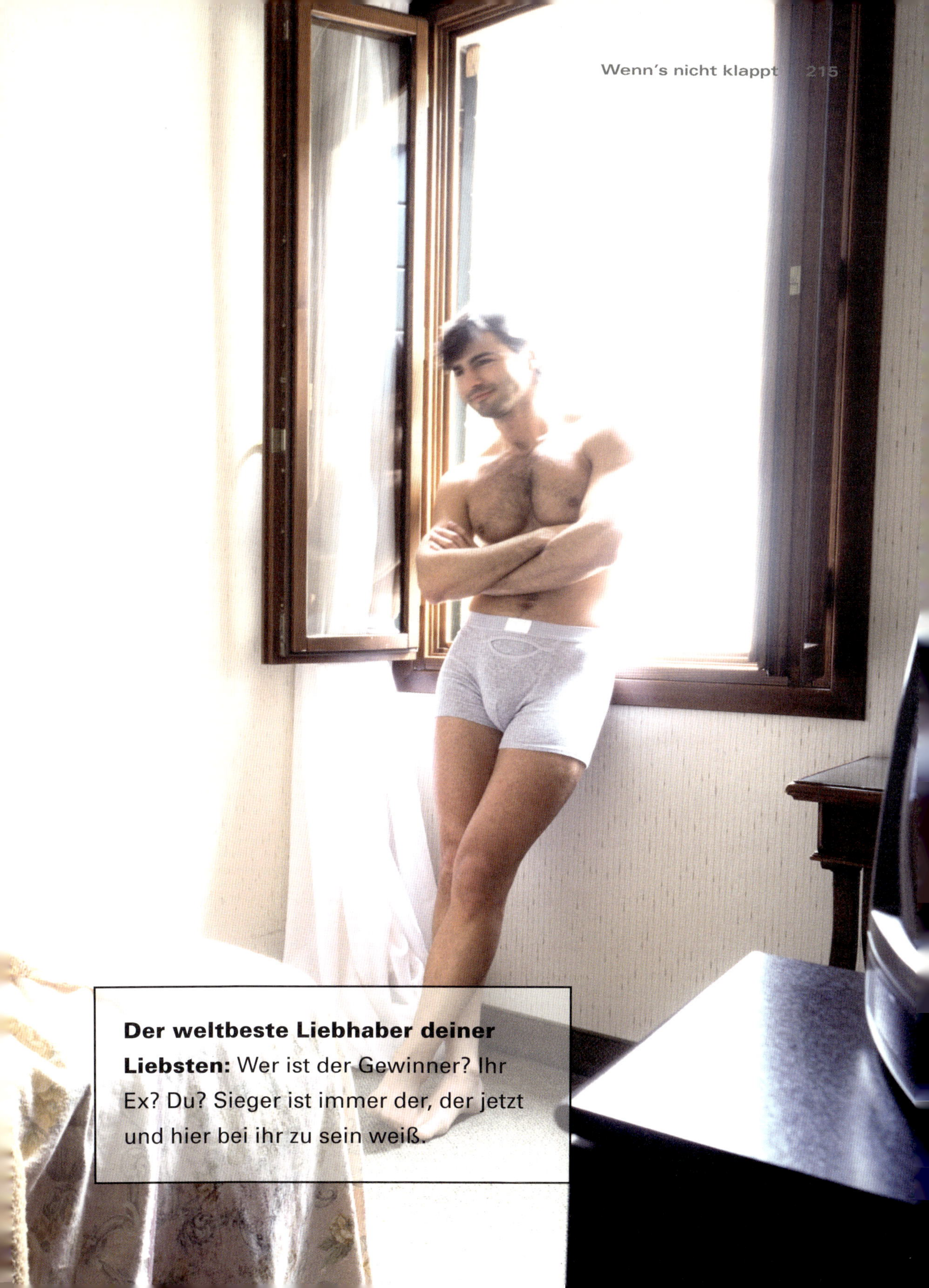

Der weltbeste Liebhaber deiner Liebsten: Wer ist der Gewinner? Ihr Ex? Du? Sieger ist immer der, der jetzt und hier bei ihr zu sein weiß.

Kurze Sexualberatung

ICH KRIEG IHN NICHT HOCH

Ganz ruhig. Geh nicht gleich ins Kloster und unterschreib auch keine Erklärung, künftig auf Frauen zu verzichten. Die meisten Männer unter 40 können ab und zu die Erektion nicht halten. Ab 40 leiden praktisch 30 % aller Männer unter einer Form der Impotenz in unterschiedlichem Grad. Nur in einem Drittel der Fälle hat dies körperliche Ursachen, und mehr als 90 % sind behandelbar (wie auch psychische Erektionsstörungen). Wenn du meinst, betroffen zu sein, geh zum Arzt, der ggf. die Ursachen deiner Sorgen herausfindet.

ICH KOMME SCHNELLER ALS MEINE LIEBSTE

Der frühe Orgasmus betrifft etwa die Hälfte aller Männer, und etwas anderes ist die Ejaculatio praecox, d. h. die unkontrollierbare Ejakulation weniger als zwei Minuten nach der Penetration, die ärztliche Behandlung erfordert. Wenn du den Orgasmus zurückhalten willst, kannst du ihn z. B. bei der Masturbation aufschieben, indem du den Rhythmus veränderst oder daran denkst, wie hoch dein Kredit ist … Eine andere Technik: Wenn du beim Coitus merkst, dass du gleich kommst, ziehe dich aus der Vagina zurück und führe den Penis wieder ein, sobald er etwas erschlafft ist. Diesen Wechsel wiederholst du vier oder fünf Mal. Nach ein paar praktischen Übungen hast du deine Orgasmen besser im Griff.

ICH KOMME NICHT ZUM ORGASMUS

Wenn du beim Masturbieren keine Probleme hast, kann nur Anspannung der Grund sein. Was geht dir durch den Kopf, wenn ihr dabei seid? Hab keine Angst, dass du was falsch machst. Sex lässt sich lernen. Wie hast du es denn gern? Wenn du nicht das tust, was dich wirklich auf 180 bringt, ist klar, dass du wenig Lust erlebst. Bei Frauen liegt das Problem gewöhnlich daran, dass beim Coitus die Klitoris nicht genug stimuliert wird. Probiert Stellungen aus, in denen die Klitoris am Fest teilnehmen kann. Auch für Männer gibt es Stellungen, die den Orgasmus erschweren, z. B. durch Druck auf den Penis, weil die Frau sich darauf legt.

MEINE EJAKULATION WIRKT SO KÜMMERLICH

Pornofilme pflegen in wahren Ergüssen zu enden. Viele Männer orientieren sich leider an den Heldentaten ihrer Nachttisch-Sexbücher. Aber die können nicht als Leitbild dienen. Die Weltgesundheitsorganisation WHO stellte fest, dass bei einer normalen Ejakulation zwischen 2 und 5 ml ausgestoßen werden. Mehr oder weniger wären Grund, zum Arzt zu gehen. Es ist auch kein Problem, wenn der Samen nicht herausgeschleudert wird, denn das ist kein Beweis für

Männlichkeit und begeistert auch nicht alle Frauen. Manchmal weist eine Ejakulation vom Typ Rasensprenger auf allzu viel Samenflüssigkeit durch Ernährungsfehler hin. Und ob du die Zimmerdecke mit deiner Ejakulation erreichst oder nicht, hängt nicht von der Qualität des Samens ab, sondern von den Penismuskeln. Wenn sie vielleicht nicht besonders stark sind, hat auch das keine Bedeutung.

MEIN PARTNER KRIEGT GLUPSCHAUGEN, WENN DIESES LUDER VORBEIGEHT ...

Ehrlich: Wir alle sehen gern hin. Einige tun das offen. Wenn dein Partner diese Person begehrlich ansieht, zeigt er, dass er lebendig ist, die Lust liebt, Schönheit zu schätzen weiß. Es ist ein Glück für dich, denn dann hat er auch Freude am Sex. Es muss nicht bedeuten, dass er dir untreu wird, sobald du den Rücken wendest. Wenn seine Blicke zu auffällig sind, sag ihm, dass es dich stört und er cool bleiben soll.

MEINE VAGINA SIEHT SO KOMISCH AUS

Manche Frauen beklagen sich über enorme Schamlippen. Andere finden ihre zu klein. Andere finden die Form komisch ... Haben wir vielleicht alle nur ein Gesicht? Also sind auch nicht alle Penisse und Vaginen gleich. Außerdem: Im Bett wird für deinen Partner keine Rolle spielen, ob du größere oder kleinere Schamlippen hast. Er merkt das gar nicht.

ER WÄRE SAUER, WENN ER WÜSSTE, DASS ICH SEX NICHT WIRKLICH GENIESSE. SOLL ICH LÜGEN?

Aber gewiss doch. Dann solltest du aber auch Einverständnis heucheln, wenn er das Geld für Bier ausgibt und das Wochenende mit seiner Freundin verbringt ... Lügen schaffen dein Problem für kurze Zeit aus der Welt, erschweren es aber und bringen neue Konflikte. Kannst du dich wirklich nicht hinsetzen und mit ihm reden? Wenn er dich nicht versteht und in die Verteidigung geht, ist es sein Problem, dass er ein Idiot ist.

HEUTE HABE ICH KEINE LUST, WIE SAGE ICH DAS?

Durch Brief, Mail, Boten ... Es gibt viele Möglichkeiten, aber die Frage ist, ob man sich zu reden traut. Vielleicht hältst du das Folgende für einen exotischen Vorschlag: Sag ihm einfach die Wahrheit! Du brauchst dich nicht schuldig zu fühlen, wenn du gestresst, müde, deprimiert bist ... oder einfach keine Lust hast. Du kannst ihm ja eine Alternative anbieten, ihn z. B. masturbieren.

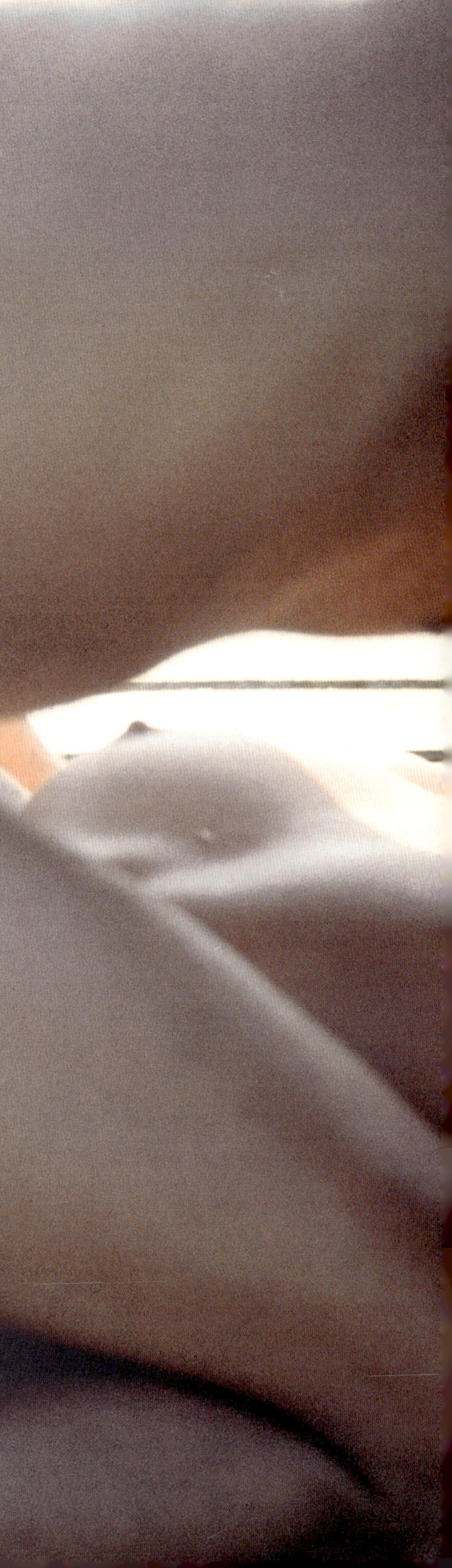

WENN ICH SIE FRAGE, OB SIE MIR DEN ANUS LECKT – WAS WIRD SIE DENKEN?

Ja, was wohl? Dass du als Mann offen für neue Lustquellen bist und im Bett gern was ausprobierst. Du bist nicht schwul, nur weil du es gern hast, wenn dein Anus stimuliert wird. Der Anus ist sehr empfindlich, und es ist ganz normal, dass dich das erregt. Er ist kein Privatgelände für Homosexuelle. Vielleicht hätte auch sie gern, dass du das bei ihr machst?

GIBT ES SEX IM ALTER?

Solange die Gesundheit es zulässt, gibt es ein Sexualleben. Natürlich muss es sich den körperlichen Bedingungen anpassen. Zwanzigjährige können die Nacht in der Kneipe verbringen, um sieben Uhr früh heimkommen, den ganzen Tag wach bleiben und dann noch in tausendundeiner Stellung mehrmals Liebe machen. 65-jährige Partner werden kaum dasselbe Verlangen fühlen und dieselben Kräfte haben. Aber ihr Verlangen bleibt bestehen, in der einen oder anderen Form, in geringerem oder höherem Maße, geprägt von Zärtlichkeit oder wilder Leidenschaft.

DER PENIS PASST NICHT IN DIE VAGINA

Allzu große und allzu kleine Penisse und Vaginen sind superselten. Was jedoch eher vorkommt: Eine Frau mit relativ großer Vagina geht mit einem Mann ins Bett, dessen Penis besonders klein ist. Oder umgekehrt. Auch das ist nicht das Ende der Welt. Wenn sein Penis z. B. sehr groß bzw. deutlich größer als die Vagina ist, sollte er sie erst penetrieren, wenn sie stark erregt ist und dann schrittweise vorgehen, damit die Vaginalmuskeln sich ihm anpassen können. Im umgekehrten Fall gibt es Übungen zur besseren Kontraktion der Vaginalmuskeln, die eine engere Umklammerung des Penis ermöglichen und den Kontakt verbessern, sodass die Empfindungen für beide intensiver sind. Männer sollten in solchen Fällen zum Spezialisten gehen. Außerdem: Wer sagt denn, dass die Penetration die einzige Möglichkeit ist, im Bett Spaß zu haben?

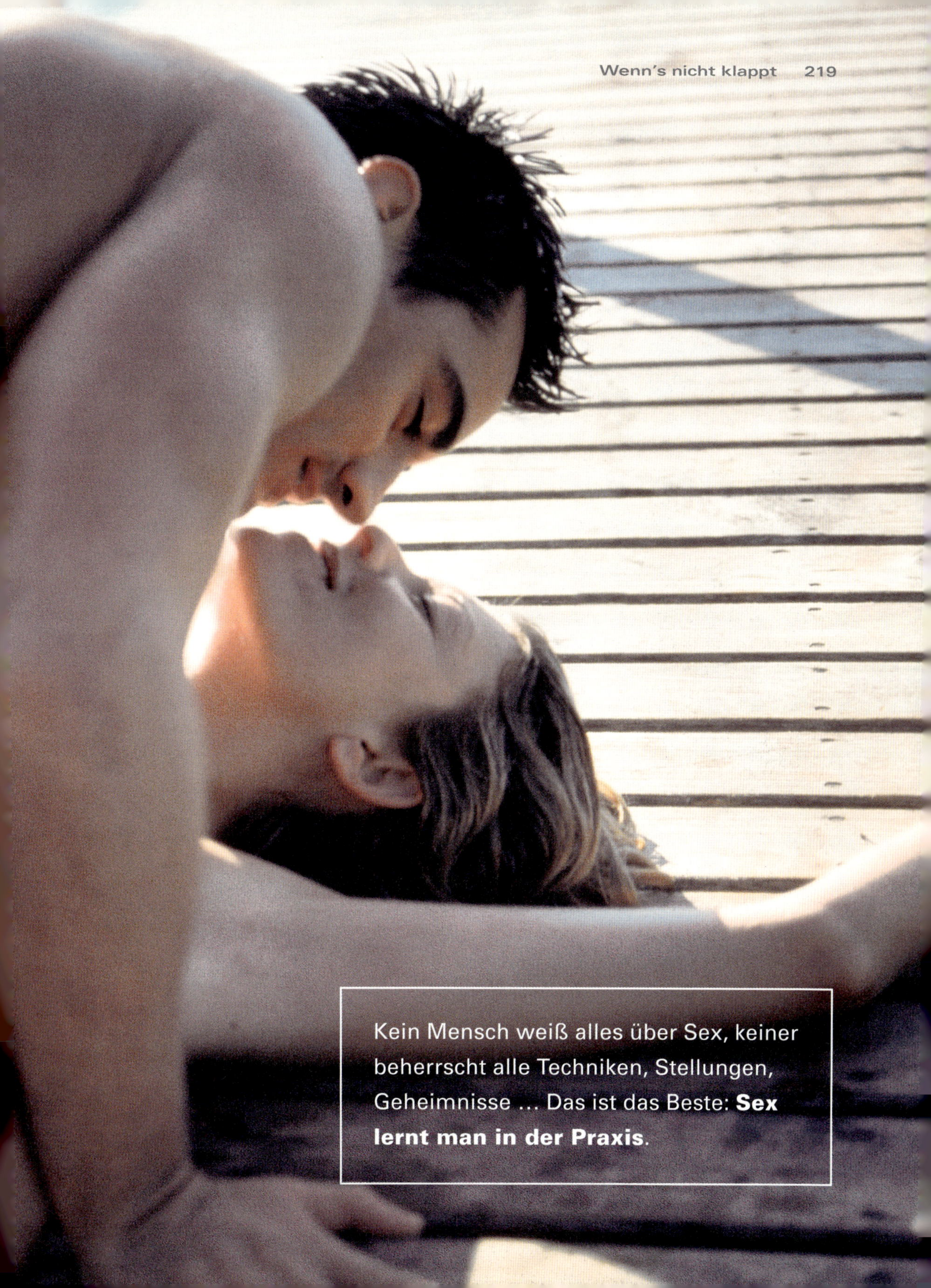

Kein Mensch weiß alles über Sex, keiner beherrscht alle Techniken, Stellungen, Geheimnisse … Das ist das Beste: **Sex lernt man in der Praxis**.

Und wo bleibt die Zärtlichkeit?

Sex steht mit dem Überleben und der Fortpflanzung der Menschheit in Zusammenhang und ist gleichzeitig ein tiefer Hort von Geheimnissen. Zum Sex gehören die subtilen, geheimnisvollen Energieflüsse ebenso wie Äußerungen von Zärtlichkeit und Zuneigung. Zärtlichkeit, Liebe und das Geheimnis sind Elemente der immateriellen Welt. Auch deshalb spielen im Liebesleben so viel Zauberwerk und Spekulation mit. Aber schon durch seine Eigendynamik und Eigengewalt löst Sex einen Energierausch aus.

Für viele Menschen ist Sex in unserer Zeit der Persönlichkeitsbereich, der den Rhythmus ihres Lebens bestimmt. Das liegt nicht allein am Phänomen des Begehrens, sondern an vielen anderen Gründen.

Sexuelles Verhalten steht immer und überall im Zusammenhang mit der herrschenden Gesellschaftsordnung. Es wird von ethischen Werten und allen möglichen anderen Faktoren geformt. Seit jeher haben Ideologien und Religionen das Privatleben von uns allen beeinflusst, nicht zuletzt natürlich unser Sexleben.

Heute ermöglicht der wissenschaftliche Fortschritt viele Dinge, die es noch nie gegeben hat. Die Vorstellung vom »Sex, um zu überleben« ist hinfällig. Gentechnologie und Reproduktionsmedizin machen rasante Entwicklungen durch. Wenn die Grundbedürfnisse der Fortpflanzung und des Überlebens befriedigt sind, kommen die Gemeinsamkeit, die Spiele … alles, was aus Sex ein Zeugnis der Lebensbejahung macht. Für uns alle ist Sex damit entspannter geworden. Und noch etwas ist neu: Wir können dem Sex mehr Zeit und Hingabe widmen denn je. Daher rührt die neue Bedeutung von Tantra, auch wenn manchmal »das Leben zu kurz ist für Tantra-Sex«.

Für die Leser dieses Buches haben Autorin und Verlag sich um größte Klarheit bemüht. Wir suchten Ideen, um Fragen zu beantworten, die heutzutage so viele Paare beschäftigen. Deshalb durften wir nicht vergessen, wenigstens kurz alle übrigen Bestandteile zu erwähnen, von denen das reibungslose Funktionieren und der angenehme Verlauf des persönlichsten Lebens abhängen.

Daher soll dieses Buch, mit aller Erotik und aller Zärtlichkeit, dem Sex gewidmet werden. Auf dass ihr alle eure Leidenschaft voll ausleben könnt. An die Arbeit!

Literatur

Amstel, Jan van: Sexknigge für Frauen. Ein Mann verrät, wie Sie die perfekte Liebhaberin werden. Droemer-Knaur 2004

Bailey, Nicole: Massage for Lovers. Südwest 2007

Bredow, Lena: Warum Frauen nicht mehr wollen ... Oder: Wenn die Leidenschaft einschläft. Hesse 2003

Cattrall, Kim und Mark Levinson: Satisfaction. Die Kunst des weiblichen Orgasmus. Zweitausendundeins 2004

Chia, Mantak: Pure Lust und Leidenschaft. Multiple Orgasmen für jede Frau. Goldmann 2006

Emerson, Richard: Best Hot Sex. Die aufregendsten Stellungen. Bassermann 2006

Everett, Flic: Der Sex-Guide für freche Frauen. mvg 2005

Foxx, Randi: Das Foto-Kamasutra. Bassermann 2007

Gunturu, Vanamali: Der Kamasutra-Ratgeber. Sex, Lust und die Kunst der Verführung. Atmosphäre 2004

Hoffmann, Arne: Sex für Fortgeschrittene. Der Erotik-Ratgeber, von dem die Welt spricht. Marterpfahl 2007

Hooper, Anne: Was Männer wirklich wollen. So werden Sie zur Sexgöttin. Dorling Kindersley 2006

Kalashatra Govinda: Tantra Massage. Die hohe Kunst der erotischen Berührung, Südwest 2006

Kalasha Govinda: Tantra. Geheimnisse östlicher Liebeskunst. Südwest 2005

Keesling, Barbara: Der beste Sex ihres Lebens. Wie Frauen nicht genug bekommen. Hugendubel 2007

Kramer, Jonathan und Diane Dunaway: Warum Männer nicht genug Sex bekommen und Frauen nicht genug Liebe. Ullstein 1993

McKenzie, Eleanor: Besser Sex mit Kamasutra. Bassermann 2007

Sprinkle, Annie und Thomas Bauer: Nie wieder Blümchensex. Profitipps für ein aufregendes Liebesleben. Goldmann 2005

Andrew Stanway: Erotische Massagegeheimnisse. Leidenschaftliche Stunden durch sinnliche Berührungen. Südwest 2006